基础护理学实训指导

主编 王家丽 高 莉

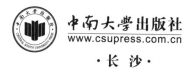

中南大学出版社
www.csupress.com.cn

·长沙·

编委会

主　　编　王家丽　高　莉
副主编　杨树娟　朱英怡　光云志　蒋　蕾
编　　者　王家丽(黔西南民族职业技术学院)
　　　　　高　莉(黔西南民族职业技术学院)
　　　　　王　昀(黔西南民族职业技术学院)
　　　　　李　昊(黔西南民族职业技术学院)
　　　　　林　华(黔西南民族职业技术学院)
　　　　　冯玉丹(黔西南民族职业技术学院)
　　　　　朱英怡(黔西南民族职业技术学院)
　　　　　光云志(黔西南民族职业技术学院)
　　　　　王光珏(黔西南民族职业技术学院)
　　　　　潘　晔(黔西南民族职业技术学院)
　　　　　蒋　蕾(黔西南民族职业技术学院)
　　　　　陈　洁(黔西南民族职业技术学院)
　　　　　黎　俊(黔西南民族职业技术学院)
　　　　　曾　萍(黔西南州人民医院)
　　　　　陆宁愿(黔西南州人民医院)
　　　　　曾凡婷(黔西南州人民医院)
　　　　　毛　雨(黔西南州人民医院)
　　　　　杨树娟(黔西南州人民医院)
　　　　　邢孝敏(黔西南州中医院)
　　　　　史国燚(黔西南州中医院)
　　　　　杨　英(黔西南州中医院)
　　　　　罗　春(兴义市人民医院)
　　　　　杨安敏(兴义市人民医院)
　　　　　赵光英(兴义市人民医院)

前　言

　　《基础护理学实训指导》是护理、助产专业课程体系中核心主干课程《基础护理学》的配套教材，是培养护理、助产学生必须具备的岗位核心能力的实训指导教材，也是临床专业课程的基础。本教材在编写过程中，以市场需求为导向、能力培养为目标，贴近社会、贴近学生、贴近临床的原则，培养学生具有良好的职业素质，以"必需、实用、创新"为度，以"突出技能、注重人文"为原则，以职业能力和综合素质培养为核心，寓实践于课堂理论教学之中，全面提高学生实践能力，弥补传统教学之缺憾，致力于培养实用型、技能型人才。教材紧扣护士执业资格考试大纲，全面覆盖执业考试知识点与考点。本教材分为实训指导、知识点梳理和案例分析三部分内容。实训指导根据临床适用编写了三十二项常用的基础护理技术，每个项目均设立实训目的、解释用语范例、操作流程、注意事项、操作流程图等内容，具有目标明确，解释用语范例通俗易懂，操作流程简单明了，实训项目后面的考核评分标准，根据操作考核的重点不同而有不同的分值参考，可操作性强等特点，便于学生自练、自测，便于教师实训课结束后能按统一的标准对学生进行考核，做到了技能考试有标准可依、有据可查。知识点梳理部分紧扣国家护士资格考试大纲，涵盖了基础护理学全部的章节，是老师们对书本重点知识的概括、精简。知识点梳理部分能使学生更好地复习和巩固理论知识，有利于本学科的学习。能提高护士资格证考试通过率。案例分析结合临床常见病例进行梳理，使相关章节重点知识更加得以巩固，学生能在学习过程中运用护理程序的科学工作方法突出护理岗位目标，突出对学生能力的培养和综合素质的提高，实现教学和临床实习的无缝衔接。《基础护理学实训指导》可供高职高专护理、助产等专业使用。

　　本教材由院校的一线教师和临床护理专家共同协作编写，感谢各位编者的辛勤劳动和精诚合作。在编写过程中我们得到了院校领导及中南大学出版社的大力支持和帮助，在此表示衷心感谢，由于编写时间及水平有限，书中难免有不足或不妥之处，恳请广大师生、护理同仁及读者批评指正。

编　者

2020.11.5

目　录

实训项目一

铺床法(备用床)

【操作目的】

保持病室整洁,准备接收新患者。

【操作流程】

(一)操作前

1.评估
(1)病床单位设施是否齐全,功能是否完好。
(2)床上用品是否齐全、清洁,规格与床单位是否符合。
(3)床旁设施,如呼叫装置、照明灯是否完好,供氧及负压吸引管道是否通畅,有无漏气。
2.护士准备:着装整洁,洗手,戴口罩。
3.用物准备:床、床垫、床褥、大单、被套、棉胎或毛毯、枕套、枕芯。
4.环境准备:环境整洁、通风,不影响周围患者的治疗进餐或休息。

(二)操作中

(1)将用物按使用顺序叠好备齐,携至床边,检查床及床垫。
(2)移开床旁桌,距床约20 cm,移椅至床尾正中。
(3)置用物于床尾椅上。
(4)翻转床垫。
(5)将床褥齐床头平放于床垫上,下拉至床尾,铺平床中线,与床中线对齐床褥。帮助患者取舒适体位。
(6)将大单横、纵中线对齐床头中线放于床褥上,先铺近侧床头,一手托起床垫角,另一手伸过床头中线,将大单平整塞入床垫下。
(7)在距床头约30 cm处向上提起大单边缘,使其与床沿垂直,呈一等腰三角形。以床沿为界将三角形分为上下两部分,将上半部分置于床垫上,下半部分平整塞入床垫下;再将上半部分翻下平整塞入床垫下。
(8)同法铺好床尾大单。

(9)双手同时拉平拉紧大单中部边缘,平整塞入床垫下。

(10)转至对侧,同法铺好对侧大单。

(11)将被套齐床头放置,分别向床尾、床两侧打开,开口向床尾,中缝与床中线对齐。将被套开口端上层打开至1/3处,将折好的"S"形棉胎放于开口处,拉棉胎上缘至被套口处,分别套好两上角,使棉胎两侧与被套侧缘平齐,于床尾处拉平棉胎及被套,系好带子。

(12)将盖被左右侧边缘向内折叠与床沿齐,铺成被;将尾端向内折叠,与床尾平齐。

(13)于床尾处套好枕套,系带,开口背门,横放于床尾,再平拖至床头。

(14)将床旁桌椅移回原处。

(三)操作后

(1)整理用物。

(2)洗手。

【注意事项】

(1)患者进餐或接受治疗时暂停铺床。

(2)用物准备齐全并按使用顺序放置,减少护士走动次数。

(3)操作中动作轻稳,避免尘埃飞扬。

(4)操作中应用节力原理。操作前用物折叠方法和摆放顺序正确,放置稳妥,防止落地。操作时减少走动次数,避免无效动作;身体靠近床边,上身直立,两腿前后分开稍屈膝,以扩大支撑面,增加稳定性。

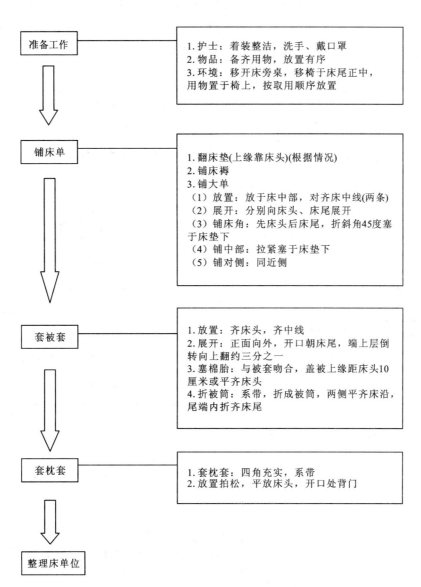

准备工作
1. 护士：着装整洁，洗手、戴口罩
2. 物品：备齐用物，放置有序
3. 环境：移开床旁桌，移椅于床尾正中，用物置于椅上，按取用顺序放置

铺床单
1. 翻床垫(上缘靠床头)(根据情况)
2. 铺床褥
3. 铺大单
 (1) 放置：放于床中部，对齐床中线(两条)
 (2) 展开：分别向床头、床尾展开
 (3) 铺床角：先床头后床尾，折斜角45度塞于床垫下
 (4) 铺中部：拉紧塞于床垫下
 (5) 铺对侧：同近侧

套被套
1. 放置：齐床头，齐中线
2. 展开：正面向外，开口朝床尾，端上层倒转向上翻约三分之一
3. 塞棉胎：与被套吻合，盖被上缘距床头10厘米或平齐床头
4. 折被筒：系带，折成被筒，两侧平齐床沿，尾端内折齐床尾

套枕套
1. 套枕套：四角充实，系带
2. 放置拍松，平放床头，开口处背门

整理床单位

图 1 备用床或暂空床操作流程图

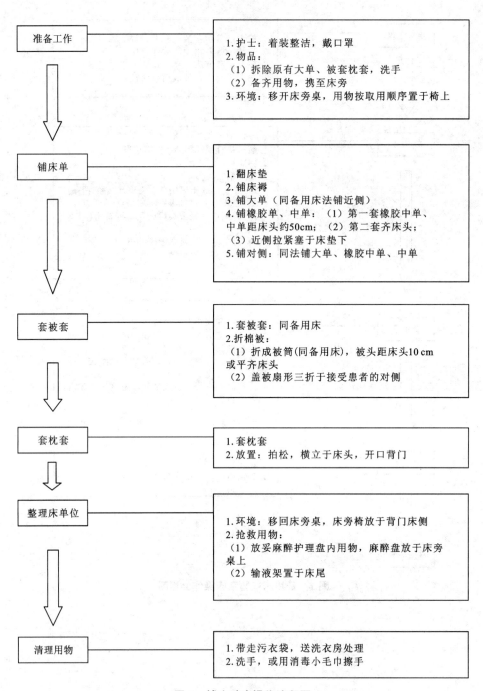

准备工作
1. 护士：着装整洁，戴口罩
2. 物品：
(1) 拆除原有大单、被套枕套，洗手
(2) 备齐用物，携至床旁
3. 环境：移开床旁桌，用物按取用顺序置于椅上

铺床单
1. 翻床垫
2. 铺床褥
3. 铺大单（同备用床法铺近侧）
4. 铺橡胶单、中单：(1) 第一套橡胶中单、中单距床头约50cm；(2) 第二套齐床头；(3) 近侧拉紧塞于床垫下
5. 铺对侧：同法铺大单、橡胶中单、中单

套被套
1. 套被套：同备用床
2. 折棉被：
(1) 折成被筒(同备用床)，被头距床头10 cm或平齐床头
(2) 盖被扇形三折于接受患者的对侧

套枕套
1. 套枕套
2. 放置：拍松，横立于床头，开口背门

整理床单位
1. 环境：移回床旁桌，床旁椅放于背门床侧
2. 抢救用物：
(1) 放妥麻醉护理盘内用物，麻醉盘放于床旁桌上
(2) 输液架置于床尾

清理用物
1. 带走污衣袋，送洗衣房处理
2. 洗手，或用消毒小毛巾擦手

图 2　铺麻醉床操作流程图

实训项目二
平车运送法

【操作目的】

1. 用于不能起床的重症患者。
2. 运送患者入院或做各种特殊检查、治疗和手术等。

【操作语言沟通规范】

一人协助患者移动至平车法

护士将平车推至床尾，上前询问患者。

护士："上午好！我是 55 床的责任护士程意，您能告诉我您的名字吗？我需要您核对一下。"

患者："我叫王宇。"

护士："55 床，王宇对吧？现在根据医嘱您需要到门诊进行心电图、透视等一些入院检查。您现在是头晕待查需要卧床休息，我来陪您去检查，现在去可以吗？"

患者："好的！"

护士："在移动过程中，如果您有身体不适请及时告诉我。"

患者："好。"

移开床头桌椅，松开盖被。

护士："首先请您配合我先移动您的头部，再移动您的臀部及下肢到床边好吗？"

将平车平行放置床边，并将盖被平铺于平车上。

护士抵住平车。

护士："我来扶着您，请您尽量配合我好吗？请您放松一些。我帮您先挪动上身，然后是臀部和下肢。"

护士："请您放松躺好，我帮您盖好被子。现在感觉怎么样？"

患者："挺好的，没什么。"

护士："在去门诊检查的过程中，如果您有不适的感觉请告诉我，我会及时为您解决的。"

患者："好，谢谢。"

护士："请您躺好，我们出发了。"

【操作流程】

（一）操作前

1. 护士准备：服装整洁、仪表端庄、洗手、戴口罩。
2. 患者准备：了解平车运送的目的、注意事项。
3. 环境准备：室温适宜、光线充足、环境安静。
4. 用物准备：平车、一次性外套、橡胶单包好的垫子、枕头、过床器、带套的毛毯或棉被，必要时备氧气袋、输液架、转运箱。

（二）操作中

（1）核对患者床号、姓名、检查项目、名称及运送目的。

（2）将用物带至床边。

（3）移开床旁椅。

（4）将各种导管妥善固定放置，避免移动中滑脱（搬运患者时妥善安置导管，避免脱落、受压或液体逆流）。

（5）协助患者移到床边。

（6）平车移至床尾，紧靠，调整平车高度与床同高或稍低，关好平车刹车。

（7）一人搬运法：护士一臂自患者近侧腋下伸至对侧肩部→另一只手臂伸入患者大腿下→患者双手紧握于护士颈后→护士抱起患者→将其轻轻放在平车上。

（8）二人搬运法：甲护士一手抬起患者头、颈、肩部，一手托起腰部→乙护士一手抬起患者臀部，一手托住腘窝→二人同时抬起将患者放于平车上。

（9）三人搬运法：甲护士托住患者的头、颈、肩及背部→乙护士托住患者的腰和臀部→丙护士托住患者的腘窝和小腿→三人同时抬起将患者放于平车上。

（10）四人搬运法：甲护士站在床头，托住患者的头及颈肩部→乙护士站在床尾，托住患者的双腿→丙、丁护士分别站在病床及平车两侧紧紧握住帆布兜或中单的四角→四人同时抬起将患者轻放于平车上。

（11）向对侧翻转，将过床器边缘部分插入患者身下（可采用多人搬运法）。

（12）移动患者，让其滑动至平车中央。

（13）撤去过床器，安置患者于合适、安全的卧位。

（14）重新检查各种导管。

（15）盖好盖被。

（16）松开平车刹车，推至指定地点（上下坡时患者保持头高位，以减少不适）。

（17）平车车速适宜，进出门时，平车勿撞。

（三）操作后

（1）物归原处。

（2）洗手。

【注意事项】

(1)搬运与运送过程中，注意安全、保暖，动作轻稳。

(2)平车上下坡时，车速适宜，患者头部应在高处一端。

(3)搬运患者前后，应当固定好各种导管，防止脱落，如为骨折患者，应先在车上垫木板，并固定好骨折部位。

【观察要点】

推车时，护士站在患者头侧，便于观察病情，注意患者的面色、呼吸等的变化。

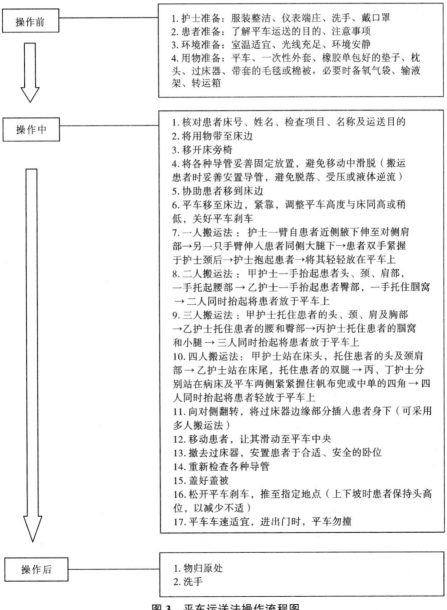

图 3 平车运送法操作流程图

实训项目三

无菌技术

【操作目的】

通过该项目的训练，学会六项常用的无菌操作，树立无菌观念，防止医疗护理操作中发生感染和交叉感染。

【操作流程】

(一)操作前

1. 评估：是否符合无菌技术操作规则。
2. 护士准备：着装整洁，洗手，戴口罩。
3. 用物准备：治疗盘、无菌持物钳、无菌容器、无菌溶液、治疗巾、无菌包、无菌手套、滑石粉、标签、取瓶器、无菌棉签、2%碘酒、75%乙醇。
4. 环境准备：光线适宜，环境整洁、宽敞。

(二)操作中

1. 无菌持物钳
(1)检查并核对名称、有效期、灭菌标识。
(2)打开盛放无菌持物钳的容器盖，手持无菌持物钳上 1/3 处，闭合钳端，将钳移至容器中央，垂直取出，关闭容器盖。
(3)使用时保持钳端向下，在腰部以上视线范围内活动，不可倒转向上。
(4)使用后闭合钳端，打开容器盖，快速垂直放回容器中，盖好容器盖。
2. 无菌容器使用
(1)检查并核对无菌容器名称、灭菌日期、失效期、灭菌标识。
(2)打开容器盖，平移离开容器，内面向上拿在手中或置于稳妥处。
(3)无菌持物钳从无菌容器内垂直夹取无菌物品。
(4)取物后立即将盖翻转，使内面向下，由近向远或从一侧向另一侧盖严。
(5)手持无菌容器时(如无菌碗)，应托住容器底部。
3. 无菌溶液的使用
(1)取盛有无菌溶液的密封瓶，擦净瓶外灰尘。

（2）核对瓶签上的药名、剂量、浓度、有效期，检查瓶盖有无松动，瓶身有无裂缝，对光检查溶液的澄清度。

（3）用启瓶器撬开瓶盖，消毒瓶塞，待干后盖上无菌纱布，打开瓶塞。

（4）手握溶液瓶的标签面，倒出少量溶液于弯盘内，由原处倒出所需溶液于无菌容器中。倒液后立即塞好瓶塞，在瓶签上注明开瓶日期、时间并签名放回原处。

（5）按要求整理用物并处理。

4. 无菌包使用法

（1）将物品、化学指示卡放在包布中央，玻璃物品先用棉垫包裹。

（2）把包布一角盖住物品，然后折盖左右两角（角尖端向外翻折），最后一角折盖后，用化学指示胶带粘贴封包贴上标签，注明物品名称、灭菌日期，送灭菌处理。

（3）将无菌包放在清洁、干燥处，撕开粘贴。

（4）用拇指和示指揭开包布外角，再揭开左右两角，最后揭开内角。

（5）用无菌钳取出所需物品，放在事先备好的无菌区内。

1）先查看无菌物品的名称，灭菌有效期，封包有无破损，核对无误后方可打开。

2）打开取用。

①打开一次性无菌注射器或输液器：在封包上特制标记处用手撕开（或用剪刀剪开），暴露物品后，可用手取。

②打开一次性无菌敷料或导管：用拇指和示指揭开双面粘合封包上下两层（或消毒封包边口后，再用无菌剪刀剪开），暴露物品后，用无菌持物钳夹取。

3）如包内用物未用完，按原折痕包好，注明开包日期及时间并签名。

5. 铺无菌盘

（1）取无菌治疗巾包，查看其名称、灭菌标记、灭菌日期，有无潮湿、松散及破损。

（2）打开无菌包，用无菌钳取出一块无菌巾，放于清洁治疗盘内。

（3）将剩余无菌治疗巾按原折痕包好，并注明开包日期、时间并签名

（4）双手捏住无菌巾一边外面两角，轻轻抖开，双折铺于治疗盘上，将上层向远端呈扇形四折于一侧，开口边向外暴露无菌区。

（5）放入无菌物品后，拉平扇形折叠层，盖于物品上，上下层边缘对齐。将开口处向上翻折两次，两侧边缘向下翻折一次，露出治疗盘边缘。

（6）双手捏住无菌巾一边外面两角，轻轻抖开，从远到近，三折成双层底，上层呈扇形折叠，开口向外。

（7）放入无菌物品，拉平扇形折叠层，盖于物品上，边缘对齐。

（8）记录注明铺盘日期及时间并签名。

6. 脱戴无菌手套

（1）检查并核对无菌手套袋外的号码、灭菌日期，包装是否完整、干燥。

（2）将手套袋平放于清洁、干燥的桌面上打开。

（3）一手掀起手套袋开口处外层，另一手捏住手套翻折部分（即手套内面），取出手套，对准五指戴上。

（4）同法掀起另一袋口，已戴无菌手套的手指插入另一手套的翻折内面（即手套外面），取出手套，同法将手套戴好。

（5）两手同时掀起手套袋开口处外层，持手套翻折部分同时取出一双手套戴上。

（6）将两手套五指对准，一手捏住手套翻折部分，一手对准手套五指戴上；再以戴好手套的手指插入另一手套的翻折内面，同法将手套戴好。

（7）双手对合交叉调整手套的位置，然后将手套翻折扣套在工作衣袖外面。

（8）检查是否漏气。

脱手套法：用戴手套的手捏住另一手套套口外面翻转脱下，已脱下手套的手指插入另一手套口内将其翻转脱下。

（三）操作后

（1）整理用物。

将钳移至容器中央，垂直取出，关闭容器端（2）洗手。

【注意事项】

（1）严格遵守无菌技术的操作原则及规程。

（2）无菌持物钳只能夹取无菌物品，不能夹取油纱布，每周或每天消毒一次。

（3）无菌容器揭开取物后立即盖好，不能在空气中暴露过久，每周消毒一次。

（4）取用无菌溶液时，不可将纱布或棉签伸入无菌溶液内蘸取或直接接触瓶口倒液。

（5）打开无菌包手不能触及包布内面，无菌包内用物一次未用完，按原折痕包好，注明开包日期和时间，24 小时内有效。

（6）铺好的无菌盘，有效期为 4 小时。

（7）戴无菌手套时，未戴手套的手不能接触手套的外面，已戴手套的手不能接触手套的内面。脱手套时由上向下反转脱下。

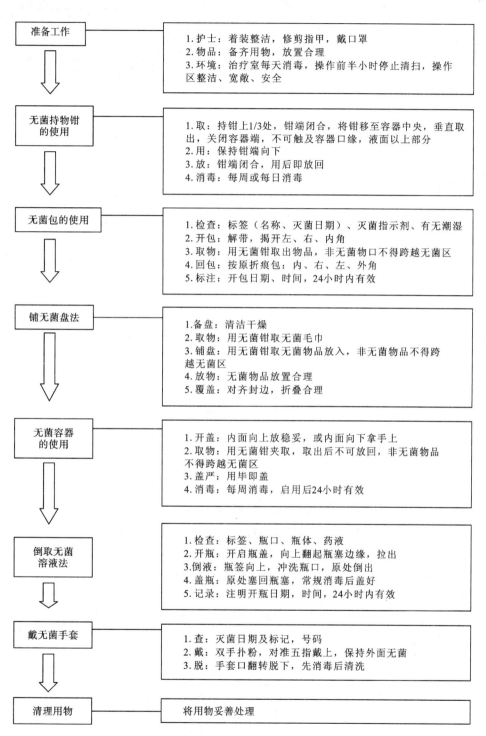

图4 无菌技术操作流程图

实训项目四

隔离技术

【操作目的】

通过该项目的训练,学会穿脱隔离衣、手的消毒,树立医疗安全意识,做好自我保护,防止医疗护理操作中发生感染和交叉感染。

【操作流程】

(一)操作前

1. 评估:患者的病情,需要采取的隔离种类。
2. 护士准备:着装整洁,洗手,戴口罩。
3. 用物准备:口罩、帽子、隔离衣、手刷、肥皂液、毛巾。
4. 环境准备:光线适宜,环境整洁、宽敞。

(二)操作中

1. 穿隔离衣

(1)检查隔离衣的完整性和清洁情况,核对长短是否适合。

(2)手持衣领取下隔离衣,清洁面朝向自己,将衣领两端向外折齐,露出肩袖内口。

右手持衣领,左手伸入袖内,右手将衣领向上拉,使左手露出,换左手持衣领,右手伸入袖内,依上法使右手露出,举双手将袖抖上,露出手腕,两手持衣领,由领子中央顺着边缘向后将领带(扣)系(扣)好扣袖口或是系上带。

将隔离衣边(约在腰下 5 cm 处)渐向前拉,见到边缘则捏住衣外面边缘,同法捏住另一侧边缘。双手在背后将边缘对齐,向侧折叠。以手按住折叠处,另一手将腰带拉至背后,压住折叠处。将腰带在背后交叉,回到前面打一活结。

2. 脱隔离衣法

解开腰带的活结,解开袖口,在肘部将部分衣袖塞入工作服衣袖下露出双手。

(1)消毒浸泡双手。

(2)用刷手法刷洗双手。

(3)打开水龙头,在流动水下彻底冲净双手用擦手毛巾擦干。

(4)解开领带(或领扣)。

（5）一手伸入侧衣袖内，拉下衣袖过手，用衣袖遮盖着的手握住另一衣袖的外面将袖子拉下，双手轮换拉下袖子，渐从袖管中退至衣肩，再以手握住两肩缝撤出另一只手。

（6）双手握住衣领，将隔离衣两边对齐，挂在衣钩上。需更换的隔离衣脱下后清洁面向外，卷好投入污衣袋中。

（三）操作后

（1）整理用物。
（2）卫生洗手。

【注意事项】

（1）穿隔离衣前，戴好帽子和口罩，准备好护理患者所需用物。
（2）口罩要遮住口鼻，不能用污染的手接触口罩。
（3）隔离衣长短要合适，不可有破洞。保持衣领及内面清洁，污染的袖口不可接触衣领、面部和帽子。
（4）穿隔离衣后，不能进入清洁区。
（5）隔离衣应每天更换，如潮湿或污染，应立即更换。

基础护理学实训指导

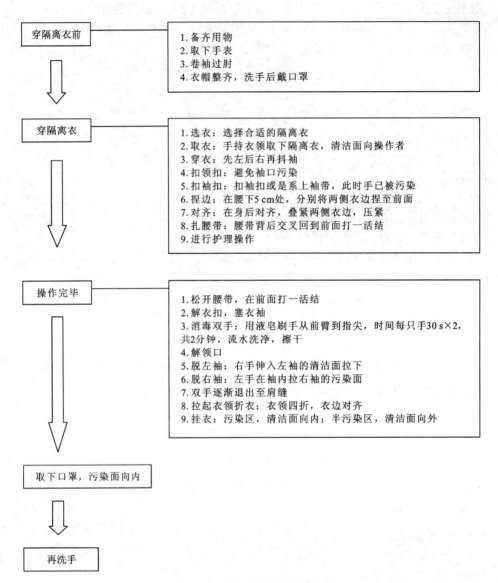

穿隔离衣前
1. 备齐用物
2. 取下手表
3. 卷袖过肘
4. 衣帽整齐，洗手后戴口罩

穿隔离衣
1. 选衣：选择合适的隔离衣
2. 取衣：手持衣领取下隔离衣，清洁面向操作者
3. 穿衣：先左后右再抖袖
4. 扣领扣：避免袖口污染
5. 扣袖扣：扣袖扣或是系上袖带，此时手已被污染
6. 捏边：在腰下5 cm处，分别将两侧衣边捏至前面
7. 对齐：在身后对齐，叠紧两侧衣边，压紧
8. 扎腰带：腰带背后交叉回到前面打一活结
9. 进行护理操作

操作完毕
1. 松开腰带，在前面打一活结
2. 解衣扣，塞衣袖
3. 消毒双手：用液皂刷手从前臂到指尖，时间每只手30 s×2，共2分钟，流水洗净，擦干
4. 解领口
5. 脱左袖：右手伸入左袖的清洁面拉下
6. 脱右袖：左手在袖内拉右袖的污染面
7. 双手逐渐退出至肩缝
8. 拉起衣领折衣：衣领四折，衣边对齐
9. 挂衣：污染区，清洁面向内；半污染区，清洁面向外

取下口罩，污染面向内

再洗手

图5 穿、脱隔离衣操作流程图

口腔护理

【操作目的】

通过该项目的训练,学会口腔护理的操作方法,并使患者及家属认识到口腔护理的重要性。

【操作语言沟通规范】

1. 操作前评估中的语言交流

护士:"王先生您好,我是您的责任护士小李,您发热 2 天了,体力消耗很大,你现在感觉怎样?"

患者:"今天要好些,但不想吃东西,没有食欲。"

护士:"发热一定会影响你的食欲,吃点清淡的软食和水果,要坚持吃,可以增加抗病的能力。"

"我来给您做口腔护理,帮您清洁口腔,会使您感觉口腔舒服些,目的是增强食欲。你平时刷牙出血吗?"

患者:"不出血。"

护士:"你有假牙吗?"

患者:"没有。"

护士:"这是一项简单的操作,我用湿棉球为你擦洗牙齿,会使您的口腔清洁、清爽。"

"我现在准备一下物品,如果您想去卫生间,现在可以去,我们一会见。"

2. 操作中的语言沟通

护士:"王先生,您的名字叫王山吗?"

患者:"是的。"

护士:"37 床王山,现在我要给您做口腔护理,你去过卫生间了吗?"

患者:"去过了。"

护士:"您还有什么问题吗?"

患者:"没有。"

护士:"你需要头偏向一侧,床头给您摇高 10°,您觉得这种体位舒适吗?"

患者:"舒适。"

3. 操作后的语言沟通

护士："37 床王山先生，您现在感觉怎样？"

患者："感觉很好。"

护士："我现在把床头放平，帮您躺平。""您现在这种体位感觉怎么样？"

患者："很好。"

护士："您平时可以用温开水进行漱口，尤其是饭后，这样也可以达到清洁口腔的目的。您还有什么需要吗？"

患者："没有。"

护士："我将呼叫器放在这儿，您有什么事可以随时呼叫我。我也会随时过来看您。"

【操作流程】

（一）操作前

1. 评估：患者的病情，需要采取的隔离种类。
2. 护士准备：着装整洁，洗手，戴口罩。
3. 患者准备：侧卧位或仰卧位、面向操作者，了解口腔护理的意义并配合。
4. 用物准备：治疗盘内盛消毒液棉球数个（不少于 16 个）、漱口液、弯血管钳、镊子、压舌板、弯盘、吸水管、杯子、治疗巾、手电筒等，必要时备张口器，按需备药。
5. 环境准备：光线适宜，环境整洁、宽敞。

（二）操作中

（1）携用物至床边，核对解释。

（2）取侧卧或仰卧位、半坐位、头偏向护士，置治疗巾及小橡胶单于患者颌下及胸前，弯盘置于口角旁。

（3）用棉签沾温水湿润患者口唇。

（4）嘱患者张口（不能张口者可用开口器）。

（5）护士一手用压舌板轻轻撑开颊部，另一手拿手电筒观察口腔情况，取下义齿，协助患者用吸水管吸温水漱口。

（6）牙外侧：嘱患者咬合上、下齿，一手用压舌板轻轻撑开左侧颊部，另一手用弯血管钳夹取含漱口液的棉球擦洗左外侧面，由内齿向门齿纵向擦洗。同法擦洗右外侧面。

（7）牙内侧：嘱患者张口，依次擦洗左侧牙齿的上内侧面→上咬合面→下内侧面→下咬合面→弧形→擦洗一侧颊部。同法擦洗右侧。

（8）上腭及舌面、舌下：由内向外横向擦洗上腭、舌面及舌下。

（9）擦洗完毕，协助患者漱口，毛巾拭去口周水渍，再次观察口腔，如有溃疡等涂药于患处。

（10）撤去治疗巾及小橡胶单。

（三）操作后

（1）协助患者取舒适卧位，整理床单位、清理用物。

（2）洗手。

【注意事项】

（1）昏迷患者禁忌漱口，棉球蘸水不易过湿，需用张口器时，从臼齿处放入。
（2）对凝血功能差者，擦洗动作切记轻柔。
（3）传染病患者按消毒隔离原则处理。

【观察要点】

观察患者在擦洗过程有无不适。

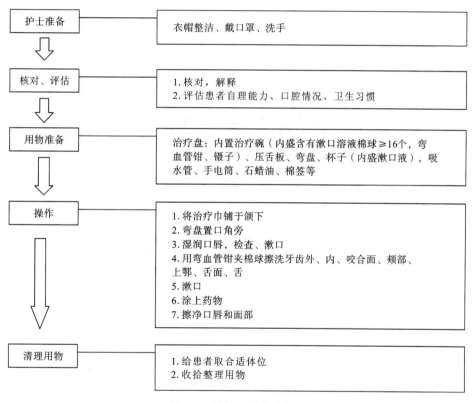

图6　口腔护理操作流程图

床上擦浴

【操作目的】

通过该项目的训练，使学生能学会为长期卧床患者进行床上擦浴。

【操作语言沟通规范】

"10 床您好，我是您的管床护士小王，告诉我您的名字好吗？"

"核对无误。遵医嘱我现在要为您做床上擦浴护理，目的是保持您皮肤清洁，预防感染等并发症，在做护理前，请让我先检查一下您的皮肤情况，由于长期平卧，您的皮肤受压过久再加上有一点出汗，很容易发生压疮。那您先休息，我去准备用物。准备用物期间您可以上个厕所，谢谢。"

"王女士，让我再次核对您的信息。核对无误。我马上为您做床上擦浴护理了，请您不要紧张。"

"王女士，您感觉怎么样？"

"王女士，我已经为您床上擦浴护理完毕，是不是觉得舒服多了呢，如果出汗比较多的话请注意勤更换衣物，保持局部干爽，注意要经常翻身，不要总是平躺，也可以侧卧，如果床单位潮湿或脏污我们也会及时给您更换干净的床单被子。请问您还有其他需要吗？好的，那您休息，谢谢您的配合。"

【操作流程】

(一) 操作前

1. 护士准备：服装整洁、仪表端庄、洗手、戴口罩。
2. 患者准备：了解床上擦浴的目的、注意事项。
3. 环境准备：调节室温 22℃～26℃，酌情关闭门窗，备屏风。
4. 用物准备：床刷、毛巾、大浴巾、盆、50%酒精等。

(二) 操作中

(1) 关好门窗，调节室温 22℃～26℃。

(2)用屏风遮挡患者，按需给便盆。

(3)放平床头及床尾支架，放下床档，松开床尾盖被。

(4)将面盆放于床旁桌上，倒入热水2/3满，测试水温。

(5)将微温小毛巾叠成手套状，为患者洗脸及颈部。

(6)擦洗眼部：由内眦洗向外眦，洗完一侧再洗另一侧。

(7)擦洗脸、鼻、颈部：擦洗顺序为前额、颊部、鼻翼、人中、下颌、耳后、颈部。同法擦另一侧。

(8)为患者脱下上衣，铺浴巾于一侧手臂下面。

(9)先用涂沐浴液的小毛巾由远心端向近心端擦洗，再用湿毛巾拭去浴液，直至拭净浴液为止，最后用大浴巾边按摩边擦干。

(10)同法擦另一侧。

(11)换水，将大毛巾铺于胸腹部。

(12)先擦胸部，再擦腹部，擦洗方法同上肢，擦时，一手略掀起大毛巾，腹部以脐为中心，顺结肠走向擦洗，翻身侧卧，依次擦后颈—背部—臀部，换上清洁上衣，助患者平卧。

(13)换水并调好水温，脱下患者裤子并用毛巾覆盖，将浴巾铺于擦洗部位下面，露出近侧下肢，依次擦洗髋部，大腿及小腿。

(14)同法擦另一侧。

(15)将盆移于患者足下，盆下先铺好浴巾，患者屈膝，将双脚同时或先后移入盆内，清洗足部及趾部，取走足盆，两脚放于浴巾上，擦干。

(16)换水、盆和毛巾，协助患者清洗会阴部，不能自行清洗者，由护士完成，换上清洁裤子，根据需要修剪指(趾)甲。

(17)梳发。

(三)操作后

(1)用物处理。

(2)整理床单位，给以患者取舒适卧位。

(3)洗手、记录。

【注意事项】

(1)及时有效的观察患者的病情变化，并能正确处理。

(2)防止患者坠床和摔伤。

(3)注意患者皮肤的变化，及时发现皮肤变化情况。

【观察要点】

(1)观察有无寒颤、面色苍白、脉搏、呼吸异常。

(2)观察局部皮肤情况及患者反应，拭浴后30 min测量体温并记录。

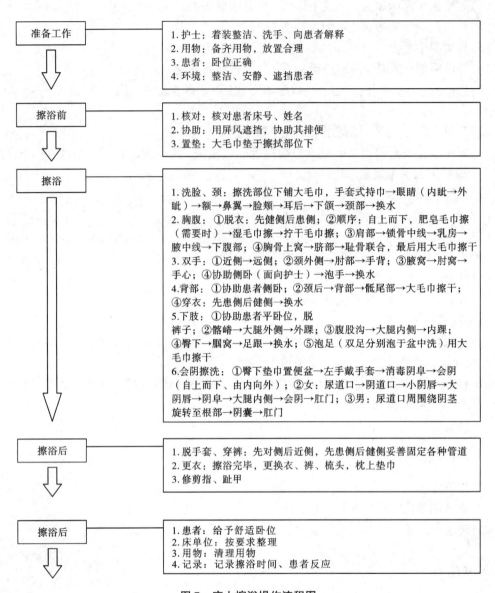

图 7　床上擦浴操作流程图

实训项目七

卧床患者床单更换

【操作目的】

通过该项目的训练使学生能为长期卧床患者进行病床单元的整理。

【操作语言沟通规范】

1. 操作前评估

护士："您好！毕宏，您现在是术后第三天了，您的伤口还疼吗？我看看您伤口敷料怎样?""您的敷料很干净，导管固定的也很好。您吃过早餐了吗?"

患者："医生换药时说我的伤口恢复的很好。"

护士："为了保持您床单位清洁，现在我要给您更换床单，您看可以吗?"

患者："可以，现在就换吧。"

2. 操作中的语言交流

护士："毕宏，您好！我们现在就更换床单，您需要用便器吗？在换床单的过程中，您不要离床，我会随时指导您如何翻身配合我的。"

患者："好的，我很重的，你辛苦了。"

护士："现在我要打开您的被子，您将双手交叉放在胸前，两腿屈曲，我来协助您，转向左侧，好，先盖好被子。这样可以吗?"

患者："这样可以。"

护士："我先将您的枕头移向对侧，您随着我的手劲移向左侧，您侧卧在这里，我给您盖上被子。"

护士："我现在给您扫床，然后给您换上新的床单，好了，我们再翻身到对侧，帮助您将这个新床单铺好。"

护士："毕宏，您现在感觉怎么样?"

患者："感觉很清爽。"

护士："我们来将枕头移过来，您先平卧一会儿，我们来更换被套。"

护士："毕宏，您的床单已经更换好了，您感觉舒服吗?"

患者："非常舒服，从心里感到干净，谢谢你了!"

护士："您的引流管都没有问题，您自己注意点，翻身时不要动作太大，您还有需要我帮助的问题吗?"

患者："没有。"

护士："您休息吧。"

【操作流程】

(一)操作前

1.护士准备：服装整洁、仪表端庄、洗手、戴口罩。

2.患者准备：了解床上更换床单的目的、注意事项。

3.环境准备：调节室温 22℃~26℃，酌情关闭门窗，备屏风。

4.用物准备：全套床上用物，床刷等。

(二)操作中

(1)携用物至床旁，核对、解释。

(2)移桌，距床约 20 cm，移椅至床尾，将清洁用物放于椅上。

(3)松开床尾盖被，移枕至对侧。协助患者侧卧于床的对侧，背向护士。

(4)松开近侧各层床单，将中单向内卷入患者身下，扫净橡胶中单，搭于患者身上。

(5)将污大单向上翻卷塞于患者身下，扫净床褥。

(6)先铺清洁大单。将铺于对侧的一半大单塞于患者身下，按铺床法铺好近侧大单。

(7)放平橡胶中单。

(8)铺清洁中单于橡胶中单上，将一半中单向上卷入患者身下，近侧中单、橡胶中单一起塞入床垫下铺好。

(9)协助患者平卧，转向对侧。

(10)将枕头移至对侧，再协助患者侧卧于铺好的一边。

(11)松开各层床单，取出污中单放在床尾，扫净橡胶中单搭在患者身上，将污大单从床头卷至床尾(包括污中单)，放于污衣袋内，扫净床褥上渣屑，取下床刷套放于污衣袋内。

(12)同法铺好各层床单。

(13)协助患者平卧。

(14)更换被套。

1)松开被筒，解开被尾带子。将清洁被套正面朝外，平铺于原盖被上，并打开被尾 1/3。

2)将污被套内的棉胎竖叠三折后，再按"S"形折叠拉出。

3)将取出的棉胎马上放入清洁被套内，对好两上角，将棉被两角压在患者的肩下或请患者抓住棉被上端拉平，铺好棉胎并系带。

4)从床头至床尾撤出污被套，放于污衣袋内。

5)盖被两侧叠成被筒，被尾内折与床尾齐。

(15)更换枕套：一手托起患者头颈部，另一手取出枕头，更换干净枕套后拍松，开口背门放置于患者头下。

(三)操作后

(1)协助患者取舒适卧位。
(2)移回床旁桌椅,清理用物,污被单送洗。
(3)洗手、记录。

【注意事项】

(1)防止患者"坠床"。
(2)及时与患者沟通,了解患者的需求。

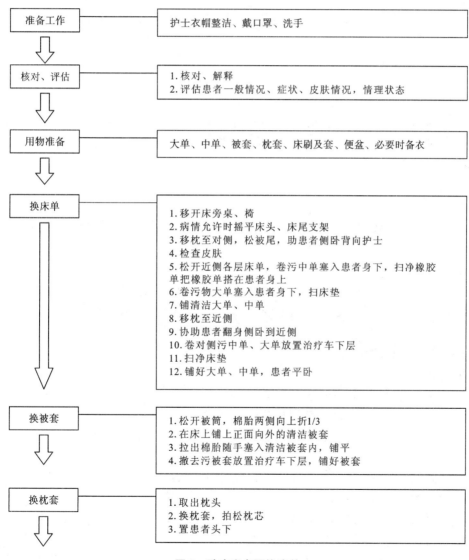

| 准备工作 | 护士衣帽整洁、戴口罩、洗手 |

| 核对、评估 | 1.核对、解释
2.评估患者一般情况、症状、皮肤情况,情理状态 |

| 用物准备 | 大单、中单、被套、枕套、床刷及套、便盆、必要时备衣 |

| 换床单 | 1.移开床旁桌、椅
2.病情允许时摇平床头、床尾支架
3.移枕至对侧,松被尾,助患者侧卧背向护士
4.检查皮肤
5.松开近侧各层床单,卷污中单塞入患者身下,扫净橡胶单把橡胶单搭在患者身上
6.卷污物大单塞入患者身下,扫床垫
7.铺清洁大单、中单
8.移枕至近侧
9.协助患者翻身侧卧到近侧
10.卷对侧污中单、大单放置治疗车下层
11.扫净床垫
12.铺好大单、中单,患者平卧 |

| 换被套 | 1.松开被筒,棉胎两侧向上折1/3
2.在床上铺上正面向外的清洁被套
3.拉出棉胎随手塞入清洁被套内,铺平
4.撤去污被套放置治疗车下层,铺好被套 |

| 换枕套 | 1.取出枕头
2.换枕套,拍松枕芯
3.置患者头下 |

图8 卧床患者更换床单

实训项目八
鼻饲法

【操作目的】

通过该项目的训练,学会鼻饲操作方法,以满足患者对营养和治疗的需要。

【操作语言沟通规范】

1. 操作前

护士:"阿姨,您好!为了核对正确,告诉我您的名字好吗?"患者:"我的名字叫李源。"

护士:"36床李源阿姨,我是您的责任护士吴银,您现在感觉怎么样?"

患者:"还是有些腹胀。"

护士:"那您今天排气、排便了吗?"

患者:"还没有。"

护士:"我一会儿要为您上胃管进行胃肠减压,目的是为了引出胃内的积气、积液,以缓解腹胀症状。请问您以前上过胃管吗?"

患者:"没有。"

护士:"在我上胃管的过程中可能有一些不舒服,您只要配合我做深呼吸及吞咽动作,这种不舒服很快就会过去的。请问您有假牙吗?最近有没有感冒、鼻塞的情况?"

患者:"没有。"

护士:"两侧鼻孔通畅吗?"

患者:"通畅。"

护士:"关于上胃管,您有问题需要我解答吗?"

患者:"没有问题了,可以上胃管了。"

护士:"您稍等,我准备一下物品,马上过来为您上胃管,我们一会儿见。"

2. 操作中

护士:"阿姨,您好!我们要进行操作了,您能再告诉我一下您的名字吗?"

患者:"李源。"

护士:"36床李源阿姨,我现在要为您上胃管,可以吗?"

患者:"可以,但是,一定会很不舒服吧?"

护士:"我会很轻的,只要按照我说的做,不会很难受。""您现在卧位舒服吗?需要我为您摇起床头不?"

患者："不用，这样很好。"

护士："那我协助您躺好，头偏向我这一侧，这样可以吗？"

患者："可以。"

护士："这是专门行胃肠减压用的一次性胃肠减压包，物品齐全而且保证无菌。先给您铺上垫巾，为您清洁一下两侧鼻孔。"

"这是胃管，它的质量非常好，软硬适度。我会很好地润滑一下以减少上管时对您食管的刺激，请您放心。"

"为了准确掌握插管长度，我现在要为您测量一下，一般为发际到剑突的距离，您的插管长度是 45 cm。"

"我现在要为您上胃管了，我会尽量做到动作轻柔的，插管过程中如有不适可举手向我示意，好吗？"

患者："好的。"

护士："您现在随我指令开始往下咽，就像咽面条一样。""好，再咽一次。""非常好，再咽一下。""您配合得非常好。"

3. 操作后

护士："胃管我已经为您留置好了，现在感觉怎么样？"

患者："还可以吧，有病只能忍着了。"

护士："那好，我给您固定好，以免活动时脱出。"

"现在我给您接负压吸引器并且固定在床边，引出的积气、积液均存储在这里。您活动时要注意防止胃管扭曲、打折、受压，以免影响引流。"

"上管期间，您要注意不要进食和饮水。""阿姨，如果感觉渴，可以用棉签湿润口腔及口唇，不可以喝水，您还有问题吗？"

患者："记住了，需要保留多长时间才能把这个管子拔掉呢？"

护士："我们要观察 24 小时，如果您的腹部不胀了，就可以拔了，您要放松，我们随时都在为您服务，呼叫器已经放在你的右侧枕旁，如有不适可以随时按呼叫器，我也会经常过来看您的。今天您配合得非常好，谢谢您的合作，您休息吧。"

【操作流程】

(一) 操作前

1. 护士准备：服装整洁、仪表端庄、洗手、戴口罩。

2. 患者准备：了解鼻饲法的目的、注意事项。

3. 环境准备：室温适宜、光线充足、环境安静。

4. 用药准备：无菌治疗盘内备：治疗碗 2 个（分别盛鼻饲液和温开水，温度 38℃~40℃）、消毒胃管、压舌板、镊子、纱布、棉签、50 mL 注射器。另：弯盘、治疗巾、润滑油、胶布、别针、听诊器、橡皮圈、卫生纸、手电筒等。

(二)操作中

(1)评估患者鼻腔情况、病情、意识状态、既往插管经历。

(2)向患者解释并取得合作;洗手,协助患者选择合适的体位(抬高床头 30°~40°,持续20~30 分钟)。

(3)将治疗巾铺于患者颌下并放好弯盘,选择通畅一侧鼻腔,并清洁到位。

(4)检查胃管,测量插入长度,润滑胃管前端(15~20 cm),处理胃管末端。自鼻孔轻轻插入至咽喉部(10~15 cm)时,嘱患者吞咽,继续插入至预定长度。

(5)检查口腔内有无胃管盘曲,初步固定胃管于鼻翼两侧。

(6)检查胃管是否在胃内:示范抽吸胃液法,再次固定胃管于面颊部处理 端、妥善固定。

(7)整理床单位,安置患者,观察患者。

(8)洗手,记录置管时间和日期。

(9)拔管:根据医嘱,拔出胃管。

(10)核对解释:携用物至床旁,核对、解释,置弯盘于患者颌下,揭去胶布,反折胃管末端。

(11)塞紧胃管末端,戴手套,在患者呼气末拔出,至咽喉处快速拔出。

(12)摇平病床,按规定处理医疗垃圾。

(13)清洁患者口鼻、面部,擦去胶布痕迹。

(14)洗手记录拔管时间和患者反应。

(三)操作后

(1)洗手。

(2)记录拔管时间和患者反应。

【注意事项】

(1)插管动作轻柔。

(2)每次灌食前应测试胃管是否在胃内。

(3)每次鼻饲量不可超过 200 mL,每次灌食时间间隔不少于 2 小时。

(4)长期鼻饲者,每日进行口腔护理,并定期更换胃管,普通胃管每周更换一次,硅胶胃管每月更换一次(于晚间末次灌食后拔出,翌晨再由另一侧鼻孔插入)。

【观察要点】

插管过程中患者的反应。

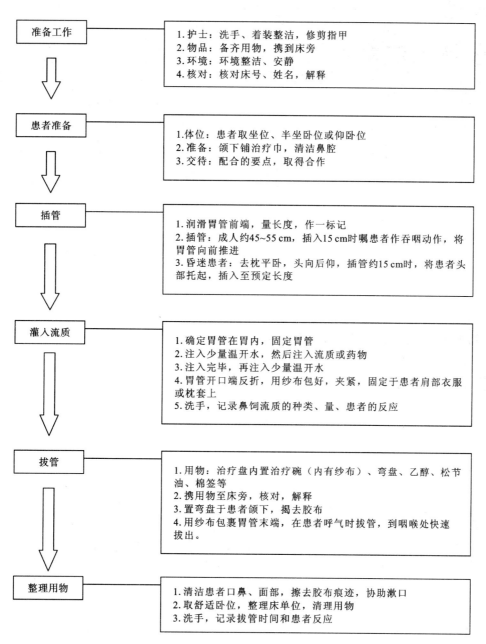

图9　鼻饲操作流程图

生命体征的测量

一、腋温测量

【操作目的】

(1)测量患者体温,了解有无发热。

(2)检测体温变化,分析热型及伴随症状。

【操作语言沟通规范】

1.评估患者

护士:"您好!女士,请问您叫什么名字?"

患者:"王丽。"

护士:"21床王丽您好!我是你的责任护士沈洪燕,因为你是新入院的患者,按常规给您测量体温,希望您能够配合我,好吗?"

患者:"我会很好配合的。"

护士:"您的入院诊断是头晕待查,您现在感觉怎么样,头晕得严重吗?"

患者:"不活动还可以。"

护士:"你来的时候吃过饭、喝过热水吗?"

患者:"没有吃饭,因为知道要采血。"

护士:"那您一定饿了,我们先测量您的生命体征,我做一下准备工作。"

2.测量

准备:洗手,戴口罩。检查体温计,35℃以下。

护士:"为了核对,请再告诉我您的名字。"

患者:"我的名字叫王丽。"

护士:"好的,21床王丽,我来为您测量体温,您躺着可以吗?"

患者:"可以。"

护士:"我们测腋下温度,您最近有没有发热呀?"

患者:"没有。"

护士:"那好,让我来看一下您的腋窝,腋窝处皮肤完好,有些汗,我帮您擦干腋下的汗液。请你夹紧体温计,像我这样屈臂过胸。"(看表)

护士:"可以取出体温计了,您的体温是 36.9℃,我们测量完了,您的体温在正常范围内,我们将床整理一下,您先休息一会儿,这样躺着您舒适吗?"

患者:"可以,医生什么时间来看我呢?"

护士:"医生刚做完手术,他一会儿就会来看您,您先休息,如果有需要,随时按呼叫器找我,我也会经常来看您。一会见。"

【操作流程】

(一)操作前

1.护士准备:服装整洁、仪表端庄、洗手、戴口罩。
2.患者准备:了解测体温的目的、注意事项。
3.环境准备:室温适宜、光线充足、环境安静。
4.备齐用物:体温表、秒表、纱布、纸、笔。

(二)操作中

(1)核对:床号、姓名。
(2)解释:操作过程。
(3)询问患者 20~30 min 内有无剧烈运动。
(4)询问患者 20~30 min 内有无局部冷热敷。
(5)帮助患者取舒适体位。
(6)擦干腋窝。
(7)体温表水银端放于腋窝处,屈臂过胸,夹紧。
(8)告知患者勿松动手臂。
(9)10 min 后取出体温表。
(10 取出的体温表用消毒纱布擦净。
(11)看体温表,读体温数,记录。
(12)体温计消毒。
(13)整理床单位,安置患者。
(14)清理用物,物归原处。

(三)操作后

(1)正确浸泡、消毒体温表,洗手。
(2)正确绘制体温单。

【注意事项】

(1)婴幼儿及意识不清或不合作的患者测体温时,应有护理人员看护。
(2)极度消瘦的患者不宜测腋温。

【观察要点】

(1)如有影响测量体温的因素时,应当推迟 30 min 测量。
(2)发现体温和病情不符时,应当复测体温。

二、脉搏测量

【操作目的】

(1)测量患者脉搏,判断有无异常情况。
(2)检测脉搏的变化,间接了解心脏的情况。

【操作语言沟通规范】

1.评估患者
护士:"您好!女士,请问您叫什么名字?"
患者:"王丽。"
护士:"21 床王丽您好!我是你的责任护士沈洪燕,因为你是新入院的患者,按常规给您测量体温、脉搏、呼吸、血压,希望您能够配合我,好吗?"
患者:"我会很好配合的。"
护士:"您的入院诊断是头晕待查,您现在感觉怎么样,头晕得严重吗?"
患者:"不活动还可以。"
护士:"你来的时候吃过饭、喝过热水吗?"
患者:"没有吃饭,因为知道要采血。"
护士:"那您一定饿了,我们先测量您的生命体征,我做一下准备工作。"
2.测量
准备:洗手,戴口罩。
护士:"为了核对,请再告诉我您的名字。"
患者:"我的名字叫王丽。"
护士:"请您放松,我帮您测脉搏,请您手腕伸展,这样手臂舒适吗?"
患者:"可以。"

护士："您以前有过心脏不适吗?"

患者："没有。"

护士："您呼吸系统有问题吗?"

患者："没有。"

护士："您先休息一会儿。"

测量:手不离开桡动脉,揭开盖被,露出患者胸部,观察患者胸廓起伏。

护士："您的脉搏是每分钟 60 次,在正常范围内,我们将床整理一下,您先休息一会儿,这样躺着您舒适吗?"

患者："可以,医生什么时间来看我呢?"

护士："医生刚做完手术,他一会儿就会来看您,您先休息,如果有需要,随时按呼叫器找我,我也会经常来看您。一会见。"

【操作流程】

(一)操作前

1. 护士准备:服装整洁、仪表端庄、洗手、戴口罩。
2. 患者准备:了解测脉搏的目的、注意事项。
3. 环境准备:室温适宜、光线充足、环境安静。
4. 备齐用物:听诊器、秒表、纸、笔。

(二)操作中

(1)核对:床号、姓名。

(2)解释:操作过程。

(3)询问患者 20~30 min 内有无剧烈运动。

(4)询问患者 20~30 min 内有无情绪波动。

(5)帮助患者取舒适体位。

(6)手平放于舒适位置。

(7)护士的示指、中指、无名指的指端按压在患者桡动脉表面,压力大小以能轻触到动脉搏动为宜。

(8)计数 30 s 所得数字×2,记录。

(9)如有期前收缩,须测 1 min,并记录期前收缩数。

(10)必要时与心率比较。

(11)有脉搏短绌者,应有两人同时分别测脉搏与心率,以分数方式记录,即心率/脉搏。

(12)正确记录。

(13)整理床单位,安置患者于舒适体位。

(14)清理用物,物归原处。

（三）操作后

（1）洗手。

（2）正确绘制脉搏变化曲线图表。

【注意事项】

（1）婴幼儿及意识不清或不合作的患者测脉搏时，应有护理人员看护。

（2）动作应轻柔。

【观察要点】

（1）如有影响测量体温的因素时，应当推迟 30 min 测量。

（2）发现体温和病情不符时，应当复测体温。

三、呼吸测量

【操作目的】

（1）测量患者的呼吸频率，了解病情变化。

（2）检测患者呼吸变化，为疾病诊断提供依据。

【操作语言沟通规范】

1. 评估患者

护士："您好！女士，请问您叫什么名字？"

患者："王丽。"

护士："21 床王丽您好！我是你的责任护士沈洪燕，因为你是新入院的患者，按常规给您测量体温、脉搏、呼吸、血压，希望您能够配合我，好吗？"

患者："我会很好配合的。"

护士："您的入院诊断是头晕待查，您现在感觉怎么样，头晕得严重吗？"

患者："不活动还可以。"

护士："你来的时候吃过饭、喝过热水吗？"

患者："没有吃饭，因为知道要采血。"

护士："那您一定饿了，我们先测量您的生命体征，我做一下准备工作。"

2. 测量

准备：洗手，戴口罩。

护士："为了核对，请再告诉我您的名字。"

患者："我的名字叫王丽。"

护士："您呼吸系统有问题吗?"

患者："没有。"

护士："您先休息一会儿。"

测量：手不离开桡动脉，揭开盖被，露出患者胸部，观察患者胸廓起伏。

护士："您的呼吸是每分钟 20 次，在正常范围内，我们将床整理一下，您先休息一会儿，这样躺着您舒适吗?"

患者："可以，医生什么时间来看我呢?"

护士："医生刚做完手术，他一会儿就会来看您，您先休息，如果有需要，随时按呼叫器找我，我也会经常来看您。一会见。"

【操作流程】

(一)操作前

1. 护士准备：服装整洁、仪表端庄、洗手、戴口罩。

2. 患者准备：了解测呼吸的目的、注意事项。

3. 环境准备：室温适宜、光线充足、环境安静。

4. 备齐用物：秒表、纸、笔。

(二)操作中

(1)核对：床号、姓名。

(2)解释：操作过程。

(3)询问患者 20~30 min 内有无剧烈运动。

(4)询问患者 20~30 min 内有无情绪波动。

(5)帮助患者取舒适体位。

(6)测量时不用告诉患者，呼吸的速率会受到意识的影响。

(7)看患者胸腹起伏，一起一伏为一次。

(8)观察患者吸氧情况。

(9)观察患者有无缺氧。

(10)计数 30 s×2 记录，呼吸不规律者及婴幼儿应测量 1 min。

(11)正确记录。

(12)整理床单位。

(13)协助患者取舒适体位。

(14)清理用物，物归原处。

(三)操作后

(1)洗手。

(2)正确绘制图表。

【注意事项】

(1)如患者紧张、剧烈运动、哭闹等情况，需稳定后测量。
(2)呼吸异常时，及时报告医师。

【观察要点】

(1)观察患者口唇、指甲有无发绀。
(2)观察患者呼吸形态。

四、血压测量

【操作目的】

(1)测量、记录患者的血压，判断有无异常情况。
(2)检测血压变化，间接了解循环系统的功能。

【操作语言沟通规范】

1.评估患者

护士："您好！女士，请问您叫什么名字?"

患者："王丽。"

护士："21床王丽您好！我是你的责任护士沈洪燕，因为你是新入院的患者，按常规给您测量体温、脉搏、呼吸、血压，希望您能够配合我，好吗?"

患者："我会很好配合的。"

护士："您的入院诊断是头晕待查，您现在感觉怎么样，头晕得严重吗?"

患者："不活动还可以。"

护士："你来的时候吃过饭、喝过热水吗?"

患者："没有吃饭，因为知道要采血。"

护士："那您一定饿了，我们先测量您的生命体征，我做一下准备工作。"

2.测量

准备：洗手，戴口罩。检查血压计完好。

护士："为了核对，请再告诉我您的名字。"

患者："我的名字叫王丽。"

护士："我现在给您测血压，最近夜间睡眠好吗?"

患者："还可以，经常睡眠不实，容易醒。"

护士："这样躺着测可以吗？"

患者："可以。"

护士："我帮您把衣袖卷上去，紧不紧呀？"

患者："不紧。"

护士："你的血压是16/10.7 kPa(120/80 mmHg)，很正常，您要养成规律的睡眠时间习惯，住院期间医生会为您做指导。"

患者："谢谢，希望能解决我的问题。"

护士："我们将床整理一下，您先休息一会儿，这样躺着您舒适吗？"

患者："可以，医生什么时间来看我呢？"

护士："医生刚做完手术，他一会儿就会来看您，您先休息，如果有需要，随时按呼叫器找我，我也会经常来看您。一会见。"

【操作流程】

(一)操作前

1. 护士准备：服装整洁、仪表端庄、洗手、戴口罩。
2. 患者准备：了解测血压的目的、注意事项。
3. 环境准备：室温适宜、光线充足、环境安静。
4. 备齐用物：血压计、听诊器、纸、笔。

(二)操作中

(1)核对：床号、姓名。

(2)解释：操作过程。

(3)询问患者30 min内有无剧烈运动和情绪激动。

(4)协助患者取坐位或平卧位。

(5)卷袖露臂，掌向上，肘部伸直。

(6)打开水银槽开关，使"0"点、肱动脉、心脏为同一平面。袖带平整缠于上臂中部，下缘距肘窝2~3 cm，松紧以插入一指为宜。

(7)戴听诊器。

(8)听诊器头紧贴肱动脉搏动处，轻轻加压，固定，关气门螺旋帽。

(9)打气至动脉搏动音消失，再升高20~30 mmHg。

(10)放气，听音速为4 mmHg/s。

(11)注意动脉搏动音出现与消失时的汞柱所指的刻度。

(12)放尽袖带空气。

(13)整理床单位，协助患者取舒适体位。

（三）操作后

（1）用物处理，洗手。

（2）记录于护理单上。

【注意事项】

（1）按照要求选择合适袖带。

（2）保持测量者视线与血压计刻度平行。

（3）长期观察血压的患者，做到"四定"：定时间、定部位、定体位、定血压计。

【观察要点】

（1）观察若衣袖过紧或太多时，应当脱掉衣服，以免影响测量结果。

（2）观察治疗用药情况，如血压出现异常，及时报告医师。

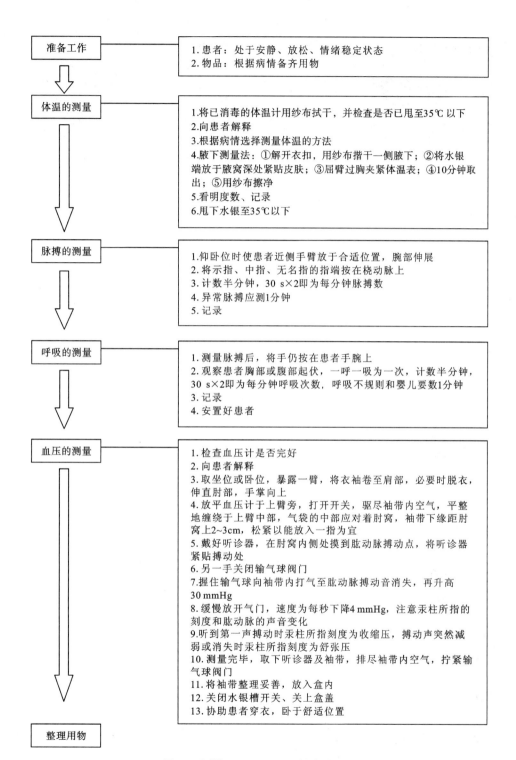

图 10　测量 T、P、R、BP 操作流程图

实训项目十

体温单的绘制

【操作目的】

记录各项生命体征、出入量等。

【操作流程】

(一)操作前

1.护士准备：服装整洁、仪表端庄、洗手、戴口罩。
3.环境准备：室温适宜、光线充足、环境安静。
4.备齐用物：红、蓝钢笔。

(二)操作中

(1)眉栏填写。
(2)40℃~42℃ 填写。
(3)T、P、R 曲线绘制。
(4)底栏项目填写。
(5)安置整理。

(三)操作后

(1)用物处理，洗手。
(2)记录于护理单上。

【注意事项】

(1)按照要求绘制，干净整洁。

实训项目十一
导尿术

【操作目的】

(1)正确记录尿量、尿比重、作尿培养；测定膀胱容量及压力；为尿潴留患者引流尿液；术前排空膀胱，避免术中误伤。

(2)术后需要留置尿管或会阴有伤口者，保持会阴清洁，促进切口愈合。

【操作语言沟通规范】

1.操作前的评估

护士："您好！（查床头卡，床号），可以告诉我您叫什么名字吗？"

患者："王红。"

护士："41床王红，我是您的责任护士叫小张，今天要给您做膀胱手术。为了术中和术后观察尿量情况，我要给您上个尿管。请您不要紧张。我会动作轻柔的。您还有问题吗？您如果有担心可以告诉我。"

患者："上尿管我会担心疼痛，还有担心感染，希望您能注意这两点。"

护士："好的，我会很小心的，我现在给您上尿管，可以吗？屏风遮挡。"

患者："可以。"

护士："小王，我现在给您掀开被子，请您抬起臀部，我帮您把裤子脱下来。"脱下右侧裤腿盖于左侧腿上（摆体位，拿弯盘，橡皮布中单，毛巾，放于床尾，拿毛巾盖在右腿上，请患者抬起臀部，橡皮布中单铺于臀下）。

2.操作中：检查导尿包，放于两腿中间，打开外层，夹棉球（不少于10个），戴手套。

护士："我现在给您消毒皮肤，可能会感觉有点冰凉，请您不要紧张。"（消毒外阴，脱手套）打开第二层，戴手套，铺洞巾，拿弯盘放于外阴部，拿注射器试气囊，再次消毒尿道口，弯盘丢弃，弯盘移向外阴部，石蜡油润滑尿管前端。

护士："41床王红对吗？"

患者："是的，我叫王红。"

护士："我现在给您导尿了，请您不要紧张，请深呼吸，我会动作轻柔。"

镊子夹起导尿管插入尿道4~6 cm，见尿后再插5~7 cm，接尿袋，打入气囊（生理盐水10~15 mL），导出尿液（不能超过1000 mL），关闭尿管，轻拉尿管，证实是否固定好。

护士："王红，您现在感觉怎么样？为您导出尿液800 mL。"

患者:"感觉很轻松。"

护士:"您配合得很好,导尿已经结束(固定尿袋,撤毛巾、橡皮布中单,盖被),您在活动时要注意,避免导尿管脱落。您有不适可以随时按手边的呼叫器找我,我也会经常来看您的,您好好休息吧。"

【操作流程】

(一)操作前

1. 护士准备:服装整洁、仪表端庄、洗手、戴口罩。
2. 患者准备:了解留置导尿的目的、注意事项。
3. 环境准备:室温适宜、光线充足、环境安静。
4. 物品准备:会阴消毒包、无菌导尿包、手套、注射器、生理盐水、安尔碘、无菌尿袋、一次性垫巾、便盆、别针。
5. 环境准备:安全、安静,符合操作要求,关门或用屏风,请家属离开。

(二)操作中

(1)核对:患者床号、姓名。

(2)解释操作过程,消除患者紧张心理。

(3)操作者站于患者右侧,患者取屈膝位,双膝外展,将远侧裤腿脱下,盖于近侧腿上,远侧腿用盖被遮盖。

(4)抬高臀部,取一次性垫巾垫于臀下。

(5)打开消毒包,备消毒液,戴无菌手套,将清洗消毒用物置于患者两腿之间。

(6)右手持止血钳夹消毒棉球清洗外阴,由上至下,由内向外。

(7)换止血钳,左手拇、示指分开大阴唇,以尿道口为中心消毒,顺序是:尿道口、前庭、两侧大小阴唇各一棉球,最后消毒尿道口至会阴、肛门,每个棉球只用一次,污棉球及用过的钳子置于床尾弯盘内。

(8)打开导尿包,备0.1%新洁而灭溶液、无菌石蜡油,用注射器注入5 mL空气,查看导尿管气囊是否漏气,无漏气再将气体抽出。

(9)戴无菌手套,铺洞巾,润滑导尿管前端,以左手拇、示指分开大阴唇,右手持止血钳夹消毒棉球再次消毒尿道口。

(10)另换一止血钳持导尿管轻轻插入尿道4~6 cm,见尿后再插入1~2 cm。

(11)固定导尿管,将20 mL生理盐水注入气囊,轻轻后拉。

(12)将尿液引入无菌弯盘内,并按医嘱留取标本。

(13)连接无菌尿袋。

(14)撤下洞巾、一次性垫巾,为患者穿裤。

(15)安全别针固定尿袋于床旁,整理床单位,协助患者取舒适体位。

（三）操作后

（1）处理用物，尿标本及时送检。
（2）洗手、脱口罩，记录。

【注意事项】

（1）严格无菌技术操作，以防感染。
（2）长期留置导尿者，应每周进行中段尿培养。
（3）膀胱高度膨胀时，一次放尿不可超过 1000 mL，以免虚脱和膀胱黏膜急剧充血引起血尿。

【观察要点】

留置导尿期间观察尿管是否有打折、弯曲、受压、脱出等情况，尿液的颜色、量、性质。

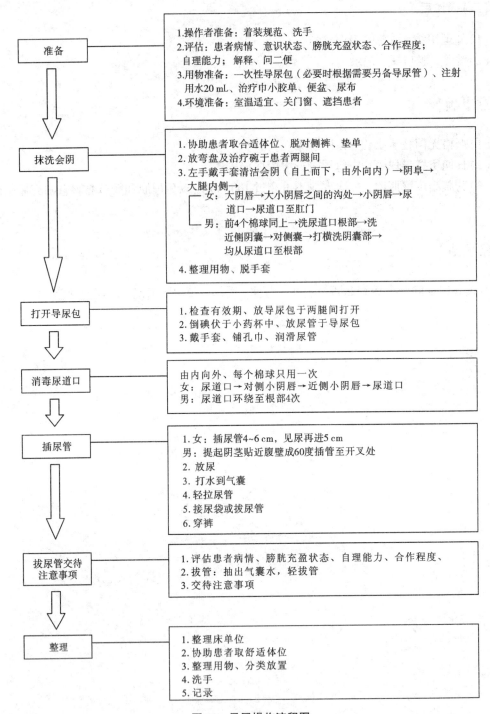

图 11　导尿操作流程图

準备
1.操作者准备：着装规范、洗手
2.评估：患者病情、意识状态、膀胱充盈状态、合作程度；自理能力；解释、问二便
3.用物准备：一次性导尿包（必要时根据需要另备导尿管）、注射用水20 mL、治疗巾小胶单、便盆、尿布
4.环境准备：室温适宜、关门窗、遮挡患者

抹洗会阴
1.协助患者取合适体位、脱对侧裤、垫单
2.放弯盘及治疗碗于患者两腿间
3.左手戴手套清洁会阴（自上而下，由外向内）→阴阜→大腿内侧→
　　　女：大阴唇→大小阴唇之间的沟处→小阴唇→尿道口→尿道口至肛门
　　　男：前4个棉球同上→洗尿道口根部→洗近侧阴囊→对侧囊→打横洗阴囊部→均从尿道口至根部
4.整理用物、脱手套

打开导尿包
1.检查有效期、放导尿包于两腿间打开
2.倒碘伏于小药杯中、放尿管于导尿包
3.戴手套、铺孔巾、润滑尿管

消毒尿道口
由内向外、每个棉球只用一次
女：尿道口→对侧小阴唇→近侧小阴唇→尿道口
男：尿道口环绕至根部4次

插尿管
1.女：插尿管4~6 cm，见尿再进5 cm
　男：提起阴茎贴近腹壁成60度插管至开叉处
2.放尿
3.打水到气囊
4.轻拉尿管
5.接尿袋或拔尿管
6.穿裤

拔尿管交待注意事项
1.评估患者病情、膀胱充盈状态、自理能力、合作程度、
2.拔管：抽出气囊水，轻拔管
3.交待注意事项

整理
1.整理床单位
2.协助患者取舒适体位
3.整理用物、分类放置
4.洗手
5.记录

实训项目十二

保留灌肠

【操作目的】

(1)灌入药物,保留在直肠或结肠内,通过肠黏膜吸收达到治疗的目的。

(2)常用于镇静、催眠及治疗肠道感染。

【操作语言沟通规范】

1.操作前:评估患者时的语言沟通。

护士:"您好,先生,我们来核对您的名字,请说出您的名字好吗?"

患者:"刘一。"

护士:"我是您的责任护士小张,刘先生,您好!遵医嘱给您进行中药保留灌肠,目的是治疗您的结肠炎,现在进行可以吗?"

患者:"可以。"

护士:"您现在有不舒服的感觉吗?今天早晨排便了吗?"

患者:"没有不舒服的感觉,今天早晨排便了。"

护士:"那好,我现在去准备物品,您先休息。"

2.操作中的语言沟通

护士:"您好,刘先生,我们来核对您的名字,请您说出您的名字好吗?"

患者:"刘一。"

护士:"46床刘一,我们现在进行灌肠操作,请您朝左面侧卧,我来给您遮挡围帘。""我们用的是中药,药温是40度,给您垫上治疗巾和手纸,您不要担心污染床单,不会疼的,我将用油润滑导管,您做深呼吸,好,我把中药液注入,有便意就深呼吸,好了,您臀部抬高10 cm,1小时。""感觉怎么样?"

患者:"有点便意,我可以忍受。"

护士:"有不舒服感觉,要保持这个体位1小时左右,再排便。我一会儿就回来协助您。"

【操作流程】

(一)操作前

1.护士准备:服装整洁、仪表端庄、洗手、戴口罩。

2. 患者准备：了解测保留灌肠的目的、注意事项。

3. 环境准备：室温适宜、光线充足、环境安静。

4. 物品准备：灌肠溶液、治疗盘(内备：注洗器、20 号以下肛管、弯盘、润滑剂、治疗巾、量杯或小容量灌肠筒、止血钳、温开水、手套)，便器。

5. 环境准备：安全、安静，关门或用屏风。

(二)操作中

(1)核对：患者床号、姓名。

(2)解释：操作过程，消除患者紧张心理。

(3)嘱患者先排便、排尿。

(4)根据病情安置不同卧位，垫好治疗巾，臀部抬高 10 cm。

(5)将弯盘置于患者臀边，润滑肛管前端。

(6)用注洗器抽吸溶液，连接肛管，排气后夹闭肛管。

(7)用左手分开肛门，嘱患者张口呼吸，右手将肛管轻轻插入直肠 10~15 cm。

(8)开放肛管，缓缓注入溶液，注毕，夹管。

(9)取下注洗器，再吸取溶液，松开肛管后灌入，注意防止空气进入肠道。

(10)如用小容量灌肠筒灌肠，筒内液面距肛门的高度应小于 30 cm。

(11)为保留溶液，应做到肛管细、插入深、液量少、流速慢。

(12)注入温开水 5~10 mL，抬高肛管末端，将管内溶液全部灌入。

(13)用卫生纸包住肛管，左手持卫生纸抵住肛门，右手轻轻拔出肛管放于弯盘内，擦净肛门。

(14)嘱患者卧床休息，尽可能忍耐，使药液保留 1 h 以上。

(三)操作后

(1)处理用物、洗手、脱口罩。

(2)记录各项护理记录单。

【注意事项】

(1)在灌肠过程中应抬高臀部，灌肠结束后，慢性细菌性痢疾患者取左侧卧位，阿米巴痢疾患者取右侧卧位。

(2)凡肛门、直肠、结肠等手术后及大便失禁者不宜保留灌肠，肠道疾病患者以晚间睡眠前进行为宜，药量不超过 200 mL。

【观察要点】

(1)操作中密切观察患者有无不适反应，如有异常立即停止灌肠，通知医生处理。

(2)操作后观察用药效果，及时记录。

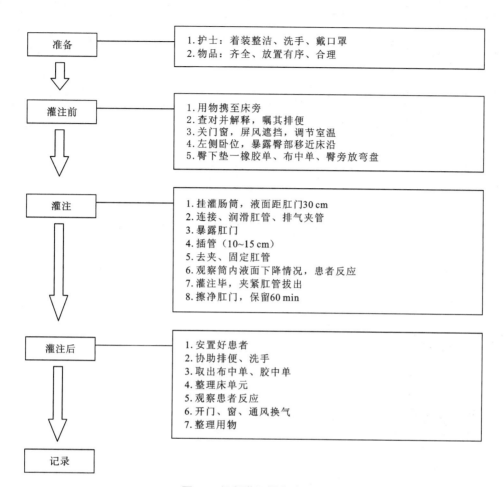

图 12 保留灌肠操作流程图

实训项目十三

口服给药

【操作目的】

药物经口服后，由胃肠黏膜吸收和利用，达到预防、诊断和治疗疾病的目的。

【操作语言沟通规范】

1. 发药前对患者的评估

护士："您好，请问您叫什么名字？"

患者："我叫王芳。"

护士："我是您的责任护士李冉，21床王芳，准备服口服药了，您现在感觉怎么样？上午排尿几次了？咳嗽好些了吗？"

患者："上午排尿2次，量不多，我感觉肚子还是胀。咳嗽好些了。"

护士："还是有效果的，您的口腔、咽部有不适的感觉吗？"

患者："没有。"

护士："根据您的病情，医生给您加服1片呋塞米，可以增加您的排尿量，利于您水肿的缓解，如果尿量在24 h内2000 mL以内，就没有问题。过多或过少都要及时告诉我们。"

"您还需要继续口服止咳合剂，在服用这种药时要注意不要立即饮水。您能将这两种药的注意事项说一下吗？"

患者："可以。"（复述两种药的注意事项，如果已经服用过，并掌握了，就不必再复述了）

护士："王女士，您掌握得很好，我们现在可以服药吗？"

患者："可以。"

护士："好，我去取药，您稍等。"

2. 发口服药中的语言沟通

护士："您好！我要给您服口服药了，能说一遍您的名字吗？"

患者："我叫王芳。"

护士："21床王芳，我是您的责任护士李冉，现在由我来为您发口服药，我先扶您坐起来好吗？"（协助患者取舒适体位）

护士：（洗手）"您现在需要吃两种药，这种是呋塞米，它的作用是利尿消肿，减轻心脏负担。您已经了解这种药了吧？"

"我来帮您倒水，请您慢慢将药服下。这个药服用后，您可能会出现排尿次数增多的现象，这是正常的，请不要紧张。"

"这第二种药是止咳合剂，可以减轻您咳嗽的症状。我协助您服下……这种药服用 15～20 min 可饮水，以免冲淡药物，降低药效。"

护士："您都记住了，很好，21 床王芳，呋塞米 10 mg 止咳合剂 10 mL。"

"王女士，现在药已经服过了，我扶您躺下好吗？"（协助患者取舒适体位）"您这样舒适吗？"

患者："舒适。"

护士："呼叫器放在您身边，如果有什么需要或不舒服，可以随时呼叫我。您休息吧。"

【操作流程】

（一）操作前

1. 护士准备：服装整洁、仪表端庄、洗手、戴口罩。
2. 患者准备：了解口服给药的目的、注意事项。
3. 环境准备：室温适宜、光线充足、环境安静。
4. 用物准备：药物、一次性药杯、服药本、小药卡、温开水、治疗巾、50 mL 注射器、研钵、滴管等。

（二）操作中

（1）双人核对：床号、姓名、药名、浓度、剂量、时间、用法。
（2）送药到床前。
（3）核对床号、姓名无误。
（4）安置患者于舒适体位。
（5）正确掌握各种药物的服用方法。
（6）若患者提出疑问，重新核对，确认无误后给予解释。
（7）协助患者倒温开水将药物及时服下。
（8）年老、体弱、小儿及危重患者应根据具体情况给予喂药。
（9）鼻饲患者灌入前应先检查胃管是否在胃内。
（10）先灌入 30～50 mL 温开水再将研碎药物溶解后从胃管内灌入。
（11）再灌入 30～50 mL 温开水后将胃管末端折起加以固定。
（12）再次核对。
（13）收回药杯。
（14）协助患者取舒适体位。

（三）操作后

（1）用物处理。
（2）洗手、记录。

【注意事项】

(1)必须严格执行三查七对,正确掌握各类药物的服用方法。
(2)剂量准备,药量不足 1 mL 时,用滴管取药。
(3)鼻饲患者应将药物研碎溶解后从胃管内灌入。
(4)患者因故不能及时服药时作好交班。

【观察要点】

注意用药反应。

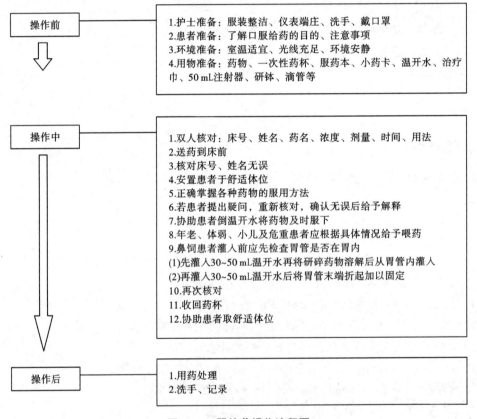

| 操作前 | 1.护士准备:服装整洁、仪表端庄、洗手、戴口罩
2.患者准备:了解口服给药的目的、注意事项
3.环境准备:室温适宜、光线充足、环境安静
4.用物准备:药物、一次性药杯、服药本、小药卡、温开水、治疗巾、50 mL注射器、研钵、滴管等 |

| 操作中 | 1.双人核对:床号、姓名、药名、浓度、剂量、时间、用法
2.送药到床前
3.核对床号、姓名无误
4.安置患者于舒适体位
5.正确掌握各种药物的服用方法
6.若患者提出疑问,重新核对,确认无误后给予解释
7.协助患者倒温开水将药物及时服下
8.年老、体弱、小儿及危重患者应根据具体情况给予喂药
9.鼻饲患者灌入前应先检查胃管是否在胃内
(1)先灌入30~50 mL温开水再将研碎药物溶解后从胃管内灌入
(2)再灌入30~50 mL温开水后将胃管末端折起加以固定
10.再次核对
11.收回药杯
12.协助患者取舒适体位 |

| 操作后 | 1.用药处理
2.洗手、记录 |

图 13　口服给药操作流程图

实训项目十四

超声雾化吸入

【操作目的】

(1)湿化呼吸道。

(2)预防呼吸道感染。

(3)改善通气功能。

(4)控制呼吸道感染。

(5)治疗肺癌。

【操作语言沟通规范】

1. 操作前的评估

护士:"您好!我是27床的责任护士,请配合我核对一下姓名好吗?请告诉我您的名字。"

患者:"王均。"

护士:"雾化吸入是应用超声波把药液变成细微的气雾,再由呼吸道吸入,以到达消除您咽喉炎症的目的。可以缓解您喉部的不适症状,这项操作没有什么痛苦,请您不要紧张,现在进行治疗可以吗?"

患者:"可以。"

2. 实施雾化操作

护士:"您能坐起来吗?"

患者:"可以。"

护士:"我来协助您坐起来,这样便于雾化吸入,将被子盖好,不要着凉。现在我要将口含嘴放到您口中,它是一次性的,请您放心。"

护士:"请您作深呼吸,用口吸气,用鼻出气,您感觉雾量合适吗?"

患者微微点头表示合适。

3. 护士指导患者

护士:"您雾化吸入需要20 min,在这过程中有什么不适或需要请及时按呼叫器,要注意安全,不要碰到电源,我也会随时来看您。"

4. 结束雾化

护士:"王女士,雾化吸入的时间到了,我为您取下口含嘴,好吗?"

患者点头示意可以。

护士取下口含嘴，并协助患者擦干面部，躺下休息。

关闭雾化开关，再关闭电源开关，并询问效果。

护士："王女士，这次雾化吸入疗法结束了，您感觉怎么样？"

患者："我感觉嗓子舒服多了！"

护士："在治疗期间，您要多引水，饮食宜清淡，尽量少说话，谢谢您的配合。"

【操作流程】

(一)操作前

1.护士准备：服装整洁、仪表端庄、洗手、戴口罩。

2.患者准备：了解超声雾化吸入给药的目的、注意事项。

3.环境准备：室温适宜、光线充足、环境安静。

4.用物准备：超声雾化器一套、凉蒸馏水、雾化用药液、量杯、注射器、棉签、纸巾、砂轮、弯盘等。

(二)操作中

(1)检查机器各部分，完好状态放于治疗车上。

(2)水槽内加入冷蒸馏水、或凉水 250 mL，液面高度约 3 cm。

(3)用量杯量取药液 30~50 mL(或医嘱配置药液)放入雾化罐内，旋紧罐盖，把雾化罐放入水槽内，将水槽盖盖紧。

(4)将雾化螺旋管及面罩连接在雾化罐口端。

(5)推车至患者床旁，再次核对。

(6)接通电源，将时间按钮旋至 20 分钟。

(7)为患者颌下铺毛巾(或治疗巾)，面罩紧贴患者口鼻部(或口含嘴放于患者口中)，正确指导患者进行雾化吸入。

(8)协助拍背，观察患者雾化及痰的量、色、黏稠度等情况。

(9)雾化完毕，用患者毛巾(治疗巾)擦净面部，拔掉电源。

(10).推车回处置室。

(三)操作后

(1)整理患者床单位。

(2)将水槽内水放掉，注意保护雾化罐底部的膜。

(3)将雾化螺旋管及面罩(或口含嘴)浸泡消毒 30 分钟后，取出，用清水冲净，晾干备用。

【注意事项】

(1)治疗前应检查机器各部件，确保性能良好，机器各部件型号一致，连接正确；使用雾化器后及时消毒雾化管道，防止交叉感染。

（2）在使用过程中，水槽内要始终维持有足够量的蒸馏水，水温不宜超过50℃，否则应关机更换冷蒸馏水；需连续使用时，中间需间隔30分钟；水槽内无水时不可开机，以免损坏机器。

（3）水槽底部的晶体换能器和雾化罐底部的透声膜薄而质脆，易损坏，在操作及清洗过程中应注意保护。

（4）治疗过程中如发现雾化罐内的药液过少需添加药液时，可直接从小孔中加入，不必关机。

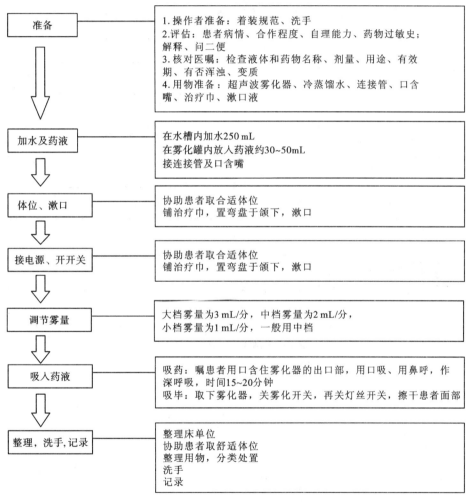

图14 超声雾化吸入操作流程图

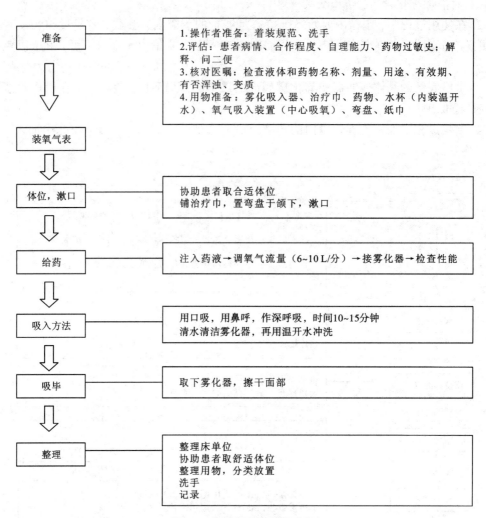

准备
1.操作者准备：着装规范、洗手
2.评估：患者病情、合作程度、自理能力、药物过敏史；解释、问二便
3.核对医嘱：检查液体和药物名称、剂量、用途、有效期、有否浑浊、变质
4.用物准备：雾化吸入器、治疗巾、药物、水杯（内装温开水）、氧气吸入装置（中心吸氧）、弯盘、纸巾

装氧气表

体位，漱口
协助患者取合适体位
铺治疗巾，置弯盘于颌下，漱口

给药
注入药液→调氧气流量（6~10 L/分）→接雾化器→检查性能

吸入方法
用口吸，用鼻呼，作深呼吸，时间10~15分钟
清水清洁雾化器，再用温开水冲洗

吸毕
取下雾化器，擦干面部

整理
整理床单位
协助患者取舒适体位
整理用物，分类放置
洗手
记录

图15　氧雾化吸入操作流程

实训项目十五

药物抽吸

【操作目的】

通过该项目的训练,能正确抽吸药液及配制常用试验药液。

【操作流程】

(一)操作前

1.护士准备:服装整洁、仪表端庄、洗手、戴口罩。

2.患者准备:了解注射给药的目的、注意事项。

3.环境准备:室温适宜、光线充足、环境安静。

4.用物准备:治疗盘内:2%碘酊或0.5%碘附、75%乙醇、无菌持物钳、砂轮、启瓶器、无菌棉签、弯盘、一次性注射器(1 mL、2 mL、5 mL、10 mL)、药品(抽吸药液、皮试药液、急救药物、青霉素、链霉素、破伤风抗毒素、细胞色素、急救药物等)。

(二)操作中

1.双人核对:床号、姓名、药名、浓度、剂量、时间、用法。

2.抽吸密封瓶内药液

(1)持针正确,抽等量空气。

(2)手扶针栓,针梗不污染,注入空气。

(3)瓶口向下,抽药手势、方法正确。

(4)吸药量准确,不漏、不剩。

(5)拔针不脱、不污染。

3.抽安瓿内药液

(1)持针、夹安瓿手势正确。

(2)进针不污染。

(3)吸药量准确,不漏、不剩。

4.排气、取棉签

(1)排气方法正确,无剩余气泡,不浪费药液。

(2)套上安瓿,针头无污染。

（3）取棉签、蘸消毒液方法正确

5. 核对、解释

若患者提出疑问，重新核对，确认无误后给予解释。

（三）操作后

（1）用药处理。
（2）洗手、记录。

【注意事项】

（1）严格执行查对制度及无菌操作原则。
（2）针头在进入或取出安瓿时，不可触及安瓿外口。
（3）吸药时，手只能触及活塞柄，不能触及活塞轴，以免污染药液。
（4）吸药时示指只能触及针栓部位，不可触及针梗或针尖。
（5）如注射器乳头部位偏向一侧，则将乳头向上倾斜，以便排气。
（6）注意药物批号，应现配现用。

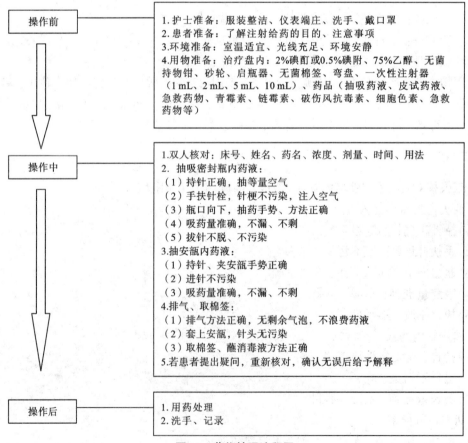

图16　药物抽吸流程图

实训项目十六

青霉素皮试液的配置

【操作目的】

掌握皮试液的配置方式。

【操作流程】

(一)操作前

1.护士准备：服装整洁、仪表端庄、洗手、戴口罩。
2.患者准备：了解皮下注射的目的、注意事项。
3.环境准备：室温适宜、光线充足、环境安静。
4.用药准备：注射盘、1 mL 注射器、皮肤消毒剂、砂轮、铺无菌盘、药物弯盘。

(二)操作中

(1)"三查七对"，取药方法正确。
(2)消毒、开瓶方法正确。
(3)取注射器、吸药：
1)取 5 mL 注射器、针头方法正确、无失误。
2)配制青霉素液，方法浓度正确。
(40 万 U+生理盐水 2 mL＝20 万 U/mL)
(4)配制皮试液：
1)取 1 mL 注射器、针头，方法正确、无误。
2)取上液 0.1 mL，加生理盐水至 1 mL(2 万 U/mL)，摇匀。
3)取上液 0.1 mL，加生理盐水至 1 mL(2000 U/mL)，摇匀。
4)取上液 0.1~0.25 mL，加生理盐水至 1 mL，200~500 U/mL，摇匀换针，放于无菌治疗巾内。

(三)操作后

(1)用物处理。
(2)洗手、记录。

【注意事项】

(1)态度认真,方法正确,步骤清楚,备有抢救药品。

(2)无菌观念强,无污染。

(3)操作熟练,浓度准确。

(4)手法正确,动作轻巧、规范、稳重。

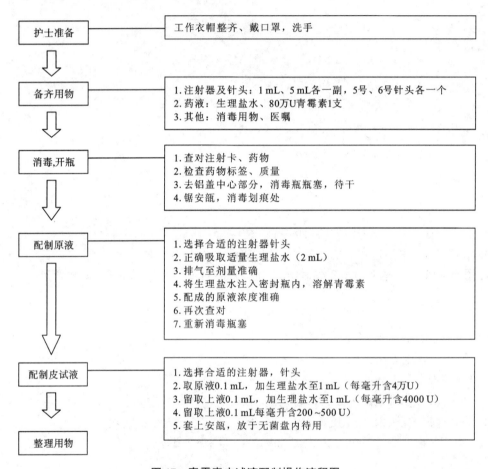

图 17　青霉素皮试液配制操作流程图

实训项目十七

皮内注射法

【操作目的】

(1)做各种药物过敏试验,以观察有无过敏反应。

(2)预防接种。

(3)局部麻醉的起始步骤。

【操作语言沟通规范】

1.操作前评估患者

护士:"您好!可以告诉我您叫什么名字吗?"

患者:"你好!我的名字叫扬扬。"

护士:"35 床扬扬,我是您的责任护士柳扬,根据您病情的需要,医生要给您用青霉素,需要给您做个皮试,请问您用过青霉素吗?"

患者:"我小时候用过青霉素。"

护士:"您自己及家人有青霉素过敏的情况吗?"

患者:"没有。"

护士:"好,我们先来做个过敏试验,您看可以吗?"

患者:"可以。"

护士:"我看一下您前臂的注射部位。整个部位可以,好,我们一会儿见,我去准备一下物品。"

治疗室准备:检查用物是否齐全、完好,在有效期内。携所需物品至床旁,核对床头卡,到患者身边。

2.操作中

护士:"您好,为了安全,请再说一遍您的名字好吗?"

患者:"可以,我是 35 床扬扬。"

护士:"好的,35 床扬扬先生,我要给您做皮试了,现在我协助您躺好,这样舒服吗?"打开污物桶盖,洗手戴口罩,检查皮试液名称、有效期,药液有无浑浊、沉淀变色;检查 1 mL 注射器有效期、有无漏气,棉签有效期、开封日期。

消毒皮试液瓶口,抽吸皮试液。

选择注射部位(前臂掌侧下段)。

护士："扬扬先生，扎这可以吗？"

患者："可以。"

护士："75%乙醇消毒皮肤一遍。现在我给您消毒。"（待干）

（排尽空气）"35床扬扬，对吗？"

护士："注射的过程有点疼，忍耐一下马上就好了。"

一手紧绷局部皮肤，一手持注射器针头斜面向上，与皮肤5度角刺入，针头斜面完全刺入皮内后，放平注射器，用紧绷皮肤的手拇指固定针栓注入皮试液0.1 mL，局部隆起，形成一皮丘，迅速拔针，勿按压针眼。

护士："疼吗？现在是11：20，我们要在20 min后判断结果。"

核对卡片，"35床扬扬，皮内实验。"

（协助取舒适卧位，盖被）"这个姿势舒服吗？把前臂露出来，不要碰到注射部位。""如果在这期间有皮肤发痒，起小皮疹，或有胸闷的感觉，要按呼叫器，到时间我会来，您也掌握着时间。"

洗手，摘口罩。

患者："你们比较忙，我记着时间。"

护士："好的，您要记住时间，您休息一会儿，此期间请不要离开病房，不要摩擦注射部位，以免影响结果的观察。呼叫器在你手边，可以随时找我，一会儿见。"

记录时间、操作者。

【操作流程】

（一）操作前

1. 护士准备：服装整洁、仪表端庄、洗手、戴口罩。
2. 患者准备：了解皮下注射的目的、注意事项。
3. 环境准备：室温适宜、光线充足、环境安静。
4. 用药准备：注射盘、1 mL注射器、皮肤消毒剂、砂轮、铺无菌盘、药物、弯盘。

（二）操作中

（1）"三查七对"，取药方法正确。

（2）消毒、开瓶方法正确。

（3）取注射器、吸药：

1）取5 mL注射器、针头方法正确、无失误。

2）配制青霉素液，方法浓度正确。

（40万U+生理盐水2 mL=20万U/mL）

3）配制皮试液：

①取1 mL注射器、针头，方法正确、无误。

②取上液0.1 mL，加生理盐水至1 mL（2万U/mL），摇匀。

③取上液0.1 mL，加生理盐水至1 mL（2000U/mL），摇匀。

④取上液 0.1~0.25 mL，加生理盐水至 1 mL，200~500U/mL，摇匀。

(4)换针，放于无菌治疗巾内。

(5)携物至床旁，核对床号、姓名、解释

(6)详细询问有无过敏史、用药史、家族史。

(7)暴露注射部位，选前臂掌侧下 1/3 处，用 75％酒精消毒。

(8)待干，取出注射器，核对、排气。

(9)左手绷紧患者前臂皮肤，右手持注射器，中指固定针栓，针尖斜面向上与皮肤呈 5°角进针，针尖斜面刺入后，松开左手以左手拇指固定针栓，右手推药 0.1 mL，拔针，勿按压。

(10)看表记时，向患者交代注意事项。

(三)操作后

(1)用物处理。

(2)洗手、记录。

【注意事项】

(1)严格无菌操作及三查七对。

(2)严格遵守注射原则，有爱护患者的意识。

(3)皮试液现用现配，不宜放置过久。

(4)出现可疑阳性时，可在对侧前臂作盐水对照试验。

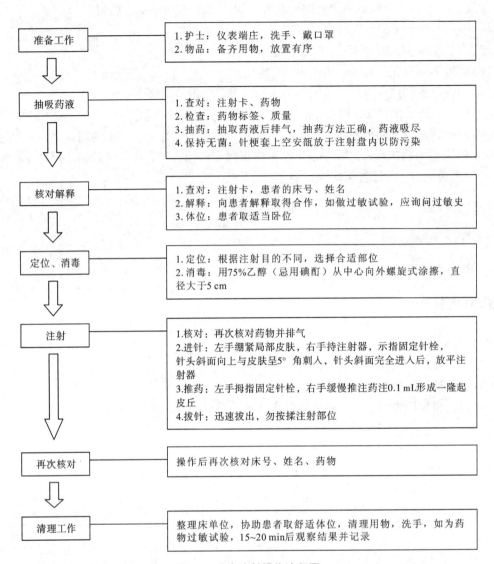

准备工作 → 1.护士：仪表端庄，洗手、戴口罩
2.物品：备齐用物，放置有序

抽吸药液 → 1.查对：注射卡、药物
2.检查：药物标签、质量
3.抽药：抽取药液后排气，抽药方法正确，药液吸尽
4.保持无菌：针梗套上空安瓿放于注射盘内以防污染

核对解释 → 1.查对：注射卡，患者的床号、姓名
2.解释：向患者解释取得合作，如做过敏试验，应询问过敏史
3.体位：患者取适当卧位

定位、消毒 → 1.定位：根据注射目的不同，选择合适部位
2.消毒：用75%乙醇（忌用碘酊）从中心向外螺旋式涂擦，直径大于5 cm

注射 → 1.核对：再次核对药物并排气
2.进针：左手绷紧局部皮肤，右手持注射器，示指固定针栓，针头斜面向上与皮肤呈5°角刺入，针头斜面完全进入后，放平注射器
3.推药：左手拇指固定针栓，右手缓慢推注药注0.1 mL形成一隆起皮丘
4.拔针：迅速拔出，勿按揉注射部位

再次核对 → 操作后再次核对床号、姓名、药物

清理工作 → 整理床单位，协助患者取舒适体位，清理用物，洗手，如为药物过敏试验，15~20 min后观察结果并记录

图18　皮内注射操作流程图

实训项目十八

皮下注射

【操作目的】

(1)通过皮下注射给予药物,多用于局部麻醉和胰岛素治疗。

(2)不宜或不能口服给药,需迅速达到药效者采用。

【操作语言沟通规范】

护士:"您好!我是 24 床的责任护士,我叫王丽,能告诉我您的名字吗?"

患者:"您好!我叫李娜。"

护士:"啊,24 床李娜,您现在感觉怎么样啊?哪儿不舒服?"

患者:"挺好的啊,就是有糖尿病。"

护士:"根据您的病情及现在的症状,按医嘱需要给您皮下注射胰岛素,它的作用是帮您控制血糖,能够迅速发挥药效,缓解您现在的症状。您不要担心,我动作会轻柔些。那您想在哪只手进行注射呢?"

患者:"在右手吧。"

护士:"右手是吗?那我能看一下您的皮肤、肌肉情况吗?(抬患者的右手)李娜阿姨,您这里疼吗?"

患者:"不疼。"

护士:"我看右上臂没有硬结,没有红肿,适合注射,那就在这个部位进行注射好吗?"

患者:"好。"

护士:"那好,阿姨我先回去准备一下用品,如果您想去卫生间,您可以现在去,我去准备用品,一会儿见。"

护士:"24 床李娜阿姨,我现在为您注射胰岛素 8 个单位,可以吗?"

患者:"可以。"

护士:"您在注射过程中如果有不适的感觉要及时告诉我,(边注射边问)您现在有不适的感觉吗?"

患者:"没有。我多长时间能吃饭?"

护士:"注射后 15 min 开始进食,以免因注射时间过长而造成低血压。"

患者:"好吧,我会注意。"

护士:"注射完毕,李娜阿姨,您有什么不舒服的感觉吗?"

患者："没有。"

护士："您先休息一会儿，阿姨您现在感觉怎么样，卧位舒适吗？如果您有什么事可以随时呼叫我，呼叫器放在床旁了，我也会经常来看您的，谢谢您的配合。"

【操作流程】

(一)操作前

1. 护士准备：服装整洁、仪表端庄、洗手、戴口罩。
2. 患者准备：了解皮下注射的目的、注意事项。
3. 环境准备：室温适宜、光线充足、环境安静。
4. 用药准备：注射盘、1 mL 注射器、皮肤消毒剂、砂轮、铺无菌盘、药物、弯盘。

(二)操作中

(1)核对床号、姓名、药名、剂量、浓度、用法、时间、有效期。
(2)向患者解释注射目的，取得患者配合。
(3)再次询问有无药物过敏史。
(4)帮助患者取舒适体位，选择并暴露合适的注射部位。
(5)消毒方法正确，打开安瓿、药瓶方法正确。
(6)抽吸药液的方法正确，无污染、无漏液，剂量准确。
(7)消毒注射部位皮肤，实施注射。
(8)进针角度与皮肤呈30°。
(9)注药前抽无回血后，注药速度适宜。
(10)注射完毕以棉球轻压针刺处，快速拔针。
(11)观察患者用药反应。
(12)皮下注射胰岛素时，告知患者注射后15 min 开始进食。
(13)再次核对。
(14)整理床单位，协助患者取舒适体位。

(三)操作后

(1)用物处理。
(2)洗手、记录。

【注意事项】

(1)尽量避免应用刺激性较强的药物做皮下注射。
(2)选择注射部位应避开炎症、破溃或者有肿块的部位，经常注射者应每次更换注射部位。
(3)皮下注射胰岛素时，告知患者注射后15 min 开始进食，以免因注射时间过长而造成患者低血压。

【观察要点】

(1)关心患者,密切观察并询问患者反应。
(2)观察患者皮下注射部位是否有硬结。

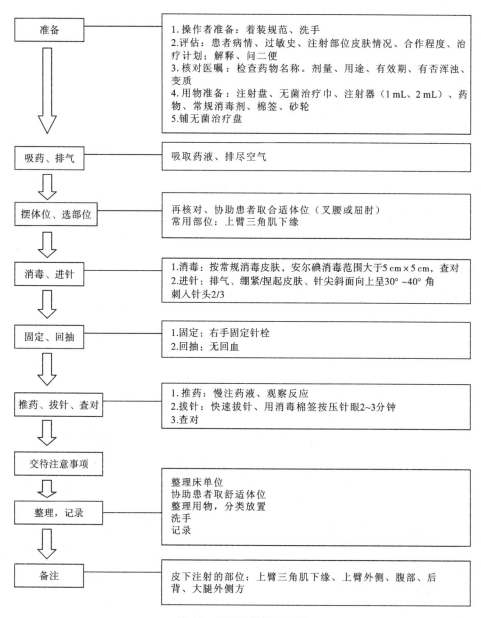

准备	1.操作者准备:着装规范、洗手 2.评估:患者病情、过敏史、注射部位皮肤情况、合作程度、治疗计划;解释、问二便 3.核对医嘱:检查药物名称。剂量、用途、有效期、有否浑浊、变质 4.用物准备:注射盘、无菌治疗巾、注射器(1 mL、2 mL)、药物、常规消毒剂、棉签、砂轮 5.铺无菌治疗盘
吸药、排气	吸取药液、排尽空气
摆体位、选部位	再核对、协助患者取合适体位(叉腰或屈肘) 常用部位:上臂三角肌下缘
消毒、进针	1.消毒:按常规消毒皮肤,安尔碘消毒范围大于5 cm×5 cm,查对 2.进针:排气、绷紧/捏起皮肤、针尖斜面向上呈30°~40°角刺入针头2/3
固定、回抽	1.固定:右手固定针栓 2.回抽:无回血
推药、拔针、查对	1.推药:慢注药液、观察反应 2.拔针:快速拔针、用消毒棉签按压针眼2~3分钟 3.查对
交待注意事项	
整理,记录	整理床单位 协助患者取舒适体位 整理用物,分类放置 洗手 记录
备注	皮下注射的部位:上臂三角肌下缘、上臂外侧、腹部、后背、大腿外侧方

图19 皮下注射操作流程

实训项目十九

肌内注射

【操作目的】

(1)通过肌内注射给予患者实施药物治疗。

(2)不宜或不能作静脉注射,要求比皮下注射更迅速发生疗效时采用的方法。

【操作语言沟通规范】

护士:"您好!我是 36 床的责任护士秦可,遵医嘱要给您用药,需要核对,请您告诉我您的名字。"

患者:"你好,我叫刘丽。"

护士:"36 床刘丽,您现在感觉怎么样?"

患者:"我刚呕吐了一次,就是感到恶心。"

护士:"由于您恶心、呕吐,我要遵医嘱给您注射甲氧氯普胺 10 mg,请您配合我,请让我看一下您注射部位的情况,按这儿疼不疼?现在注射可以吗?我回去准备一下物品,我们一会儿见。"

回到治疗室:准备用物,检查所有用物品是否完好,是否在有效期内。

携所需物品至床旁,核对床头卡,到患者身边。

护士:"您好,请再说一遍您的名字好吗?"

患者:"我叫刘丽。"

护士:"36 床刘丽,我现在要给您肌内注射甲氧氯普胺 10 mg,这种药有治疗恶心、呕吐的作用,请您配合我。现在请您侧卧,下腿屈曲,上腿伸直。这个姿势舒服吗?"

打开污物桶盖,洗手,戴口罩,查药液名称,有效期,药液有无浑浊、沉淀变色,查注射器有效期、有无漏气,检查棉签的有效期或开封日期。

吸药;弹—消—锯—消—取掰瓶器—折,取注射器,试通,持注射器,将针尖斜面向下置入安瓿内的液面下,持活塞柄抽动活塞,吸取药液,排尽空气,将针头垂直向上,轻拉活塞使针头内的药液流入注射器,轻推活塞驱除气体。核对药物。

护士:"刘丽,现在我要给您消毒皮肤,您会感觉有点凉,请不要紧张,稍等一会儿使消毒液干。"

护士:"您是 36 床刘丽对吧?现在要给您肌内注射了,我会动作轻柔,您不会感觉很疼的(一手紧绷局部皮肤,一手持注射器,中指固定针栓,将针头迅速垂直刺入)。现在感觉怎么样？我要开始推药了。"

（抽动活塞，无回血，推药）"甲氧氯普胺的作用是触进胃肠蠕动，缓解恶心、呕吐症状，注射后您不会感觉有什么不适的。"

护士：（拔针，按压）"现在注射完了，您配合得非常好！您感觉怎么样？"

护士："我们再核对一下，36 床刘丽，甲氧氯普胺 10 mg 肌内注射，对吧？药物注射后15~20 min 会发挥作用，您现在有不适的感觉吗？"

患者："没有。"

护士："如果感到有什么不舒服，随时按呼叫器，谢谢您的配合，您先休息吧。"

记录时间、药品名称、剂量、操作者。

【操作流程】

（一）操作前

1. 护士准备：服装整洁、仪表端庄、洗手、戴口罩。
2. 患者准备：了解肌内注射的目的、注意事项。
3. 环境准备：室温适宜、光线充足、环境安静。
4. 用药准备：注射盘、铺无菌盘、注射器、药物、皮肤消毒剂、棉签、砂轮、医嘱单或注射单。

（二）操作中

（1）核对：床号、姓名、药名、剂量、浓度、用法、时间、有效期。
（2）向患者解释注射目的，取得患者配合。
（3）打开安瓿、药瓶方法正确，消毒方法正确。
（4）使用注射器方法正确，针头无感染。
（5）抽吸药液的方法正确，无污染、无漏液，剂量准确。
（6）按照无菌操作原则抽取药液，排尽空气。
（7）帮助患者做好准备，取合适体位，为患者进行遮挡，暴露注射部位。
（8）再次核对床号、姓名，消毒注射部位皮肤。
（9）进针稳、准，角度、深度适宜。
（10）固定针栓，注药前抽回血，注药速度适宜。
（11）推注药液时观察患者反应。
（12）告知患者注射时勿紧张，肌肉放松，使药液顺利进入肌肉组织，利于吸收。
（13）拔针方法正确，针眼按压正确，再次核对床号、姓名。
（14）整理床单位，协助患者取舒适体位。

（三）操作后

（1）用物处理。
（2）洗手、记录。

【注意事项】

(1) 严格执行"三查七对"。

(2) 选择合适的注射部位，避免刺伤神经和血管，无回血时方可注射。

(3) 注射时切勿将针梗全部刺入，以防针梗从根部折断。

(4) 需要两种药物同时注射时，应注意配伍禁忌。

【观察要点】

(1) 密切观察并询问患者反应。

(2) 观察注射部位是否有炎症、硬结、瘢痕；对经常注射的患者，经常更换注射部位。

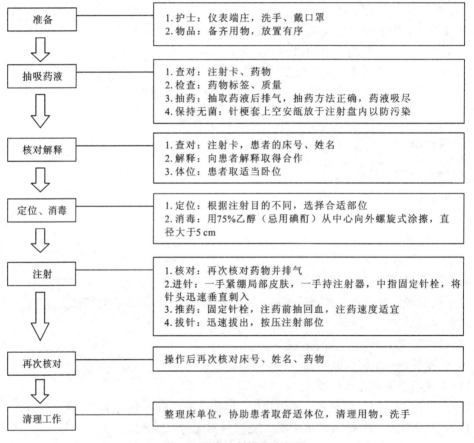

图20　肌内注射操作流程图

实训项目二十

静脉注射

【操作目的】

(1)注入药物,用于不宜口服、皮下或肌内注射,需要迅速发挥药效的药物,尤其是治疗重症患者时。

(2)诊断性检查,自静脉注入药物,如肝、肾、胆囊等 X 线摄片。

(3)静脉营养治疗。

(4)股静脉注射,主要用于急救时加压输液,输血或采集血标本。

【操作语言沟通规范】

护士:"您好!我是 34 床的责任护士,我叫金巍,能告诉我您的名字吗?"

患者:"您好!我叫张娜。"

护士:"啊,34 床张娜,您现在感觉怎么样啊?哪儿不舒服?"

患者:"挺好的啊,就是尿少。"

护士:"根据您的病情及现在的症状,按医嘱需要给您静脉注射呋塞米,它的作用是利尿,能够迅速发挥药效,缓解您现在的症状。您不要担心,我动作会轻柔些。那您想在哪只手进行注射呢?"

患者:"在右手吧。"

护士:"右手是吗?那我能看一下您的血管情况吗?(抬患者的右手)张娜阿姨,您这条血管疼吗?"

患者:"不疼。"

护士:"我看这条血管没有硬结,没有红肿,适合注射,那就在这条血管进行静脉注射好吗?"

患者:"好。"

护士:"那好,阿姨我先回去准备一下用品,如果您想去卫生间,您可以现在去,我去准备用品,一会儿见。"

护士:"34 床张娜阿姨,我现在为您静脉注射呋塞米 20 mg,可以吗?"

患者:"可以。"

护士:"用这个血管,您握拳。(消毒)好了,现在我要为您注射药了,我慢些,不会有疼痛感,您在注射过程中如果有不适的感觉要及时告诉我。(边注射边问)您现在有不适的感觉吗?"

患者:"没有,我多长时间能排尿?"

护士:"10 min 左右就会排尿,您一定要按照医生的指导,低盐饮食,饮水量这两天要控制在 1000 mL 以内,观察 2 天,看看排尿情况,医生会再做治疗的调整。"

患者:"好吧,我会注意。"

护士:"注射完毕,张娜阿姨,您有什么不舒服的感觉吗?"

患者:"没有。"

护士:"过一会儿您就会排尿,将您排的尿量告诉我,您先休息一会儿,阿姨您现在感觉怎么样,卧位舒适吗?如果您有什么事可以随时呼叫我,呼叫器放在床旁了,我也会经常来看您的,谢谢您的配合。"

【操作流程】

(一)操作前

1.护士准备:服装整洁、仪表端庄、洗手、戴口罩。

2.患者准备:了解静脉注射的目的、注意事项。

3.环境准备:室温适宜、光线充足、环境安静。

4.用物准备:注射盘、砂轮、棉垫、棉签、止血带、注射卡、药物、无菌注射器、针头或头皮针头、橡皮胶、皮肤消毒剂、弯盘、铺无菌盘。

(二)操作中

(1)核对注射单和医嘱、查对注射卡和床号、姓名、药名、剂量、浓度、用法、时间、有效期。

(2)正确抽取药液,放入无菌盘。

(3)备注射盘、无菌盘,携至患者床边。

(4)向患者解释注射过程,取得患者配合。

(5)核对床号、姓名、药名、剂量、浓度、用法、时间。

(6)选择静脉,由下而上、由远而近,穿刺部位下铺垫巾。

(7)扎止血带(穿刺点上方 6 cm),嘱患者握拳。

(8)消毒皮肤,螺旋式由内至外,直径 5 cm 以上。

(9)再次核对,排尽空气。

(10)进针:左手拇指绷紧静脉下端皮肤,右手持注射器,示指固定针栓,针头斜面向上与皮肤呈 20°角自静脉上方或侧方刺入皮下,再沿静脉走向潜行刺入静脉。

(11)推药:见回血后再平推进 0.2 cm 松开止血带,同时嘱患者松拳,左手推动活塞,缓慢注药。

(12)拔针:注射毕,用干棉签按压针眼,迅速拔针并继续挤压片刻,直到不出血为止。

(13)操作后再次核对床号、姓名、药物。

(14)观察患者反应,签名。

(三)操作后

(1)用物处理。

(2)洗手、记录。

【注意事项】

1. 一般患者静脉穿刺要点

(1)对长期静脉用药的患者,为保护血管,应有计划地以从远心端向近心端移位的顺序更换注射部位。

(2)注射对组织有强烈刺激的药物,应另备抽有0.9%氯化钠溶液的注射器和头皮针,穿刺成功后,先注入少量0.9%氯化钠溶液,证实针头在静脉内后,再换上抽有药液的注射器进行推药,以防药液注入血管外而致组织坏死。

(3)静脉穿刺或推注药物的过程中,一旦出现局部疼痛、肿胀、抽吸无回血,应立即停止,拔出针头、按压局部,另选静脉注射。

(4)根据患者的年龄、病情及药物性质,掌握注入药物的速度,并随时听取患者的主诉,观察注射局部及病情变化。

(5)有出血倾向者不宜采用股静脉注射;进针后如抽出鲜红色血液,提示针头刺入股动脉,应立即拔出针头,用无菌纱布加压按压穿刺处5~10分钟,确认无出血后,再在另一侧股静脉穿刺。

2. 特殊患者静脉穿刺要点

(1)肥胖患者:肥胖者皮下脂肪较厚、静脉较深、不明显,但较易固定。穿刺时,触摸血管走向后,可从静脉上方进针,进针角度稍加大(30°~40°)。

(2)消瘦患者:皮下脂肪少、静脉易滑动,但静脉较明显。穿刺时,固定静脉,从静脉正面或侧面刺入。

3)水肿患者:可沿静脉解剖位置,用手按揉局部,以暂时驱散皮下水分,使静脉充分显露后再行穿刺。

(4)脱水患者:静脉萎陷,充盈不良,可做局部热敷、按摩,待血管扩张显露后再穿刺。

5)老年患者:老年人皮肤松弛,皮下脂肪较少,静脉多硬化,脆性较大,血管易滑动,针头难以刺入,且易刺破血管壁。可用手指固定穿刺点静脉上下两端,然后在静脉上方直接穿刺。

3. 静脉注射失败的常见原因

(1)针头刺入过浅,未刺入静脉内:刺入过浅,或因静脉滑动,针头未刺入静脉内。表现为抽吸无回血,推注药液局部隆起,有疼痛感。

(2)针尖斜面未完全刺入静脉:针尖斜面部分在皮下,部分在静脉内。表现为抽吸虽有回血,但推药液可有局部隆起,有疼痛感。

(3)针头刺入较深,刺破对侧血管壁:针尖斜面部分在静脉内,部分在静脉外。表现为抽吸有回血,推注少量药液局部可无隆起,但因部分药液注入静脉外,患者有疼痛感。

(4)针头刺入过深,穿透对侧血管壁:针头刺入过深,穿透下面血管壁。表现为抽吸无回血，药液注入深层组织，有疼痛感。

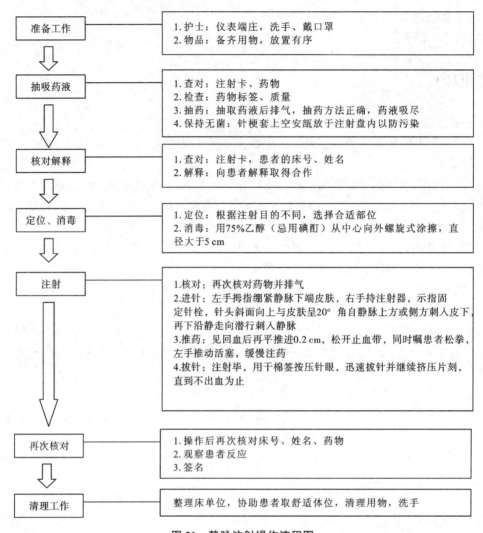

图 21　静脉注射操作流程图

实训项目二十一

静脉输液

【操作目的】

(1)补充水分及电解质,纠正水、电解质和酸碱平衡失调。常用于脱水,酸碱代谢紊乱等患者。

(2)补充营养,供给热能,促进组织修复,获得正氮平衡。常用于慢性消耗性疾病,胃肠道吸收障碍及不能由口进食如昏迷、口腔疾患等患者。

(3)输入药物,控制感染,治疗疾病。常用于中毒、各种感染、脑及组织水肿,以及各种需经静脉输入药物的治疗。

(4)增加血容量,维持血压,改善微循环。用于严重烧伤、大出血、休克等患者的抢救。

【操作语言沟通规范】

1. 评估

护士:(看床头卡)"阿姨,您好!您吃饭了吗?"

患者:"吃过了。"

护士:"阿姨,能把您的名字告诉我吗?"

患者:"您好!我叫玛丽。"

护士:"1 床玛丽对吗?我是您的责任护士孙微,刚刚您感觉胸闷,现在怎么样?还觉得胸闷吗?一会儿遵医嘱我要给您进行静脉输液,输的药是 5% 葡萄糖注射液 250 mL+硝酸甘油 5mg,以缓解您现在的症状,您看可以吗?"

患者:"可以,用上胸闷会好吗?"

护士:"会的,可以扩张您心脏的血管,改善心肌供血,症状就会好转的。您是希望用普通的静脉输液针,还是想用像 2 床阿姨那样的静脉留置针?想用普通的是吗?那您想在哪只手进行输液呢?右手是吗?那我看一下您的血管好吗?(抬患者的手)阿姨,我看这条血管没有硬结,没有红肿,适合输液,您这条血管疼吗?"

患者:"不疼。"

护士:"那就在这条血管进行静脉穿刺好吗?"

患者:"好!"

护士:"那好,阿姨我先回去准备用品,如果您想去卫生间,您可以现在去,我们一会儿见。"

2.操作

护士:(推车到床头)"阿姨,我刚才来过的,您刚才去卫生间了吗?(看床头卡)您再告诉我一下您的名字好吗?"

患者:"玛丽。"

护士:"1 床玛丽对吗?"

患者:"对。"

护士:"那我现在就准备给您进行静脉输液可以吗?您现在的卧位舒适吗?"

患者:"舒适。"

调输液架,将输液挂在输液架上。

穿刺过程:

护士:"1 床玛丽对吗?现在我们来扎上止血带,消毒,请您握拳,好了,可以松拳了。"(穿刺结束摘口罩后)

"1 床玛丽对吗?现在液体已经给您输上了,您感觉怎么样?有什么不适吗?"(看一下输液部位)

患者:"没有。"

护士:(盖被)"现在我给您输液的滴数已经调好了,每分钟 10 滴,请您不要去调节它,活动的时候也要注意,呼叫器我就放在您的枕边了,如果您输液的过程中有什么不适,您就按呼叫器叫我,我很快就会赶过来的,我也会随时来看您的,谢谢您的配合!"

看床头卡出门时说:"阿姨,您先休息吧,有什么事随时叫我。"

【操作流程】

(一)操作前

1.护士准备:服装整洁、仪表端庄、洗手、戴口罩。

2.患者准备:了解静脉输液的目的、注意事项。

3.环境准备:室温适宜、光线充足、环境安静。

4.用物准备:注射盘、砂轮、棉垫、棉签、止血带、注射卡、药物、无菌注射器、针头或头皮针头、橡皮胶、皮肤消毒剂、弯盘、铺无菌盘。

(二)操作中

(1)核对注射单和医嘱、查对输液卡和床号、姓名、药名、剂量、浓度、用法、时间、有效期。

(2)正确抽取药液,放入无菌盘。

(3)备注射盘、无菌盘,携至患者床边。

(4)向患者解释注射过程,取得患者配合。

(5)核对床号、姓名、药名、剂量、浓度、用法、时间。

(6)选择静脉,由下而上、由远而近,穿刺部位下铺垫巾。

(7)扎止血带(穿刺点上方 6 cm),嘱患者握拳。

（8）消毒皮肤，螺旋式由内至外，直径 5 cm 以上。

（9）再次核对，排尽空气。

（10）穿刺：一手绷紧皮肤，另一手持针，穿刺见回血后，酌情进针少许。松开止血带，嘱患者松拳，打开调节器，观察液体输入通畅，患者无不适，固定。

（11）调速：据病情调滴数，查对填输液卡。

（12）观察患者反应。

（13）整理：协助患者取合适卧位，整理床单元，交待注意事项，清理用物。

（14）换液体：消毒瓶塞，拔出第一瓶内的针头，插入第二瓶内，必要时调节滴速。观察输液通畅后，填写输液卡，交待注意事项。

（15）拔针：核查输液完毕，撤去胶布，关闭调节器，拔出针头，棉签按压破血管点。核查，并观察患者反应，协助患者取舒适卧位，整理床单元，必要时记录，清理用物。

（三）操作后

（1）用物处理。
（2）洗手、记录。

【注意事项】

（1）严格执行查对制度及无菌操作原则。

（2）穿刺静脉的选择应粗直、弹性好、相对固定，避开关节和静脉瓣。如需长期输液者，注意保护和合理使用静脉，一般从远端小静脉开始，交替使用。

（3）注意药物配伍禁忌。根据用药原则、患者的病情及药物性质，遵医嘱，有计划地、合理地安排药物输入顺序，尽快达到治疗效果。

（4）确保针头在血管内方可输入药液，以免造成组织损害，增加患者痛苦。

（5）根据病情、年龄、药物性质调节输液速度。一般成人 40~60 滴/分钟，儿童 20~40 滴/分钟，对年老体弱，婴幼儿，心、肺、肾功能不良者及输注刺激性较强的药物时速度宜慢；对严重脱水、血容量不足、心肺功能良好者输液速度适当加快。

（6）输液过程中加强巡视，耐心听取患者主诉，严密观察患者全身及局部反应，及时处理输液故障和输液反应。

（7）连续输液 24 h 以上者，须每日更换输液器或输液瓶。

（8）输液前要注意排尽输液管及针头内的空气，输液过程中要及时更换输液瓶，输液毕要及时拔针，严防造成空气栓塞。

（9）保证安全输液：严格检查药液，使用一次性输液用具，采用密闭式输液，并在输液过程中加强监护。

【观察要点】

观察用药反应。

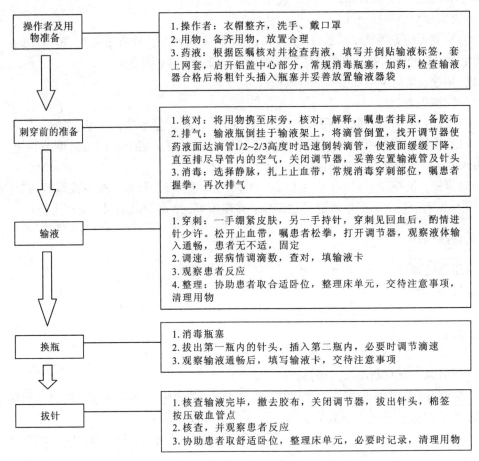

操作者及用物准备
1. 操作者：衣帽整齐，洗手、戴口罩
2. 用物：备齐用物，放置合理
3. 药液：根据医嘱核对并检查药液，填写并倒贴输液标签，套上网套，启开铝盖中心部分，常规消毒瓶塞，加药，检查输液器合格后将粗针头插入瓶塞并妥善放置输液器袋

刺穿前的准备
1. 核对：将用物携至床旁，核对，解释，嘱患者排尿，备胶布
2. 排气：输液瓶倒挂于输液架上，将滴管倒置，找开调节器使药液面达滴管1/2~2/3高度时迅速倒转滴管，使液面缓缓下降，直至排尽导管内的空气，关闭调节器，妥善安置输液管及针头
3. 消毒：选择静脉，扎上止血带，常规消毒穿刺部位，嘱患者握拳，再次排气

输液
1. 穿刺：一手绷紧皮肤，另一手持针，穿刺见回血后，酌情进针少许。松开止血带，嘱患者松拳，打开调节器，观察液体输入通畅，患者无不适，固定
2. 调速：据病情调滴数，查对，填输液卡
3. 观察患者反应
4. 整理：协助患者取合适卧位，整理床单元，交待注意事项，清理用物

换瓶
1. 消毒瓶塞
2. 拔出第一瓶内的针头，插入第二瓶内，必要时调节滴速
3. 观察输液通畅后，填写输液卡，交待注意事项

拔针
1. 核查输液完毕，撤去胶布，关闭调节器，拔出针头，棉签按压破血管点
2. 核查，并观察患者反应
3. 协助患者取舒适卧位，整理床单元，必要时记录，清理用物

图 22　静脉输液操作流程图

实训项目二十二

静脉留置针输液法

【操作目的】

(1)正确实施医嘱，给患者实施治疗。

(2)保护静脉，避免反复多次穿刺给患者带来的痛苦及血管损伤。

(3)保持静脉通畅，便于抢救和治疗。

【操作语言沟通规范】

护士："阿姨，您吃饭了吗？阿姨能把您的名字告诉我吗？"

患者："吃过了，我的名字叫玛丽。"

护士："ICU-1床玛丽对吗？"

患者："对。"

护士："我是您的责任护士孙薇，您现在感觉怎么样？还觉得胸闷吗？一会儿遵医嘱我要给您进行静脉输液，输的药是5%葡糖糖注射液250 mL+硝酸甘油5 mg，它可以缓解您现在的症状，您看可以吗？"

患者："可以。"

护士："那好，您是希望用普通的静脉输液针，还是想用静脉留置针呢？"

"静脉留置针是将一个硅胶软管植入到您的血管内，保留3~5天，这样您活动时比较方便，还不用每天进行静脉穿刺，就像2床阿姨那样，您看您是使用哪种呢？"

患者："留置针。"

护士："那您想在哪只手进行输液呢？右手是吗？那我能看一下您的血管吗？（抬患者的手）阿姨，我看这条血管没有硬结，没有红肿，适合留置针输液，您这条血管疼吗？"

患者："不疼。"

护士："那就在这条血管置留置针了，好吗？"

患者："好。"

护士："那好，阿姨我先回去准备一下用品，如果您想去卫生间，您可以现在去，我们一会儿见。"

护士再次回到病房。

护士：（推车到床头）"阿姨，我刚才来过的，您刚才去卫生间了吗？（看床头卡）那您能再告诉我一下您的名字吗？"

患者："玛丽。"

护士："1 床玛丽对吗?"

患者："对。"

护士："那我现在就准备给您进行静脉输液,可以吗? 您现在的卧位舒适吗?"

患者："舒适。"

调输液架。

穿刺结束,护士摘口罩后。

护士："1 床玛丽对吗? 现在液体已经给您输上了,您感觉怎么样? 有什么不适吗?"(看一下输液部位)

患者："没有。"

护士:(盖被)"那现在我给您输液的滴数已经调好了,每分钟 10 滴,请您不要去调节它,穿刺部位的透明贴请尽量不要弄湿,留置针的手臂不要拿取过重的物品,也尽量避免手臂长时间下垂,以避免由于重力作用造成回血堵塞导管。呼叫器我就放在您的枕边了,如果您输液的过程中有什么不适,您就按呼叫器叫我,我很快就会赶到的,我也会随时来看您的,谢谢您的配合(看床头卡)。"

护士："阿姨,您先休息吧,有什么事随时叫我(封管)。"

拔针时:

护士:(推车进病房)"阿姨现在感觉怎么样? (看床头卡)能把您的名字告诉我吗?"

患者："玛丽。"

护士："1 床玛丽对吗? 阿姨现在您的输液已经结束了,我要进行封管可以吗?"

患者："可以。"

护士："那您现在的卧位舒适吗?"

患者："舒适。"

封管后:

护士："1 床玛丽对吗? 阿姨,现在管已经给您封完了,您感觉怎么样?"

患者："挺好。"

护士帮助盖好被。摘口罩后:"玛丽阿姨,穿刺部位的透明贴请尽量不要弄湿,留置针的手臂不要拿取过重的物品,也尽量避免手臂长时间的下垂,以免由于重力作用造成回血堵塞导管,呼叫器我就放在您的枕边了,如果您有什么不适就随时叫我,我很快就会赶到的,我也会随时来看您的,谢谢您的配合(看床头卡)。阿姨,您先休息吧!"

【操作流程】

(一)操作前

1.护士准备:服装整洁、仪表端庄、洗手、戴口罩。

2.患者准备:了解静脉输液的目的、注意事项。

3.环境准备:室温适宜、光线充足、环境安静。

4.用物准备:治疗盘、输液药物、留置针、输液器、透明敷贴、注射器、瓶口贴、压脉带、棉签、安尔碘、75%乙醇、封管备 125 u/mL 肝素钠溶液或 0.9%氯化钠注射液、无菌弯盘、胶布、消毒砂轮、排液碗、污物缸、手消毒液、护理记录单、锐器盒、优氯净小桶、垃圾桶、治疗车。

（二）操作中

（1）核对注射单和医嘱、查对输液卡和床号、姓名、药名、剂量、浓度、用法、时间、有效期。

（2）正确抽取药液，放入无菌盘。

（3）备注射盘、无菌盘，携至患者床边。

（4）向患者解释注射过程，取得患者配合。

（5）核对床号、姓名、药名、剂量、浓度、用法、时间。

（6）暴露穿刺部位，手消毒，核对。药液挂于输液架，排气于针头。

（7）检查留置针（有效期、型号），暴露肝素帽，插入头皮针少许，开调节夹使液体充满整个肝素帽后插入全部针头，排气后挂于输液器上。

（8）扎止血带（穿刺点上方 10 cm 处），手消毒，用安尔碘消毒一次（直径>8 cm），待干。

（9）检查，撕开透明膜，半放于治疗盘内。

（10）再次核对药物，姓名，排气，去针套，松套管。

（11）进针（角度 15°~20°），见回血退少许针芯，送入全部针管，左手接着退出针芯，"三松"，贴膜（先固定针的位置向下压，不留空气），手消毒，注明穿刺日期、时间、操作者（贴于贴膜下缘），撕胶布，固定头皮针（2 条胶布头皮针、留置针）。

（12）手消毒，调节滴数，记录，挂输液单于架上，整理床单元，告知宣教，再次核对，手消毒后回治疗室，处置用物，洗手脱口罩，记录时间。

（13）每小时巡视：核对，询问主诉，观察是否通畅，观察滴速，局部有无渗血、红肿及全身反应，记录巡视时间，责任者。

（14）封管：输液完毕，洗手，戴口罩，检查、取出弯盘，两层包布一起打开（在有效期内），检查封管液体（125 u/ml 的肝素液或 0.9%氯化钠溶液），75%乙醇消毒，取注射器，针帽放小弯盘内，抽 5 mL 封管液，套针帽放入弯盘，贴瓶口贴，注明日期。携用物至床旁，床尾核对解释，关闭调节夹与小夹子，撕胶布，拔出头皮针放锐器盒，取下液体及输液器放于治疗车下层→手消毒→取酒精棉球消毒肝素帽（消毒时稍用力，时间 10~15 s）→封管→脉冲式（推一下，停一下）推至剩余 1 mL 时夹闭小夹（盐水 2~3 mL，肝素 1 mL），边退边推正压封管→U 型固定（肝素帽位置高于穿刺点）→告知注意事项（穿脱衣时避免将针头带出；洗手时避免潮湿；出现红、肿、痛时及时告知；敷贴卷边告知）→手消毒→记录（输液完时间，封管时间，封管液名称）→回治疗室整理用物→洗手。

（15）再次输液时：（按医嘱、按输液程序备药）携用物（液体，输液单）到病房核对姓名→挂液排气→撕开胶布，检查局部有无红肿、渗漏，按压有无硬结，听主诉→备一条胶布→手消毒→75%酒精消毒肝素帽（停留 15s）→核对姓名，再次排气→插入头皮针→打开小夹子→检查回血，确认在静脉内→打开调节夹→按输液流程完成输液→固定头皮针柄→核对整理床单元→手消毒，调节滴速，记录。

（16）拔留置针：输液完毕，核对姓名→查看留置针是否有渗血、渗液，告知拔除→关闭调节器(小夹子)→撕开胶布,0°角平撕开透明膜→手消毒→取干棉签竖压穿刺点上方,拔针,嘱患者按压 5~10 min→分离头皮针,将头皮针和留置针放入锐器盒,取下输液装置放于车下→无出血后活动穿刺肢体,观察有无不适→取舒适体位,整理床单元→移回输液架→手消毒,记录(拔针时间)→回治疗室处理用物→洗手脱口罩。

(三)操作后

(1)用物处理。

(2)洗手、记录。

【注意事项】

(1)严格执行无菌操作及查对制度。

(2)选择血管应由远心到近心端,根据药物性质、量,选择合适的血管。

(3)不宜选择的穿刺部位:关节处、静脉变硬处、已有输液渗漏、静脉炎以及发生血肿处、有静脉曲张影响血液循环的部位、手术同侧肢体及患肢静脉,不可在同一部位反复进行穿刺。

(4)穿刺时,针尖斜面朝上,与皮肤呈 15°~20°角;进针速度要慢,以免刺破静脉后壁,穿刺的同时要注意观察回血。

(5)掌握输液速度,一般成人为 40~60 滴/分,小儿为 20~40 滴/分,对严重脱水、休克患者可加快速度,对有心、肾疾患,老年、小儿患者输液速度要慢,遵医嘱调节速度。

(6)对昏迷、小儿等不合作患者应选用易固定部位的静脉,并用夹板固定肢体。根据病情安排输液。

(7)注意观察输液反应,如有发冷、寒战、皮疹、胸闷等反应立即减速或停止输液并查找原因。

(8)输液过程中应按时巡视,注意观察液体是否通畅。针头有无脱出、阻塞、移位。当发现注射部位肿胀、漏液时,需及时处理或更换注射部位。

(9)24 小时连续输液时,需每日更换输液器。

(10)更换透明膜后要记录当时穿刺的时间。

(11)静脉留置针一般留 3-5 天,最好≤7 天。及时做好记录。

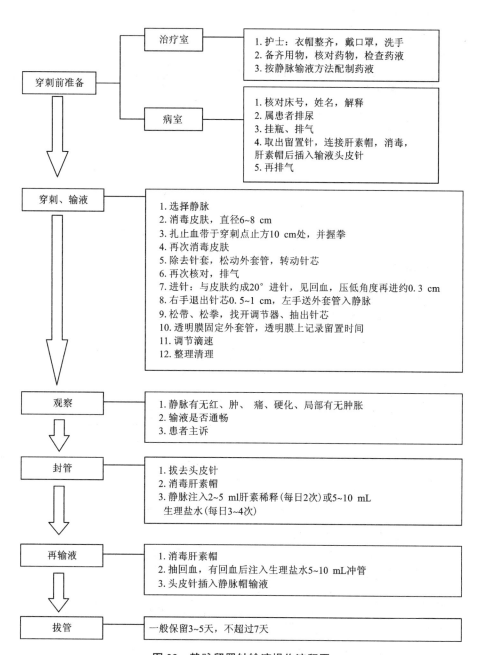

图 23 静脉留置针输液操作流程图

开始输液：

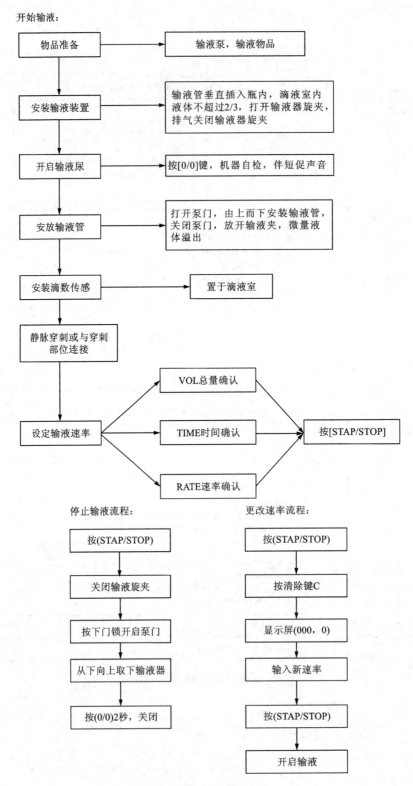

图 24　输液泵操作流程

当输液泵出现各种报警情况时，按消音键可消除报警声音两分钟。然后寻找原因，消除故障，重新启动输液。

表1　报警原因及纠正方法

报警显示	可能的原因	纠正的方法
Pressure alam （压力报警）	输液管旋夹关闭？ 输液管有压折吗？ 患者静脉通路阻塞？	打开旋夹 使管路通畅 恢复静脉通路畅通
Air alam （空气报警）	在管路系统中有空气？	请在准备输液时，将管路系统中的气泡完全排出。 报警后请重新排气和调整在滴液室内的液面
Preselect volume （未设定预置总量报警）	未设定输液总量？	设定输液总量
Invalid rate （未设定速率报警）	未设定速率？	请重新设定速率
KORend （液体输完前预置报警）	输液瓶已空？	更换新的输液瓶
Recall alam （暂停结束报警）	在暂停结束后报警？	用特殊功能键［SM］调至"Standby"，按［ON］键后，清除暂停时间以结束暂停或重新设定时间以处长暂停
Pump door open （泵门打开报警）	泵门找开？	关闭泵门
Battery pre-alam （蓄电池预报警）	蓄电池电量将耗尽？ （蓄电池容量被用完前三十分钟开始报警）	连接主电源
Battery alam （蓄电池报警）	蓄电池没电？	连接主电源

实训项目二十三

冰袋使用

【操作目的】

降温、止血、镇痛、消炎；头部降温，预防脑水肿。

【操作语言沟通规范】

1. 来到患者床前，进行核对解释

护士："7 床郝女士，您好！您现在感觉怎么样？还有畏寒发冷的感觉吗？"

患者："不冷了，现在我感觉浑身发热酸疼。"

护士："您现在的体温显示为 39.5℃，我遵医嘱为您使用冰袋做物理降温好吗？"

患者："好的。"

护士："我现在去准备物品，您稍等。"

2. 准备冰袋

检查：挤压冰袋，看是否有破损；加套；用布套包裹冰袋。

3. 放置，告知患者

护士："我要为您放置 3 个冰袋，请您看一下这个是我们要使用的冰袋，分别放在您的额头和双侧腋窝，放置时会有冰凉的感觉，请您不要紧张，配合我好吗？"

患者："好的。"

护士："请先抬起左侧手臂我看一下，您局部皮肤完好，现在我要把冰袋放上了。"

放上冰袋同时询问：

护士："感觉怎么样？是不是有点凉？"

患者："是的。"

护士："接下来请您抬起右侧手臂，您局部皮肤完好，我为您放置冰袋。"

患者："好的。"

护士："最后我要把这个冰袋放置在您额头，好的，放好了。冰袋放置需要 20 min，这期间我会随时观察您的情况，请您及时告诉我好吗？"

患者："感觉挺舒服的。"

护士："您现在发热，特别喜欢凉些，您现在的体位舒适吗？"

患者："舒适。"

护士："您现在还有什么需要吗？"

患者："没有了。"

护士："谢谢您的配合,您休息一会儿。"

4.随时观察反应

5.20 min 后来到患者床旁

护士："怎么样? 感觉好点吗? 时间到了我来为您取下冰袋可以吗?"

患者："好的。"

护士："我们穿好衣服,盖被保暖,您喝杯温水,好好休息一下,30 min 后我来为您重新测量体温。"

6.30 min 后测量体温示 37.8℃

护士："您现在的体温是 37.8℃,请您多饮水,注意保暖,有事情按呼叫器,我也会经常来看您,再见。"

【操作流程】

(一)操作前

1.护士准备:服装整洁、仪表端庄、洗手、戴口罩。

2.患者准备:了解冰袋冰帽使用的目的、注意事项。

3.环境准备:室温适宜、光线充足、环境安静。

4.用物准备:冰袋(帽)、布套、小冰块、毛巾、橡皮筋。

(二)操作中

(1)核对床号,姓名。

(2)解释操作过程,取得患者合作。

(3)备冰,装袋(帽),将小冰块装入冰袋 1/2~2/3。

(4)排尽空气,扎紧袋口。

(5)检查,抹干,倒提,检查有无漏水,加套。

(6)协助患者取合适体位。

(7)根据病情放置位置:高热——前额,头顶部,体表大血管(颈部、腋窝、腹股沟);扁桃体摘除——颈前颌下;预防脑水肿使用冰帽。

(8)时间:不超过 30 min。

(9)观察冰袋有无漏水、病情及体温变化、局部皮肤情况。

(10)如降温冰袋使用后 30 min 需测体温。

(11)撤掉冰袋。

(12)冰袋用后倒空冰水,倒挂晾干,吹入少量空气,扎紧袋口,备用。

(13)协助患者取舒适卧位。

(14)整理床单位。

(三) 操作后

(1) 用物处理。
(2) 洗手、记录。

【注意事项】

(1) 冰敷禁忌部位: 枕后、胸前、腹部、足底、阴囊、耳廓。
(2) 治疗时间不超过 30 min, 如降温冰袋使用后 30 min 需测体温。
(3) 使用冰帽, 维持肛温 33℃ 左右, 不低于 30℃。

【观察要点】

(1) 观察冰袋(帽)有无漏水。
(2) 病情及体温变化。
(3) 遇局部皮肤苍白、青紫或有麻木感时须立即停止使用。

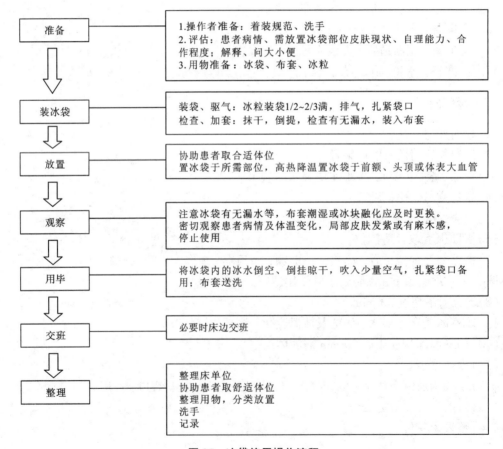

图 25 冰袋使用操作流程

实训项目二十四

热水袋使用

【操作目的】

保暖、解痉、镇痛、舒适。

【操作语言沟通规范】

1. 来到患者床前，进行核对解释

护士："7 床郝女士，您好！您现在感觉怎么样？"

患者："现在我感觉浑身畏寒发冷。"

护士："您现在的体温显示为 35.5℃，我遵医嘱为您使用热水袋保暖好吗？"

患者："好的。"

护士："我现在去准备物品，您稍等。"

2. 准备热水袋

检查：挤压热水袋，看是否有破损；加套；用布套包裹热水袋。

3. 放置，告知患者

护士："我要为您放置 3 个热水袋，请您看一下，这个是我们要使用毛巾包裹的热水袋，分别放在您的足部和前胸背部，放置时会有热的感觉，请您不要紧张，配合我好吗？"

患者："好的。"

护士：放上热水袋同时询问："感觉怎么样？是不是有点温热？"

患者："是的。"

护士："放好了。热水袋放置需要 30 min，这期间我会随时观察您的情况请您及时告诉我好吗？"

患者："感觉挺舒服的。"

护士："您现在还有什么需要吗？"

患者："没有了。"

护士："谢谢您的配合，您休息一会儿。"

4. 随时观察反应

5. 30 min 后来到患者床旁

护士："怎么样？感觉好点吗？时间到了，我来为您取下热水袋可以吗？"

患者："好的。"

护士:"我协助您穿好衣服,盖被保暖,您喝杯温水,好好休息一下,30 min 后我来为您重新测量体温。"

6. 30 min 后测量体温示 36. 8℃

护士:"您现在的体温是 36. 8℃,请您多饮水,注意保暖,有事情按呼叫器,我也会经常来看您,再见。"

【操作流程】

(一)操作前

1. 护士准备:服装整洁、仪表端庄、洗手、戴口罩。
2. 患者准备:了解留置导尿的目的、注意事项。
3. 环境准备:室温适宜、光线充足、环境安静。
4. 用物准备:热水袋,水温计,布套,热水,冷水,毛巾。

(二)操作中

(1)核对床号,姓名。

(2)测量、调节水温(60℃~70℃),昏迷患者、老人、婴幼儿、麻醉未清醒等患者水温低于50℃。

(3)热水袋灌水 1/2~2/3,驱气。

(4)检查有无漏水,加套。

(5)协助患者取合适体位。

(6)用毛巾包裹或置于两层毛毯之间。

(7)放置正确部位。

(8)用于治疗不超过 30 min。

(9)不要压身体下,袋口朝身体外。

(10)询问患者对热水袋使用有无不适感觉。

(11)巡回观察热水袋有无漏水、出现皮肤潮红、疼痛即停止使用。

(12)协助患者取合适体位。

(13)整理床单位。

(14)热水袋倒空、晾干。

(三)操作后

(1)用物处理。

(2)洗手、记录。

【注意事项】

(1)经常检查热水袋有无破损、是否配套。

（2）热敷禁忌证：急腹症诊断未明者，面部危险三角区化脓感染早期，新鲜软组织血肿，各种脏器内出血。

（3）特殊患者防止烫伤，用于保暖，可持续使用并及时更换热水。

【观察要点】

（1）加强巡视，观察热水袋有无漏水。

（2）定期检查局部皮肤，必要时床边交接班。

实训项目二十五
酒精擦浴

【操作目的】

高热降温，蒸发散热。

【操作语言沟通规范】

1. 来到患者床前，进行核对解释

护士："1 床黄欣女士，您好！您现在感觉怎么样？还有畏寒发冷的感觉吗？"

患者："不冷了，现在我感觉浑身发热酸疼。"

护士："您现在的体温显示为 39℃，我遵医嘱为您使用酒精擦浴做物理降温好吗？"

患者："好的。"

护士："我现在去准备物品，您稍等。"

2. 准备

酒精(27℃~37℃，25%~35%)、冰袋、热水袋。检查：挤压冰袋，看是否有破损；加套；用布套包裹冰袋、热水袋。

3. 放置冰袋、热水袋，告知患者

护士："我要为您放置冰袋和热水袋，请您看一下这个是我们要使用的冰袋和热水袋，分别在您的额头放置冰袋和足底放置热水袋，放置时会有冰凉的感觉，请您不要紧张，配合我好吗？"

患者："好的。"

护士："我把大毛巾垫擦浴部位下。"擦浴顺序：①两上肢：颈外侧、上臂外侧、手背；侧胸、腋窝、上臂内侧、手背；②背腰部自颈下至背、臀部；③两下肢：髂骨、下肢外侧、足背；腹股沟、下肢内侧、内踝；臀下、大腿后侧、腘窝、足跟；擦至腋窝、肘窝、腹股沟、腘窝等体表大血管处稍用力，并延长时间，以促进散热；每侧部位 3 min(<20 min)。

"请先抬起左侧手臂我看一下，您局部皮肤完好，现在我要开始擦浴了。"

擦浴同时询问：

护士："感觉怎么样？是不是有点凉？"

患者："是的。"

护士："这期间我会随时观察您的情况，请您及时告诉我好吗？"

患者："感觉挺舒服的。"

护士："您现在发热,特别喜欢凉些,您现在的体位舒适吗?"

患者："舒适。"

护士："您现在还有什么需要吗?"

患者："没有了。"

护士："谢谢您的配合,您休息一会儿。"

4.擦浴后

护士："我们穿好衣服,盖被保暖,您喝杯温水,好好休息一下,30 min 后我来为您重新测量体温。"

5.30 min 后测量体温示 37.8℃

护士："您现在的体温是 37.8℃,请您多饮水,注意保暖,有事情按呼叫器,我也会经常来看您,再见。"

【操作流程】

(一)操作前

1.护士准备:服装整洁、仪表端庄、洗手、戴口罩。

2.患者准备:了解酒精擦浴的目的、注意事项。

3.环境准备:室温适宜、光线充足、环境安静。

4.用物准备:酒精(27℃~37℃,25%~35%)、大小毛巾、冰袋和热水袋加套、清洁衣裤、便器、屏风。

(二)操作中

(1)核对床号,姓名。

(2)解释操作过程,取得患者合作。

(3)关门窗或用屏风遮挡。

(4)松床尾,脱衣。

(5)按需给予便器,协助患者排便。

(6)冰袋置头部,热水袋置足底。

(7)擦浴温度 27℃~37℃,酒精浓度 25%~35%。

(8)擦浴方法:大毛巾垫擦浴部位下,将浸有酒精的小毛巾挤至半干,缠成手套状,离心方向拍拭,最后大毛巾擦干。

(9)擦浴顺序:①两上肢:颈外侧、上臂外侧、手背;侧胸、腋窝、上臂内侧、手背;②背腰部自颈下至背、臀部;③两下肢:髂骨、下肢外侧、足背;腹股沟、下肢内侧、内踝;臀下、大腿后侧、腘窝、足跟。

(10)擦至腋窝、肘窝、腹股沟、腘窝等体表大血管处稍用力,并延长时间,以促进散热。

(11)时间:每侧部位 3 min(<20 min)。

(12)观察:寒颤、面色苍白、脉搏异常、呼吸异常。

(13)浴毕,取下热水袋。

（14）协助患者更换衣裤，取舒适卧位，整理床单位。

(三) 操作后

（1）用物处理。
（2）洗手、记录。

【注意事项】

（1）擦浴禁忌部位：胸前区、敷布、后颈、足底。
（2）酒精擦浴禁用于新生儿及血液病患者。
（3）擦浴时，以拍拭（轻拍）方式进行，避免摩擦式，因摩擦易生热。

【观察要点】

（1）观察有无寒颤、面色苍白、脉搏、呼吸异常。
（2）观察局部皮肤情况及患者反应，拭浴后 30 min 测量体温并记录。

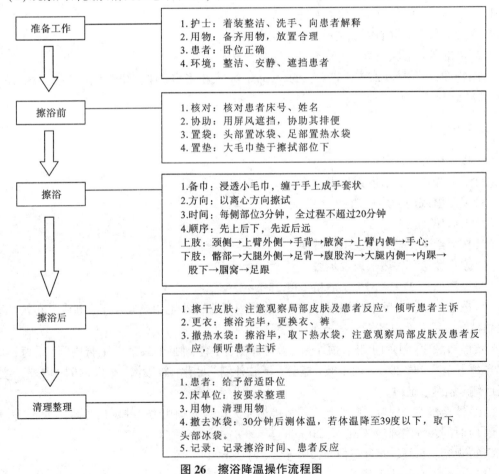

图 26　擦浴降温操作流程图

鼻导管吸氧

【操作目的】

（1）提高血氧含量及动脉血氧饱和度。

（2）纠正机体缺氧。

【操作语言沟通规范】

1. 操作前对患者的评估

护士："叔叔，您好！我是 34 床的责任护士李莉，能告诉我您的名字吗？"

患者："我叫王成。"

护士："34 床王成叔叔，您现在感觉怎么样？"

患者："感到胸闷，不舒服。"

护士："您的呼吸也很快，您往上坐一些，半卧位会使您舒服一些，根据您的情况，医嘱要为您进行吸氧。您以前用吸氧导管吸过氧吗？"

患者："我没有用吸氧导管吸过氧气。"

护士："鼻子有问题吗？我要将吸氧导管插到鼻子的前部。"

患者："鼻子没有问题。"

护士："吸氧是一项简单的操作，可以直接改善您的缺氧状况，您不会有什么痛苦，所以不用紧张。您还有什么问题吗？"

患者："没有。"

护士："那好，我现在回去准备一下用品，如果您想去卫生间，现在可以去，我们一会儿见。"

2. 为患者吸氧

护士："34 床王成，对吗？现在我要给您吸氧，您去过卫生间了吗？"

患者："去过了。"

护士："您还有什么需要吗？"

患者："没有了。"

护士："那好，现在请您躺好（适当调整床头），这样您舒服吗？"

患者："可以。"

护士："王叔叔，我现在给您擦擦鼻腔，将这个导管放在您的鼻子上，感觉吸氧管松紧合适吗?"

患者:"可以。"

护士:"34 床王成,对吗? 氧气已经给您吸上了,现在感觉如何?"

患者:"不错。"

护士:"带上吸氧管后您不要紧张,不要有什么负担,呼吸时尽量用鼻子深吸气,用嘴慢慢呼气,这样也有助于改善您缺氧的症状。""王成叔叔,根据医嘱您现在的氧流量是3L/min,我已经调好了,您不要自行调节,吃饭或者喝水的时候不需要摘掉氧气管,翻身时请不要压到氧气管。还有,您及您的家属不能在病室内吸烟,以免发生危险,好吗?"

患者:"好的。"

护士:"请问还有什么疑问和需要吗?"

患者:"没有了。"

护士:"您现在这种体位舒适吗?"

患者:"舒适。"

护士:"那好,这是呼叫器,我放在您枕头旁,有事您可以随时呼叫我。"

3.停止吸氧

护士:"王叔叔,我是 34 床的责任护士李莉,我需要核对您的名字,能告诉我您的名字吗?"

患者:"王成。"

护士:"34 床王成,您还有呼吸困难的感觉吗?"

患者:"没有了。"

护士:"您现在口唇的颜色红润,呼吸也不那么快了,您的化验指标也正常了,都说明缺氧症状已经改善。""根据医嘱我要给您停止吸氧,您看可以吗?"

患者:"好的。"

护士:"现在要给您撤掉吸氧管了。"

患者:"好的。"

护士:"34 床王成叔叔,您现在有什么不舒服吗?"

患者:"没有。"

护士:"您现在这种体位感觉怎么样?"

患者:"很好。"

护士:"您还有什么需要吗?"

患者:"没有了。"

护士:"我将呼叫器放在这儿,如果你需要请随时呼叫我好吗?"

患者:"好。"

【操作流程】

(一)操作前

1.护士准备:服装整洁、仪表端庄、洗手、戴口罩。

2. 患者准备：了解鼻导管吸氧的目的、注意事项。

3. 环境准备：室温适宜、光线充足、环境安静。

4. 用物准备：氧气装置一套(流量表、湿化瓶)、一次性吸氧管或连接管、鼻导管、棉签、胶布、标签、用氧记录单。

(二)操作中

(1)核对床号、姓名。

(2)解释操作过程，取得合作。

(3)连接氧气装置，鼻导管。

(4)打开流量表，检查有无漏气，调节氧流量。

(5)选择、清洁鼻孔，备胶布。

(6)冷开水湿润鼻导管前端。

(7)将鼻导管插入鼻腔，固定鼻导管于鼻翼、面颊部。

(8)记录用氧时间、氧流量。

(9)协助患者取舒适体位。

(10)根据医嘱评估病情、缺氧改善程度，给予停氧。

(11)取下鼻导管、关流量表、擦净脸部。

(12)卸下氧气表装置，湿化瓶消毒。

(13)记录停氧时间。

(14)整理床单位、协助患者取舒适体位。

(三)操作后

(1)用物处理。

(2)洗手、记录。

【注意事项】

(1)切实做好用氧安全：防火、防油、防热、防震。

(2)持续吸氧者，每日清洁或更换鼻导管2次。

(3)使用氧气时，应先调节流量后应用，停用时应先拔出鼻导管后关闭氧气开关。

【观察要点】

(1)用氧过程中，准确评估患者生命体征、判断用氧效果。

(2)随时观察各连接管是否脱离。

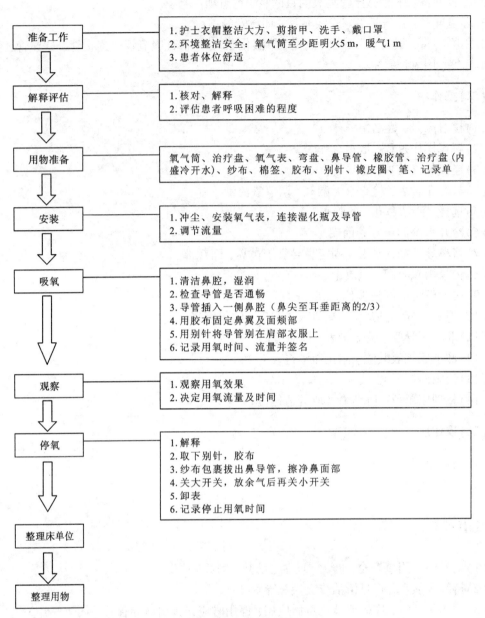

图 27 吸氧操作流程图

实训项目二十七

经口鼻吸痰

【操作目的】

(1)清除气道内痰液。

(2)保持呼吸道通畅。

【操作语言沟通规范】

1. 操作前评估

护士:"您好!(查看床头卡、床号)请问您叫什么名字?"

患者:"王红。"

护士:"1床王红,我是您的责任护士小张,您现在吸上氧气感觉怎么样,还是有黏痰在嗓子里吐不出来,是吗?不要着急,我现在帮您把痰吸出来,您就会感觉舒适了,操作中会有些不舒服,我动作会非常轻柔,不会很痛苦,如果您能好好地配合我,会很快结束操作,没有痛苦。您有什么问题或疑问吗?"

患者:"吸痰是不是很疼啊,会出血吧?"

护士:"您放心我会很轻柔操作,您不要担心。"

2. 吸痰

护士:"1床王红是吗?您不要紧张,不要动,我要插管了,如果您觉得要咳嗽的话就咳嗽,这样能使痰咳出来,容易吸到,如果您觉得上不来气、非常难受的话就告诉我,我会立即停止,您可以休息一会儿我再吸。"

3. 吸痰结束

护士:"1床王红,现在感觉好些吗?您配合得很好,吸痰非常顺利,呼吸顺畅多了吧,吸出了10 mL的白色黏稠痰,我帮您把口鼻擦干净,我把床摇起来好吗?您现在觉得怎么样?没有什么不舒服的感觉吧?您口腔黏膜没有损伤,您放心吧。您一定要多喝白开水,可以稀释痰液利于痰液排出,就不用吸痰这么难受了,经常翻身更换体位也利于排痰,或者做做雾化吸入,我再帮您叩叩背您就会觉得舒服多了。"

患者:"谢谢。"

护士:"您还有什么需要吗?如果您有什么不适可以按呼叫器找我,我也会经常来巡视看您的,您好好休息吧,一会儿再见。"

【操作流程】

(一)操作前

1.护士准备：服装整洁、仪表端庄、洗手、戴口罩。

2.患者准备：了解经口鼻吸痰的目的、注意事项。

3.环境准备：室温适宜、光线充足、环境安静。

4.用物准备：一次性吸痰管、换药碗、镊子、纱布、生理盐水、无菌手套、压舌板、开口器、拉舌钳等，检查吸引装置，必要时备电动吸引器。

(二)操作中

(1)安装储液瓶装置、连接吸引器装置及各连接管。

(2)检查性能、电压、各管连接情况。

(3)调节负压吸引压力：成人 0.04~0.06 MPa。

(4)核对床号、姓名，向患者解释操作过程，取得合作。

(5)患者取平卧位，头偏向一侧。

(6)打开一次性换药碗、镊子，倒 30~50 mL 生理盐水于碗中。

(7)打开一次性吸痰管，连接吸引器皮管。

(8)操作者左手持吸痰管，右手持镊子，试吸、湿润吸痰管前端。

(9)左手折闭吸痰管负压，将吸痰管插入鼻腔、口腔内，先吸口咽部的分泌物，再吸深部分泌物。

(10)松开负压，上提退出、左右旋转吸引，痰液多时，稍作停留。

(11)气管内吸完，继续给予高流量氧 2 min。

(12)痰液吸完，持吸痰管吸尽换药碗内的生理盐水，冲洗吸引器皮管。

(13)关闭开关。

(14)脱手套，将吸痰管反包入内。

(15)整理床单位，协助患者取舒适体位。

(三)操作后

(1)用物处理。

(2)洗手、记录。

【注意事项】

(1)动作轻柔，每次吸痰不超过 15s。

(2)随时擦干净面部分泌物。

【观察要点】

（1）观察患者的面色、呼吸、吸出物的性质，黏膜有无损伤。

（2）吸痰过程中，观察生命体征、氧饱和度及痰液情况。

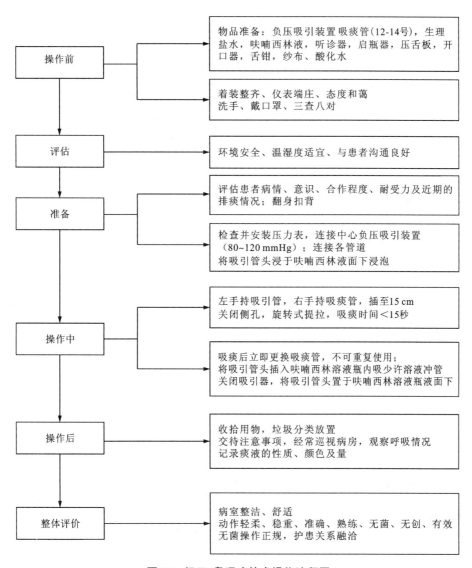

图28 经口/鼻吸痰技术操作流程图

实训项目二十八
尿道口护理

【操作目的】

保持会阴及肛门部清洁，促进患者舒适和会阴伤口愈合，防止泌尿、生殖系统的逆行感染。

【操作语言沟通规范】

护士："10床您好，我是您的管床护士小王，告诉我您的名字好吗？"

患者："王红。"

护士："10床王红。遵医嘱我现在要为您做尿道口护理，目的是保持您皮肤清洁，预防感染等并发症，在做护理前，请让我先检查一下的皮肤情况，由于长期平卧，您的皮肤受压过久再加上有一点出汗，很容易发生压疮。那您先休息，我去准备用物。您要上厕所吗？"

患者："不用。"

护士："10床王女士，让我再次核对您的信息。核对无误。我马上为您做尿道口护理了，请您不要紧张，我用屏风遮挡。"

患者："可以。"

护士："王女士，我现在给您掀开被子，请您抬起臀部，我帮您把裤子脱下来。"

护士："我现在给您擦洗了，请您不要紧张，请深呼吸，我会动作轻柔。"

"王女士，您感觉怎么样？"

"王女士，我已经为您尿道口护理完毕，是不是觉得舒服多了呢，如果出汗比较多的话请注意勤更换衣物，保持局部干爽，注意要经常翻身，不要总是平躺，也可以侧卧，如果床单位潮湿或脏污我们也会及时给您更换干净的床单被子。请问您还有其他需要吗？好的，那您休息，谢谢您的配合。"

【操作流程】

(一)操作前

1.护士准备：服装整洁、仪表端庄、洗手、戴口罩。

2.患者准备：了解尿道口护理的目的、注意事项。

3.环境准备：调节室温22℃～36℃，酌情关闭门窗，备屏风。

4.用物准备：洗手液、无菌手套、大棉签、生理盐水、安尔碘等消毒液。

(二)操作中

(1)将用物携至床旁，核对床号、姓名，解释并取得合作。

(2)关闭门窗，调节室温22℃～26℃，必要时遮挡患者。松开床尾盖被，协助患者仰卧，脱去对侧裤腿盖在近侧腿部，对侧腿用被子遮盖。

(3)操作者站在患者右侧，嘱患者两腿屈膝自然分开，暴露外阴。

(4)戴手套，用大棉签抹洗，由内向外，自上而下，擦净会阴部的污垢、分泌物和血迹等，擦洗阴阜→大阴唇→小阴唇→尿道口→阴道口→肛门，每个棉球限用一次。

(5)留置导尿管，自尿道口顺导尿管依次擦净导尿管四个面(2个棉球)。

(6)抹洗完毕，协助患者穿裤，取舒适的卧位，整理床单位。

(三)操作后

(1)用物处理。

(2)整理床单位，给患者取舒适卧位。

(3)洗手、记录。

【注意事项】

(1)严格执行无菌技术操作原则。

(2)按顺序擦洗，必要时可根据患者情况增加擦洗次数，直至擦净。

(3)擦洗时首先应清洁尿道口周围，最后擦洗肛门。每擦拭一次，应更换棉球。观察患者的反应，注意有无伤口、红肿及分泌物性质等情况。发现异常及时记录并向医生汇报。

(4)注意保暖及保护患者隐私。

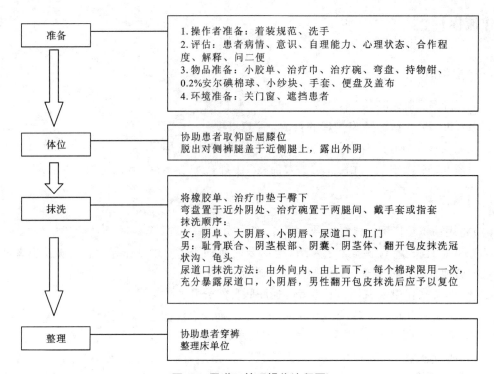

准备　　　　1.操作者准备：着装规范、洗手
　　　　　　2.评估：患者病情、意识、自理能力、心理状态、合作程度、解释、问二便
　　　　　　3.物品准备：小胶单、治疗巾、治疗碗、弯盘、持物钳、0.2%安尔碘棉球、小纱块、手套、便盘及盖布
　　　　　　4.环境准备：关门窗、遮挡患者

体位　　　　协助患者取仰卧屈膝位
　　　　　　脱出对侧裤腿盖于近侧腿上，露出外阴

抹洗　　　　将橡胶单、治疗巾垫于臀下
　　　　　　弯盘置于近外阴处、治疗碗置于两腿间、戴手套或指套
　　　　　　抹洗顺序：
　　　　　　女：阴阜、大阴唇、小阴唇、尿道口、肛门
　　　　　　男：耻骨联合、阴茎根部、阴囊、阴茎体、翻开包皮抹洗冠状沟、龟头
　　　　　　尿道口抹洗方法：由外向内、由上而下，每个棉球限用一次，充分暴露尿道口，小阴唇，男性翻开包皮抹洗后应予以复位

整理　　　　协助患者穿裤
　　　　　　整理床单位

图 29　尿道口护理操作流程图

实训项目二十九
真空负压静脉采血

【操作目的】

(1)全血标本测定血沉、血常规及血液中某些物质，如尿酸、尿素氮、肌酸、血氨、血糖的含量。

(2)血清标本测定血清、脂类、电解质和肝功能等。

(3)血培养标本检测血液中的病原体。

【操作语言沟通规范】

护士携治疗车到病房，核对床头卡，到患者床头。

护士："阿姨，您好！我是您的责任护士，我叫孙薇，需要给您做肝功能的化验，您能告诉我您的名字吗？"

患者："您好！孙护士，我叫玛丽。"

护士："1床玛丽对吗？您现在感觉怎么啊？您夜间12点以后吃饭喝水了吗？"

患者："没有啊！听你的话，我在夜间没有吃东西，我都不习惯，是为了今天的化验啊！"

护士："很好，这样的化验会更准确。我来看一下您的血管好吗？您这儿疼吗？你不疼啊，好，我们就用这根血管，您看可以吗？"

患者："可以，听你的安排。"

护士："玛丽，我现在为您穿刺了，可能有些疼，请您不要紧张。"

采血结束后：

护士："1床玛丽对吗？阿姨，现在血已经采完了，您有什么不舒服吗？"

患者："没有啊！"

护士："好，一会儿我们将血送到化验实，下午能出结果，有什么问题医生会过来找您的，您别紧张，现在您就可以吃东西喝水了！有什么事您可以按呼叫器找我，您先休息吧！"

【操作流程】

(一)操作前

1.护士准备：服装整洁、仪表端庄、洗手、戴口罩。

2. 患者准备：了解静脉采血的目的、注意事项，取平卧位或坐位。

3. 环境准备：室温适宜、光线充足、环境安静。

4. 用物准备：治疗车、治疗盘、有效期内的安尔碘、止血带、双向采血针、输液贴、棉签、标本架、根据医嘱准备相应的真空采血管(标明患者姓名、床号)、快速手消毒液、检验单、记录单、记录笔、锐器盒、污物缸、医用垃圾桶、血液传染病备手套。

(二) 操作中

(1)接到医嘱后处置、核对、转抄医嘱，七步洗手，戴口罩。

(2)携用物至患者床旁，核对床号、姓名、检验项目、标本管与标签，需检验多项目血液时，按采血顺序排列标本管。

(3)安置合理体位并检查患者局部皮肤及血管弹性情况，选择合适的采血部位。

(4)向患者解释采血过程，取得患者配合。

(5)核对床号、姓名、项目、时间。

(6)选择静脉，穿刺部位下铺垫巾。

(7)在穿刺点上方 10 cm 处扎紧止血带，嘱患者握拳。

(8)消毒皮肤，螺旋式由内至外，直径 5 cm 以上。

(9)再次核对床号、姓名、真空管及检验单。

(10)以 15°~30°进针穿刺静脉，见回血，固定针的位置。

(11)将双向采血针另一侧插入负压真空管、观察血流情况，多管采血者，待血流减慢时，取下采血管，将针头插入另一个采血管，血流停止后松开止血带。

(12)整理床单元，告知宣教，再次核对，手消毒后回治疗室，处置用物，洗手、脱口罩，记录时间。

(三) 操作后

(1)用物处理。

(2)洗手、记录，标本放于密闭容器后及时送检(避免剧烈振动)。

【注意事项】

(1)做生化检验，应在清晨空腹时采集血标本，事先通知患者抽血前勿进食、饮水，以免影响检验结果。

(2)采集细菌培养标本，尽可能在使用抗生素前或伤口局部治疗前、高热寒战期进行标本采集。已经使用抗生素或不能停用的药物应予以注明。一般血培养标本取血 5 mL；亚急性细菌性心内膜炎患者，采血 10~15 mL，以提高培养阳性率。

(3)采集血培养标本时应防止污染，严格执行无菌操作技术，抽血前应检查培养基是否符合要求，瓶塞是否干燥，培养液是否充足。血培养标本应注入无菌容器内，不可混入药物、消毒剂、防腐剂，以免影响检验结果。

(4)肘部采血时，不要拍打患者前臂，止血带结扎时间以 1 分钟为宜，避免结扎时间过长导致血液成分变化影响检验结果。

（5）严禁在输液和输血的肢体或针头处抽取血标本，应在对侧肢体采集。若女性患者做了乳腺切除术，应在手术对侧的手臂进行采血。

（6）使用真空管采血时，不可在穿刺成功前先将真空采血管与采血针头相连，以免试管内负压消失而影响采血。

（7）采血顺序：无菌标本管→枸橼酸抗凝管→血凝管→肝素抗凝管→EDTA抗凝管→血糖管→血沉管。

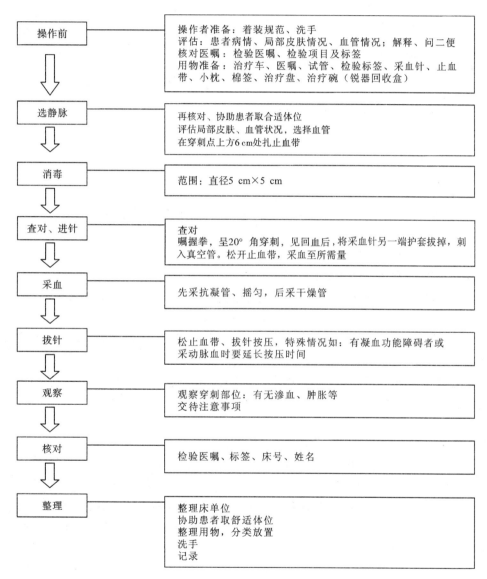

图30　真空试管采血操作流程

实训项目三十
动脉血标本采集技术

【操作目的】

采集动脉血标本,常用于做血液气体分析。

【操作语言沟通规范】

1. 评估

护士:"阿姨,您好!我是您 22 床的责任护士肖敏,请您说下您的名字?"

患者:"我的名字叫方华。"

护士:"22 床方华,您感觉怎么样?"

患者:"感觉没有精神,周身无力。"

护士:"是呼吸功能不好导致的,现在需要给您采集动脉血标本,可以吗?"

患者:"好的。"

护士:"采集动脉血做化验,可以了解血液中氧含量情况,您刚才有没有喝热水或做过量的运动吧?都没有啊。我来看看您的胳膊,我们需要在这里采血,因为动脉在体表看不到,需要用手去触及搏动,所以采血过程中需要您配合一下,您不要紧张,我动作会轻柔些,您先休息一会儿,我先回去准备一下用品,如果您想要去卫生间,您可以现在去,我们一会儿见。"

2. 操作中

护士:"您好!22 床方华对吗?我们现在进行采集血可以吗?"

患者:"是的,我是方华,现在可以。"

护士:"我们现在消毒,方华阿姨我马上要进针了,可能有些疼,您不要移动手臂,平静呼吸。好,血采完了,请压住棉签,方华阿姨怎么样啊?还疼不疼啊?不疼啦,我们马上就将血送检,如果您还有什么事,可以随时呼叫我,我也会经常来看您的,谢谢您的配合。"

【操作流程】

（一）操作前

1. 护士准备：服装整洁、仪表端庄、洗手、戴口罩。
2. 患者准备：了解动脉采血的目的、注意事项 取舒适位。
3. 环境准备：室温适宜、光线充足、环境安静。
4. 用物准备：治疗车上层备注射盘、2 mL 或 5 mL 一次性注射器或动脉血气针、肝素适量、治疗巾、治疗小垫枕、无菌纱布、无菌软木塞或橡胶塞、小沙袋、检验单、手消毒液。

治疗车下层备生活垃圾桶、医用垃圾桶、锐器回收盒。

（二）操作中

（1）用注射器抽取稀释肝素抗凝剂 1 mL，转动注射器使整个注射器内壁均匀附着肝素液，针尖向上排尽肝素液和注射器内残留气泡，放在无菌注射盘内备用。

（2）携用物至患者处，核对、解释，取得配合。取合适体位：穿刺桡动脉，患者体位不受影响，以患者舒适、采血方便为宜。穿刺肱动脉，患者取坐位或平卧位；穿刺股动脉，患者取平卧位。

（3）触摸(桡)动脉搏动最明显处，用碘伏消毒液消毒穿刺部位(以动脉搏动最强点为圆心，直径大于 5 cm)。

（4）消毒操作者左手的示指和中指。

（5）用左手示指和中指触摸桡动脉搏动最明显处，右手持注射器与皮肤呈 45°～60°角穿刺(若取股动脉穿刺采血则垂直进针)，穿刺成功后抽取动脉血 1～2 mL(一次性动脉采血专用注射器则血液自动流入针管内)。

（6）取血后拔针，将针头斜面刺入橡皮塞内，以免空气进入影响结果。

（7）无菌棉签压迫穿刺点至少 5～10 分钟，根据病情适当延长按压时间。

（8）将注射器轻轻转动，使血液与肝素充分混合，防止凝血。

（9）在化验单上写上患者体温及抽血时间、有无用氧及用氧浓度，及时送检。

（10）观察病情及穿刺部位有无出血、血肿、瘀斑等。

（11）整理床单位，感谢配合。

（三）操作后

（1）用物处理。

（2）洗手、记录，标本放于密闭容器后及时送检(避免剧烈振动)。

【注意事项】

（1）严格执行查对制度和无菌操作原则。

（2）桡动脉穿刺点为前臂掌侧腕关节上 2 cm，桡动脉搏动明显处；股动脉穿刺点为腹股沟股动脉搏动明显处。新生儿宜选用桡动脉，不宜选用股动脉穿刺，因股动脉穿刺垂直进针时易伤及髋关节。

（3）拔针后局部用无菌纱布或沙袋加压止血，以免出血或形成血肿。

（4）血气分析标本应与空气隔绝，采集后立即送检。

（5）有出血倾向者慎用动脉穿刺法采集血标本。

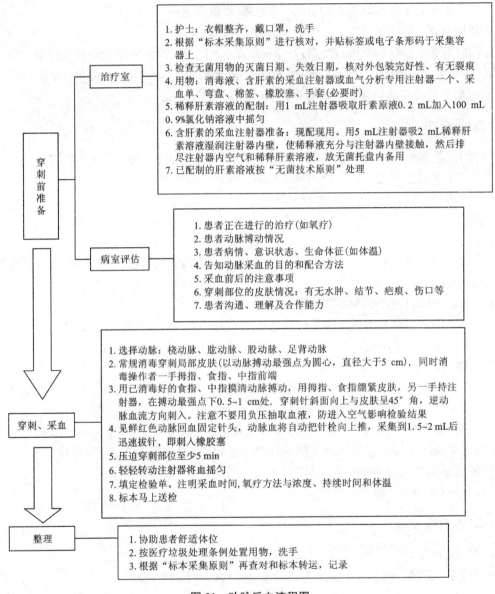

图31　动脉采血流程图

实训项目三十一

电动洗胃机洗胃

【操作目的】

(1)解毒。清除胃内毒物或刺激物，减少毒物吸收，利用不同灌洗液进行中和解毒，用于急性食物或药物中毒。服毒后4~6小时内洗胃最为有效。

(2)减轻胃黏膜水肿。幽门梗阻患者饭后常有滞留现象，通过洗胃，减轻滞留物对胃黏模的刺激，减轻胃黏膜水肿和炎症，减轻患者痛苦。

(3)为某些手术或检查的患者做准备，如胃肠道手术前。

【操作语言沟通规范】

1. 操作前评估

护士："您好！您是王素华女士的家人吧？"

家属："是的，她是王素华，我是她的妹妹。"

护士："女士，不要紧张，我们会尽力，我们先让王素华女士躺在这个床上，将身体转向左侧，告诉我她服用的是什么药，服用了多少？"

家属："她吃的是 XXX，就是这个瓶子。"

护士："是吃的 XXX 吗？吃了有多长时间了？"

家属："是的，已经吃下去1小时了。"

护士："知道了，不要紧张，我们需要将她吃到胃中的药清洗出来，您看可以吗？"

家属："已经这么长时间了，还能清洗出来吗？"

护士："我们会尽量将还没有被吸收的药物清洗出来，为了清洗效果好些，我们要用洗胃机来洗胃，您同意吗？"

家属："可以，只要能将药洗出来。"

2. 操作中的语言交流

护士："好！我们先将这个胃管下到您的胃中，您要配合，现在下管可以吗？"

患者："好！"

护士："好，做吞咽动作，往下咽，很好，已经在胃中了，您表现得很好，我们一定会清洗得很彻底。"

护士："您有不舒服的感觉就举手告诉我，我们要将您胃中出来的东西洗到澄清的水出来，就洗彻底了，您有不舒服的感觉吗？"

患者：用手表示没有。

3.洗胃结束后的语言沟通

护士："好了，您的洗胃液已经变得澄清了，胃中已经没有任何内容物了，我们现在结束洗胃，我现在将胃管拔出来，您只要屏住呼吸就可以了，好了，拔出来了，您有不舒服的感觉吗？您休息一会。"

患者："有点头晕，我想去卫生间。"

护士："好的，不要着急。"

【操作流程】

(一)操作前

1.护士准备：服装整洁、仪表端庄、洗手、戴口罩。

2.患者准备：了解洗胃的目的、方法、注意事项及配合要点。取舒适体位。

3.环境准备：室温适宜、光线充足、环境安静。

4.用物准备：

(1)治疗车上层：治疗盘内备无菌洗胃包(内有胃管或一次性胃管、镊子、纱布)、塑料围裙或橡胶单、治疗巾、弯盘、棉签、液体石蜡、胶布、50 mL 注射器、听诊器、手电筒、水温计、量杯、检验标本容器或试管、毛巾，必要时备无菌压舌板、开口器、牙垫、舌钳放于治疗碗内。治疗盘外备手消毒液。

(2)治疗车下层：水桶2个(分别盛洗胃液和污水)、生活垃圾桶、医用垃圾桶。

(3)洗胃溶液：同口服催吐法。

(4)洗胃设备：漏斗胃管洗胃法备漏斗胃管；电动吸引器洗胃法备电动吸引器(包括安全瓶及5000 mL 容量的贮液瓶)，Y 型三通管、调节夹或止血钳、输液架、输液器、输液导管；全自动洗胃机洗胃法另备全自动洗胃机。

(二)操作中

(1)查对并约束患者，协助患者取平卧位，头偏向左侧，头部垫上橡胶单，颌下置弯盘，口腔内置入牙垫，清除口腔分泌物。

(2)检查胃管是否通畅，测量所需要长度，充分润滑胃管前段，插入胃管，确定胃管在胃内，固定胃管，确定胃管在胃内，固定胃管。

(3)留取毒物标本送检。

(4)调节洗胃机压力，连接胃管。

(5)先吸后冲，每次冲水量300～500 mL，反复冲洗，出入液量必须保持平衡，直到洗出液清亮透明无异味为止。

(6)观察洗出液的性质、量、色、味。

(7)病情观察：患者的脸色、呼吸、腹部情况等。

(8)拔除胃管，擦净口腔、面部等分泌物。

(9)松约束带，给患者取合适体位。

（三）操作后

（1）用物处理。
（2）洗手、记录。

【注意事项】

（1）对中毒物质不明的，应先抽吸胃内容物送检，以确定毒物性质，洗胃液可选用温开水或0.9%氯化钠溶液，待毒物性质明确后，再选用对抗剂洗胃。

（2）急性中毒患者，应立即采用"口服催吐法"洗胃，以减少中毒物的吸收，必要时进行胃管洗胃。不论哪种方法洗胃，都应该先吸后洗。

（3）吞服强酸、强碱时禁止洗胃，以免造成穿孔。按医嘱给予药物解毒，并迅速服用牛奶、豆浆、蛋清、米汤等物理性对抗剂，保护胃黏膜。

（4）消化道溃疡、食管阻塞、食管静脉曲张、胃癌等患者不宜用贮液瓶洗胃，昏迷患者洗胃应谨慎。

（5）每次灌入量以300~500 mL为宜。灌入量过多则导致急性胃扩张，胃内压上升，加速毒素的吸收；也可引起液体反流，导致呛咳、误吸或窒息。灌入量过少则延长洗胃时间，不利于抢救的进行。

（6）幽门梗阻患者洗胃宜在饭后4~6小时或空腹时进行。同时记录胃内潴留量，以了解梗阻情况。

（7）洗胃过程中，应随时观察患者的面色、生命体征、意识、瞳孔变化、口腔黏膜、鼻腔黏膜情况及口中气味等。洗胃后注意患者胃内毒物清除状况，中毒症状有无得到缓解或控制。

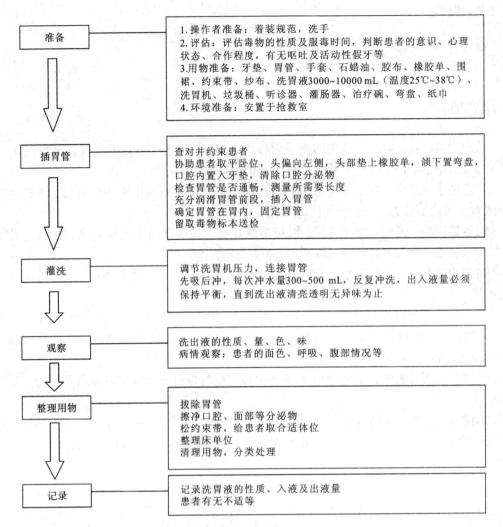

准备
1.操作者准备：着装规范，洗手
2.评估：评估毒物的性质及服毒时间，判断患者的意识、心理状态、合作程度，有无呕吐及活动性假牙等
3.用物准备：牙垫、胃管、手套、石蜡油、胶布、橡胶单、围裙、约束带、纱布、洗胃液3000~10000 mL（温度25℃~38℃）、洗胃机、垃圾桶、听诊器、灌肠器、治疗碗、弯盘、纸巾
4.环境准备：安置于抢救室

插胃管
查对并约束患者
协助患者取平卧位，头偏向左侧，头部垫上橡胶单，颌下置弯盘，口腔内置入牙垫，清除口腔分泌物
检查胃管是否通畅，测量所需要长度
充分润滑胃管前段，插入胃管
确定胃管在胃内，固定胃管
留取毒物标本送检

灌洗
调节洗胃机压力，连接胃管
先吸后冲，每次冲水量300~500 mL，反复冲洗，出入液量必须保持平衡，直到洗出液清亮透明无异味为止

观察
洗出液的性质、量、色、味
病情观察：患者的面色、呼吸、腹部情况等

整理用物
拔除胃管
擦净口腔、面部等分泌物
松约束带，给患者取合适体位
整理床单位
清理用物，分类处理

记录
记录洗胃液的性质、入液及出液量
患者有无不适等

图32　电动洗胃机洗胃操作流程图

实训项目三十二

单人成人 CPR 操作流程

【操作目的】

(1)通过实施基础生命支持技术，建立患者的循环、呼吸功能。

(2)保证重要脏器的血液供应，尽快促进心跳、呼吸功能的恢复。

【操作流程】

(一)操作前

1.护士准备：着装整洁。

2.患者准备：使患者仰卧于硬板床或地上，去枕，头后仰；解开患者的领扣、领带及腰带等束缚物。

3.环境准备：安静、宽敞，光线充足，必要时用屏风遮挡。

4.用物准备：纱布，必要时备木板、脚踏凳；有条件的准备听诊器、血压计、手电筒及心电监护仪。

(二)操作中

1.评估环境：现场环境安全。

2.呼救、看时间：大声呼喊：快来人啊，有人需要抢救！报告抢救时间。

3.判断意识：快速跑到患者身旁，双手用力拍打患者肩部，在两耳分别呼喊"你怎么啦？你怎么啦？"

4.判断呼吸心跳：右手示指和中指放于患者颈动脉搏动处（由喉结向右滑移 2~3 cm），同时头部伏在患者头颈部"眼视耳听面感"（眼视：胸廓有无起伏；耳听：有无呼吸音；面感：有无气体逸出），评估时间为 5~10 秒，计数：1001，1002，1003，1004，1005，1006。

5.摆复苏体位：患者取去枕仰卧位，身体保持平衡，两臂放于身体两侧。患者身下放硬板，医护人员放脚踏板。

6.人工循环(C)：解开患者衣服，松开腰带，找准胸外按压位置(剑突上两横指或两乳头连线中点)，一手掌根部按准位置，另一手交叉按于其上，用力按压 30 次。

7.开放气道(A)：判断患者颈部有无损伤，若无损伤，使其头偏向一侧，用纱布清理口腔及鼻腔异物，恢复体位。仰面抬颌法，左手小鱼际置于患者前额部，右手示指和中指提起患者下颌，开放气道。

8. 人工呼吸（B）：取一无菌纱布盖在患者口唇部进行人工呼吸，捏住鼻翼快速吹入，随机松开，观察患者胸部起伏，吹 2 次。

9. 五个循环：如此按压、人工呼吸共进行五组。

10. 判断患者复苏效果（口述）

（1）颈动脉搏动恢复；

（2）自主呼吸恢复；

（3）瞳孔缩小，有对光反射；

（4）面色、口唇、甲床和皮肤色泽转红。

报告："心肺复苏成功，时间是某点某分"。

11. 复苏后整理

（三）操作后

（1）整理用物、洗手、记录。

（2）报告操作结束。

【注意事项】

（1）患者仰卧，争分夺秒就地抢救。在发现无呼吸或异常呼吸（叹息样呼吸）的心脏骤停成人患者，应立即启动紧急救护系统，马上做单纯 CPR，不再需要做开放气道、给 2 次人工通气等较耗费时间的系列动作。

（2）按压部位要准确，用力合适，以防胸骨、肋骨压折。严禁按压胸骨角、剑突下及左右胸部。按压要适度，过轻达不到效果，过重易造成肋骨骨折、血气胸甚至肝脾破裂等。按压深度成人至少 5 cm，儿童大约 5 cm，婴儿大约 4 cm，儿童和婴儿至少为胸部前后径的三分之一，并保持每次按压后胸廓回弹。姿势要正确，注意两臂伸直，两肘关节固定不动，双肩位于双手的正上方。为避免心脏按压时呕吐物逆流至气管，患者头部应适当放低并略偏向一侧。

（3）清除口咽分泌物、异物，保证气道通畅。注意呼吸复苏失败最常见的原因，是呼吸道阻塞和口对口接触不严密。

（4）胸外心脏按压和人工呼吸同时进行，所有年龄段的单人施救按压与呼吸比为 30∶2；双人施救时成人按压与呼吸比为 30∶2，儿童和婴儿为 15∶2，新生儿为 3∶1（如果考虑是心源性心脏骤停，为 15∶2）；按压间断不超过 10 秒，检查脉搏不应超过 10 秒。

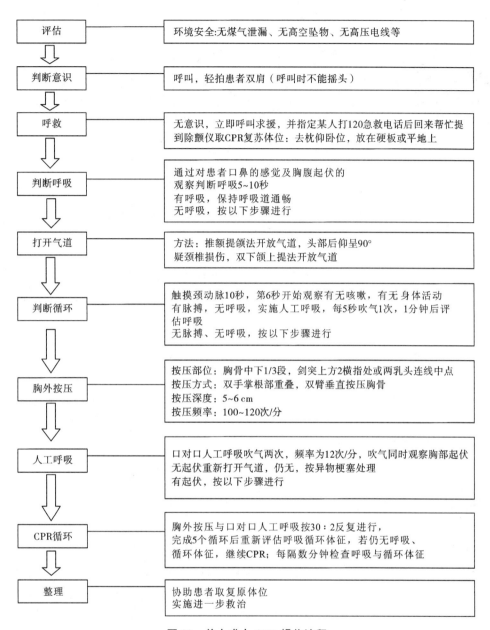

图 33　单人成人 CPR 操作流程

基础护理学知识点梳理

第一章　医院和住院环境

医院是以医疗工作为中心，在提高医疗质量的基础上，保证教学和科研任务的完成，并不断提高教学质量和科研水平的社会非营利性场所。此外，做好扩大预防、指导基层和计划生的技术工作亦是医院的任务。

一、医院的种类

按照收治范围，分为综合性医院和专科医院；按照医院功能和任务、技术水平和管理水平、设施系件的不同，可划分为一、二、三级医院，每级又分为甲、乙、丙等，三级医院增设特等，共有**三级十等**。

一级医院：直接向一定人口的**社区**提供**医疗卫生服务**的基层医院、农村乡镇卫生院和城市**街道医院**。

二级医院：向**多个社区**提供医疗卫生服务并承担一定教学、科研任务的地区性医院、县医院及省、直辖市的区级医院，以及相当规模的工矿、企事业单位的职工医院。

三级医院：向几个地区县至**全国**范围提供医疗卫生服务的医院，指导一、二级医院业务工作与相互合作，包括国家、省、市直属的大医院及医学院附属医院。

二、门、急诊部

(一)门诊的护理工作

1.预检分诊

在扼要询问病史，观察病情的基础上，作出初步判断，给予合理分诊、指导传染病管理，做到先**预检分诊**，后挂号治疗。

2.安排候诊和就诊

(1)开诊前，检查候诊、就诊环境，备齐各种检查器械及用物等。

(2)开诊后，**按挂号先后顺序安排就诊**。收集整理初诊、复诊病案和检验报告等。

(3)随时观察候诊患者的病情,如**遇高热、剧痛、呼吸困难、出血、休克**等患者,应立即采取措施安排**提前就诊或送急诊室**处理;对病情较严重者、年老体弱者,可适当调整就诊顺序。

(4)对**传染病或疑似传染病病人**,应分诊到隔离门诊并做好疫情报告。

(5)门诊结束后,回收门诊病案,整理、消毒环境。

(二)急诊的护理工作

1. 预检分诊

(1)遇有危重患者应立即通知值班医生和抢救室护士。

(2)遇有法律纠纷、交通事故、刑事案件等应立即通知医院的保卫部门或公安部门,并请家属或陪送者留下。

(3)遇有意外事件应立即通知护士长和医务部。

2. 抢救工作

(1)物品准备:急救物品应做到**"五定"**,即定数量品种、**定点安置、定人保管、定期消毒灭菌及定期检查维修**,使急救物品完好率达到**100%**。

(2)配合抢救:医生到达之前,护士应根据病情作出判断并给予紧急处理,如测血压、吸痰、止血、配血和建立静脉输液通路,进行人工呼吸、胸外心脏按压等;医生到达后立即汇报处理情况,并积极配合抢救,正确执行医嘱,密切观察病情动态变化,做好抢救记录和查对工作。在抢救过程中,如为**口头医嘱,护士必须向医生复述一遍,当双方确认无误后方可执行**;抢救完毕(**6小时内**),请医生及时补写医属与处方。各种急救药品的空安瓿要经两人查对、记录后再弃去。输液瓶、输血袋等用后要统一放置,以便查对。

3. 病情观察

留观室观察时间一般为**3~7**天。

三、病区的环境管理

(一)社会环境

(1)建立良好的护患关系和群体关系。

(2)建立合理的医院规章制度和临督机制等,确保提高工作效率。

(二)物理环境

1. 病区设置布局:每个病区设病床30~40张,每间病室设**1~6张床**。两床之间的距离不少于**1 m**。

2. 安静:白天病区较理想的声音强度应维持在**35~40 dB**,长期处于声音强度超过90 dB的环境中,可导致疲倦、焦躁、易怒、头痛、头晕、耳鸣、耳聋以及血压升高等。声音强度高达120 dB以上时,可造成高频率听力损失、永久性耳聋。

医护人员在工作中应做到:

(1)**四轻:说话轻、走路轻、操作轻、开关门轻**。

(2)病室的门、桌、椅应钉上橡皮垫。

（3）推车的轮轴应注润滑油并定期检查。

3. 温度和湿度：一般病室适宜的**温度**为 **18℃～22℃**；婴儿室、手术室、产房等，室温调高至 **22℃～24℃**为宜。病室相对**湿度**以 **50%～60%**为宜。湿度过高，潮湿的空气利于细菌的繁殖并且蒸发作用减弱，患者出汗减少，大量的水分经肾脏排泄，加重肾脏负担；湿度过低，空气干燥，水分大量蒸发，可致口干舌燥、咽痛，不利于气管切开、呼吸道感染、急性喉炎的患者。

4. 通风：每次 **30 分钟**左右。

5. 光线：对于破伤风、子痫、癫痫的患者，病室光线应暗、防噪音，以免诱发抽搐。

6. 安全：采取有效措施，预防和消除一切不安全的因素。

（1）避免机械性损伤：如跌倒和坠床。

（2）避免温度性损伤：如烫伤、冻伤等。

（3）避免生物性损伤：灭蝇、蚁和蟑螂等，加强防范措施。

（4）避免医源性损伤：如医护人员言行不当造成的心理性伤害等。

（5）避免医院内感染：严格执行医院预防、控制感染的各种制度，避免疾病传播。

四、铺床法

（一）备用床

1. 目的

保持病室整洁美观，准备接收**新患者**。

2. 注意事项

（1）枕头开口背门。

（2）遵循节力原则：上身保持直立，两膝稍弯曲以降低重心，操作中，使用肘部力量，动作要平稳连续。

（3）**盖被上端距床头 15 cm**。

（二）暂空床

1. 目的

（1）保持病室整洁美观，迎接新患者。

（2）供**暂时离床**的患者使用。

2. 注意事项

（1）根据病情铺橡胶单、中单，先铺床中部；如需铺在床头，上端与床头平齐，如铺在床尾，下端与床尾平齐。

（2）将盖被纵向呈扇形三折于背门一侧，开口向门。

（3）床旁椅放在盖被折叠的对侧。

（三）麻醉床

1. 目的

（1）便于接受、护理麻醉**手术后**患者。

（2）避免床上用物被污染。

2.注意事项

（1）腹部手术者橡胶单应铺在床中部，下肢受伤者铺在床尾，如需铺在床中部，上端距床头 **45～50 cm**，若铺在床头，上端应与床头平齐。

（2）将枕头横立于床头，开口背门。

（四）卧床患者更换床单

1.目的：保持病室整洁，保持床单平整、舒适并预防压疮。

2.注意事项

（1）尽量减少翻动和暴露患者；妥善安置患者身上的治疗导管；必要时使用床档，避免患者坠床。

（2）注意应用节力原则。

（3）操作中注意观察患者，适当沟通，及时发现病情变化，并采取相应措施。

> **重点提示▶**
> 1.在门诊护理工作中，遇高热、剧痛、呼吸困难、出血、休克等患者，应立即采取措施，安排提前就诊或送急诊室处理；对传染病或疑似传染病患者，应分诊到隔离室并做好疫情报告。
> 2.急诊中遇有危重患者应立即通知值班医生及抢救室护士；遇意外事件应立即通知护士长及医务部。
> 3.急救物品管理做到"五定"，即定数量品种、定点安置、定人保管、定期消毒灭菌和定期检查维修。急救物品准备完好率要求达到100%。
> 4.白天病区的声音强度应控制在 35～40 dB；一般病室适宜的温度为18℃～22℃；婴儿室、手术室、产房等，室温调高至22℃～24℃为宜；病室相对湿度以50%～60%为宜。

第二章　入院和出院护理

一、入院患者的护理

入院护理的目的：协助患者了解与熟悉环境，以尽快适应医院生活；满足其身心需要，调动患者配合治疗和护理的积极性；做好教育，促进其早日康复。

（一）住院处的护理管理

1.办理入院手续：患者或家属持医生签发的住院证到住院处办理入院手续。患者若急需手术治疗应先手术，后补办入院手续，住院护士应首先护送患者入病房。

2.进行卫生处置：护士根据患者的病情和身体状况进行卫生处置，如理发、沐浴、更衣、修剪指（趾）甲等。对**危、急、重症患者及即将分娩者可酌情免浴**。对有虱、虮者，先行灭虱处理,再进行卫生处置。对传染病或疑似传染病患者,应送**隔离室**处置。贵重物品和患者换下的衣服交家属带回,或按手续暂时存放在住院处。

3.护送患者入病区:**护送过程中必要的治疗(如输液、吸氧等)不能中断**,护送患者入病区后,要与病区值班护士进行交接。

(二)患者入病区后的初步护理

1.一般患者的护理

(1)准备床单位:护士接到通知后,应立即根据病情准备床单位,将**备用床改为暂空床**,酌情加铺橡胶单和中单。对传染病患者应安置到隔离病室。

(2)迎接新患者:护士要作自我介绍,为患者介绍同室病友。

(3)通知医生:通知医生诊察患者,必要时协助诊察。

(4)测量生命体征:测量体温、脉搏、呼吸、血压及体重并记录。

(5)介绍与指导:向患者及家属介绍病区环境、作息时间及有关规章制度等。

(6)填写有关表格:①用蓝黑墨水或碳素墨水笔逐页填写住院病历眉栏及各种表格。②用红色水笔在体温单40℃~42℃横线之间相应入院时间栏内,**纵行填写**入院时间。③按顺序排列**住院病历:体温单(排在最前面)**。

(7)执行医嘱:正确执行各项医嘱,通知配膳室为患者准备膳食。

(8)护理评估:耐心听取并解答患者的咨询,进行入院护理评估,填写入院护理评估单。

2.急诊患者的护理:准备床单位,如为急危重患者,应立即在危重病室或抢救室准备好床单位,按需加铺橡胶单、中单,如为急诊手术患者应备好麻醉床。配合抢救,并作好护理记录。

(三)分级护理

见表1。

表1　分级护理

护理级别	适用对象	护理内容
特级护理	**病情危重**,如严重创伤、**大手术后**、器官移植、**大面积烧伤**、严重的内科疾患、使用**呼吸机**辅助呼吸	专人**24小时护理**,监测生命体征,正确实施治疗、给药,准确测量出入量,实施基础护理和专科护理,如口腔护理、压疮护理,保持患者舒适和功能体位,实施**床旁交班**
一级护理	病情趋向稳定的重症患者;需**绝对卧床休息**的患者,如休克、昏迷、瘫痪、**高热**、大出血、早产儿、肝肾功能衰竭	**每1小时巡视患者1次**,监测生命体征,正确实施治疗、给药,准确测量出入量,实施基础护理和专科护理,如口腔护理、压疮护理,保持患者舒适和功能体位,提供相关的健康指导
二级护理	病情稳定,**仍需卧床**的患者,**生活部分自理**的患者	**每2小时巡视患者1次**,监测生命体征,正确实施治疗、给药,提供相关的健康指导
三级护理	生活基本能自理且病情稳定的患者	**每3小时巡视患者1次**,监测生命体征,正确实施治疗、给药,提供相关的健康指导

二、出院患者的护理

(一)出院前的护理

1. 常规护理

(1)医生开具出院医嘱,护士根据出院医嘱,通知患者及家属出院的日期。

(2)护士填写出院通知单,整理病历。

(3)患者出院后如需继续服药,护士凭处方领取药物,交给病人并指导正确用药。

2. 出院指导和健康教育:填写患者出院护理评估单,指导患者饮食、休息、用药、功能锻炼、复查等方面的注意事项。

3. 征求患者意见,护送出院:征求患者及家属对医院各项工作的意见和建议,不断提高医疗、护理质量;患者出院时,接收患者送回的出院证,协助患者整理用物。

(二)有关文件的处理

1. 填写出院时间:用红色水笔在体温单40℃~42℃横线之间相应时间栏内,纵行填写出院时间。

2. 注销卡片;整理病历,交**病案室**保存;填写患者出院登记本。

(三)床单位的处理

(1)床垫、床褥、棉胎、枕芯用紫外线灯照射消毒或在日光下暴晒 **6 小时**。

(2)病床及床旁桌椅用**消毒溶液擦拭**;非一次性脸盆、痰杯用消毒溶液浸泡。

(3)铺**备用床**,准备迎接新患者。

(4)传染病患者的病室及床单位,需按传染病**终末消毒法**处理。

三、运送患者法

(一)轮椅运送法

1. 操作方法:将轮椅后背与床尾平齐,翻起脚踏板,面向床头,固定车闸,如无车闸,护士可站在轮椅后固定轮椅;嘱患者双脚置于踏板上。

2. 注意事项:推轮椅时,嘱患者手扶轮椅扶手,身体尽量**向后靠,勿向前倾**或自行下轮椅。

(二)平车运送法

1. 操作方法:见表2。

表2 平车移动法

挪动法	①将平车大轮端靠床头。②移动顺序：**按上半身、臀部、下肢的顺序向平车移动，头部卧于大轮端；自平车移回床时，顺序相反**，先移动下肢，再移上半身
单人搬运法	①将平车头端(大轮端)与床尾**呈钝角**。②护士屈膝，两脚前后分开，一臂自患者腋下单人搬运法伸至对侧肩部外则，另一臂伸至患者大腿下，患者双臂交叉于护士颈部
两人或三人搬运法	①将患者两手交叉置于胸腹部。②**两人搬运**时：甲一手臂托住患者头、颈、肩部，另一手臂托住腰部；乙一手臂托住臀部，另一手臂托住腘窝处。③三人搬运时：甲托住患者头、颈、肩和背部；乙托住患者腰和臀部；丙托住患者腘窝和小腿部
四人搬运法	适用于颈、腰椎骨折，或病情较重的患者，平车头端与床头平齐

2.注意事项

(1)搬运时要注意节力，身体尽量靠近患者，同时两腿分开，以加大支撑面。

(2)运送过程中，注意：①患者**头部**应卧于**大轮端**。②**护士站在患者头侧**，以利于观察病情。③**平车上、下坡时，患者的头部应在高处**。④有**引流管**及**输液管**时，要**固定**妥当并保持**通畅**。⑤运送**骨折**患者时，平车上要**垫木板**，并将骨折部位固定好。⑥进出门时，不可用车撞门。

> **重点提示**
> 1. 若遇急需手术治疗患者，住院处护士应首先护送患者入病房，病房护士通知负责医生并确定患者的护理问题；传染病患者应安置在隔离病室。
> 2. 特级护理适用于病情危重，需24小时严密观察病情、随时准备抢救的患者。
> 3. 出院指导包括饮食、休息、用药、功能锻炼、复查等方面的信息。
> 4. 四人搬运法适用于病情危重或颈、腰椎骨折等患者。
> 5. 搬运过程中不可以停止必要的治疗措施。

第三章 舒适与安全

一、体位

(一)体位的特点

见表3。

表3 体位的特点

体位	特点	示例
主动体位	患者根据自己的意愿和习惯采取最舒适、最随意的体位，并能随意改变卧床姿势，称之为主动体位	见于轻症患者、术前及恢复期患者

续表4

体位	特点	示例
被动体位	自己**没有**变换体位的**能力**，需要别人安置	**昏迷**、极度衰弱、瘫痪等患者
被迫体位	患者**意识清晰**，有改变体位的能力，由于**疾病、治疗**的原因，**被迫采取**的体位	**支气管哮喘病**人发作时，因呼吸困难而采取端坐体位

（二）常用的体位

1. 仰卧位

（1）去枕仰卧位

要求：去枕仰卧，枕头横立于床头，头偏向一则，两腿自然放平。

适用范围：①**昏迷或全身麻醉**未清醒的患者，防止呕吐物流入气管引起窒息。②**腰椎穿刺术后 6~8 小时**的患者，防止**颅内压降低所引起**的头痛。

（2）中凹卧位

要求：患者**头胸抬高 10°~20°，下肢抬高 20°~30°**。

适用范围：休克患者。头胸部抬高，利于保持呼吸道通畅；下肢抬高，利于静脉回流，增加心排血量。

（3）屈膝仰卧位

适用范围：①腹部检查；②**导尿术**和会阴冲洗。

2. 半坐卧位

适用范围：

（1）心肺疾病引起呼吸困难的患者：①在重力作用下，膈肌下降，胸腔容量加大，增加肺活量；②部分血液滞留在下肢和盆腔，回心血量减少，减轻肺部淤血和心脏负担，改善呼吸困难。

（2）胸、腹、盆腔手术后或有炎症的患者：①腹腔渗出液可流入盆腔，使感染局限化；②防止感染向上蔓延引起膈下脓肿。

（3）腹部手术后患者：减轻张力，缓解疼痛。

3. 端坐位

（1）要求：摇起床头支架呈 70°~80°，膝下支架呈 15°~20°。

（2）适用范围：**急性肺水肿、心包积液、支气管炎、哮喘急性发作时的患者**。

4. 俯卧位

适用范围：①腰、背、臀部有伤口或脊椎手术后；②胃肠胀气所致腹痛；俯卧位可使腹腔容积增大，以缓解胃肠胀气；③配合胰胆管造影检查。

5. 头低足高位

要求：枕头横立于床头（保护头部），**床尾垫高 15~30 cm**。

适用范围：①**肺部分泌物引流**，使痰液易于咳出；②**十二指肠引流**，以利于胆汁引流；③**妊娠时胎膜早破**，以防止脐带脱垂；④**跟骨及胫骨结节牵引**时，以利用人体重力作为反牵引力。

6. 头高足低位

要求：枕头横立于床尾，**床头垫高 15~30 cm**。

适用范围：①颈椎骨折患者进行**颅骨牵引时**，以利用人体重力作为反牵引力；②**减轻颅内压，以预防脑水肿**；③颅脑手术后患者。

7. 侧卧位、膝胸位、截石位

(1) 侧卧位

要求：患者侧卧，下腿伸直，上腿弯曲。

适用范围：①灌肠、肛门检查，配合**胃镜、肠镜**检查。②**臀部肌内注射(下腿弯曲，上腿伸直)**。③预防压疮。

(2) 膝胸位

适用范围：①肛门、直肠、乙状结肠的检查、治疗；②矫正子宫后倾和胎位不正；③促进产后子宫复原；④法洛四联症患儿急性缺氧。

(3) 截石位

适用范围：①会阴、肛门部位的检查、治疗，如膀胱镜、阴道灌洗；②产妇分娩。

重点提示 ▶ 肠镜检查可以用侧卧位、膝胸位，而膀胱镜检查采用截石位。

(三) 更换体位的方法

1. 帮助患者翻身侧卧法

(1) 一人协助患者翻身侧卧法

操作要点：患者仰卧，两手放于腹部，两腿屈曲；先将患者肩、臀部移向护士侧，再移双下肢，护士一手扶肩、一手扶膝部，轻推患者转向护士对侧，分别在背部、胸部、两膝间放置软枕。

(2) 两人协助患者翻身侧卧法

操作要点：一人托住患者的颈肩部及腰部，另一人托住臀部及腘窝，两人同时抬起患者移向近侧；两护士分别扶住患者肩、腰、臀及膝部。

(3) 注意事项

1) 经常变换体位，至少每 2 小时变换一次。协助患者翻身时，不可拖拉，防止皮肤擦伤。患者身上带有多种导管时，协助翻身前应先安置妥当。

2) 特殊患者：①手术后患者应先换药再翻身。②颅脑手术后患者，头部转动过剧可引起脑疝，导致突然死亡，因此一般只卧于健侧或平卧。③骨牵引的患者，翻身时不可放松牵引。

2. 帮助患者移向床头法

(1) 目的：协助滑向床尾且自己不能移动的患者移回床头。

(2) 操作方法

1) 一人帮助患者移向床头法：将枕头横立于床头，避免碰伤患者，患者仰卧屈膝，双手握住床头栏杆，双脚蹬床面。护士靠近床侧，一手托患者肩部，另一只手托臀部。

2) 两人帮助患者移向床头法：两人分别站于床的两侧，交叉托住患者颈肩部和臀部，两人同时稍抬起患者移向床头；两人也可站在同侧，一人托颈、肩、腰，一人托臀部和腘窝部，同时抬起患者移向床头。

二、保护具的应用

(一)适用范围

小儿或高热、谵妄、麻醉术后未清醒者、躁动、危重患者等，意识不清或虚弱者等，某些眼科手术，如白内障摘除术。

(二)方法

1.床档：主要用于保护患者，预防坠床。
2.约束带：主要用于躁动或精神科患者，以限制身体或肢体活动。
3.支被架：主要用于肢体瘫痪、极度虚弱的患者，可避免盖被压迫肢体所致的不舒适或其他并发症；也可用于**烧伤患者暴露疗法时保暖**。

(三)注意事项

制动性保护具只能短期使用，一般每**2 小时松解 1 次**；同时患者肢体应处于**功能位**。使用约束带时，局部必须垫衬垫，注意观察局部皮肤颜色(一般每 15 分钟观察 1 次)。

重点提示 ▶ 1. 翻身时不可拖拉患者，以免擦伤皮肤；至少每 2 小时翻身 1 次；如患者身上置有多种导管，翻身前应先将导管安置妥当。
2. 先换药后再行翻身；颅脑手术后卧于健侧或平卧；颈椎和颅骨牵引的患者，翻身时不可放松牵引；石膏固定和有较大伤口的患者，翻身后应将患侧放于适当位置。
3. 支被架主要用于肢体瘫痪的患者、烧伤患者暴露疗法时的保暖。
4. 约束带需每 2 小时松解一次，一般每 15~30 min 观察 1 次约束部位的皮肤颜色、血液循环情况。

第四章　医院感染的预防和控制

一、医院内感染

(一)概念

医院内感染是指住院患者在医院内获得的感染，包括在住院期间发生的感染和在医院内获得、出院后发生的感染，但不包括入院前已开始或者入院时已处于潜伏期的感染。

(二)分类

1.外源性感染(又称交叉感染)：指病原体来自于患者体外，传播给患者所引起的感染。

2. 内源性感染(又称自身感染)：指病原体来自于患者自身所引起的感染。

(三)医院感染发生的条件

医院感染的发生必须有感染链的形成，包括感染源、传播途径、易感人群。

(四)医院感染管理三级监控体系

(1)医院感染管理委员会。

(2)医院感染管理科。

(3)各科室医院感染管理小组：组织人员开展控制感染的措施；对感染事件进行逐级上报，调查等。

二、清洁、消毒和灭菌

(一)概念

1. 清洁：指用物理方法清除物体表面的污垢、尘埃和有机物。

2. 消毒：指用物理或化学方法杀灭除芽胞外的所有病原微生物，使其数量减少达到无害化。

3. 灭菌：指用物理或化学方法杀灭所有微生物，包括致病的和非致病的，以及细菌的芽胞。

> 重点提示 ▶ 消毒和灭菌主要区别是有没有杀死芽胞。

(二)物理消毒灭菌法

1. 热力消毒灭菌法：利用热力作用破坏微生物的蛋白质、核酸、细胞壁、细胞膜，导致其死亡，可分为干热法和湿热法。

(1)燃烧法与干烤法：见表4。

表 4　燃烧法与干烤法

消毒方法	燃烧法	干烤法
特点	一种最简单、迅速、彻底的灭菌方法	利用特制的烤箱，效果可靠
用途	①无保留价值的污染物品，如污染的纸张，破伤风、气性坏疽等感染的敷料等。②金属器械及搪瓷类物品急用且无条件用其他方法消毒时，锐利刀剪除外，以免锋刃变钝	用于油剂、粉剂、玻璃器皿、金属制品、陶瓷制品等，不适用于纤维织物、塑料制品的灭菌
具体操作	①金属器械可在火焰上烧灼20秒；②搪瓷类容器可倒入95%乙醇点火燃烧，注意燃烧时不可中途添加乙醇	消毒：箱温 120℃ ~ 140℃，10 ~ 20 min。灭菌：箱温 150℃，时间 25 小时；箱温 160℃，时间 2 小时；箱温 170℃，时间 1 小时；箱温 180℃，时间 0.5 小时

（2）煮沸消毒法：属于湿热法。

1）用途：用于耐湿、耐高温的搪瓷、金属、玻璃、橡胶类物品，不用于外科手术器械的灭菌。

2）具体操作：先将物品刷洗干净，再将其全部浸没水中，然后加热煮沸，水沸开始计时，**5~10 分钟**可杀灭**细菌繁殖体**，15 分钟可将多数细菌芽胞杀灭，**但破伤风杆菌芽胞需煮沸 60 分钟才可杀灭**。在水中加入 1%~2% 的**碳酸氢钠溶液**时，沸点可达 105℃，既可增强杀菌作用，又可去污防锈。

（3）压力蒸汽灭菌法：属于湿热法，是一种临床应用**最广**、**效果最为可靠**的首选灭菌方法，是利用高压下的高温饱和蒸汽杀灭所有微生物及其芽胞。

1）用途：用于耐高温、耐高压、耐潮湿的物品，如各种器械、敷料、搪瓷类、玻璃制品、橡胶类、某些药品、溶液、细菌培养基等的灭菌，不用于凡士林等油类和滑石粉等粉剂的灭菌。

2）具体操作：手提式压力蒸汽灭菌法：①压力达 103~137 kPa，温度达 121℃~126℃，保持 20~30 分钟，可达到灭菌效果。②关闭热源，打开排气阀，待压力降至"0"时，可慢慢打开盖子。切忌突然打开盖子，防冷空气大量进入，使蒸汽凝成水滴，导致物品受潮、玻璃类物品因骤然降温而发生爆裂。

预真空压力蒸汽灭菌器：**压力达 205 kPa，温度达 132℃，保持 4~5 分钟**即可达到灭菌效果

3）注意事项：①物品灭菌前需洗净擦干或晾干。②灭菌包不宜过大、过紧：卧式压力蒸汽灭菌器，物品包不大于 30cm×30 cm×25 cm；预真空压力蒸汽灭菌器物品包不大于 30cm×30cm×50 cm。③灭菌包之间要留有空隙，以利于蒸汽进入，布类物品放在金属、搪瓷物品上面，以免蒸汽遇冷凝成水滴而使包布潮湿。④装物品的容器应有孔，灭菌前将孔打开，灭菌后关上。⑤灭菌物品干燥后方可取出。⑥定期监测灭菌效果，其中**生物监测法**是最可靠的监测方法。

2.光照消毒法（又称辐射消毒）

光照消毒法如表 5。

表 5　光照消毒法

日光暴晒法	①用途：常用于床垫、毛毯、书籍、衣服等的消毒。②方法：将物品放在阳光下暴晒 **6 小时**可达到消毒效果，中间要定时翻动
紫外线消毒法	紫外线灯的最佳杀菌波长是 250~270 nm，空气消毒时有效照射距离不超过 2m，物品表面消毒时有效照射距离不超过 25~60 cm。消毒时间应从灯亮 5~7 分钟开始计算；一般每 2 周用无水乙醇纱布擦拭灯管 1 次
臭氧灭菌灯消毒法	①用途：主要用于空气、**医院污水**、诊疗用水、物品表面的消毒。②方法：使用时应关闭门门窗，人员离开房间，消毒结束后 30 分钟方可进入
电离辐射灭菌法	又称冷灭菌，适用于不耐热的物品灭菌，如高分子聚合物（一次性注射器、输液输血器等）、精密医疗仪器、生物医学制品等在常温下灭菌
微波消毒	常用于**食品、餐具**的处理，化验单据、票证的消毒。**不能**用于金属物品的消毒
过滤除菌	可除掉空气中 0.5~5 μm 的尘埃。用于**手术室、烧伤病房、器官移植病房等**

(三)化学消毒灭菌法

1. 化学消毒剂的使用原则

(1)根据物品性能和微生物特性选择合适的消毒剂,能采用物理方法灭菌时,尽量不用化学方法。

(2)物品消毒前应洗净擦干,避免稀释药液浓度,降低灭菌效果。

(3)严格掌握消毒剂的有效浓度、使用方法和消毒时间。

(4)消毒液中不宜放置纱布、棉花等物品,以免降低消毒效果。

(5)浸泡消毒时,物品应全部浸没在消毒液中,器械的轴节和套盖均需打开,空腔管内应灌满消毒液。

(6)浸泡消毒后的物品使用前先用无菌生理盐水冲洗,气体消毒后的物品应待气体散发完后再开始使用,以免消毒剂刺激组织。

(7)消毒剂应定期监测、更换,易挥发的消毒剂应加盖保存。

(8)熟悉消毒剂的不良反应,做好工作人员的防护。

2. 化学消毒剂的使用方法

(1)**浸泡法**:需消毒的物品应全部浸没在消毒液中,消毒液需达到有效浓度,浸泡达到规定时间方能达到消毒灭菌的效果。**该方法适用于大多数物品、器械,尤其是锐利器械、精密仪器**。

(2)**擦拭法**:是蘸取规定浓度的化学消毒剂擦拭被污染物品的表面或皮肤、黏膜的消毒方法。一般选用易溶于水、穿透力强和无显著刺激性的消毒剂。适用于地面、墙面、桌椅、大型仪器设备等。

(3)**喷雾法**:是在规定时间内用喷雾器将一定浓度的化学消毒剂均匀地喷洒于空间或物品表面进行消毒的方法。**常用于空气、地面、墙壁和物品表面的消毒**。

(4)**熏蒸法**:将消毒剂加热或加入氧化剂,使其产生气体进行消毒,**常用于手术室、换药室、病室的空气消毒,以及不耐热、不耐高温物品的消毒**。空气熏蒸消毒时需关闭门窗,达到规定时间后打开门窗通风换气后,人员方可进入。常用的消毒剂见表 6。

表 6　常用消毒剂

种类	用法
2%过氧乙酸	每立方米 **8 mL**,时间 30~120 分钟
纯乳酸	每立方米 **0.12 mL**,加等量水,时间 30~120 分钟
食醋	每立方米 **5~10 mL**,加热水 1~2 倍,时间 30~ 120 分钟
福尔马林(甲醛)	每立方米 **10~20 mL**,加水 20~40 mL,每 2 mL 甲醛溶液中加入氧化剂高锰酸钾 1 g

3. 化学消毒剂分类

见表 7。

表 7　化学消毒剂分类

种类	特点	消毒剂
灭菌剂	能杀灭芽胞	戊二醛、环氧乙烷、福尔马林（37%～40%甲醛）、过氧乙酸
高效消毒剂	能杀灭芽胞	过氧化氢、部分含氯消毒剂
中效消毒剂	不能杀灭芽胞	乙醇、碘类
低效消毒剂	不能杀灭芽胞	氯己定、新洁尔灭

（1）灭菌剂（表 8）

表 8　灭菌剂

消毒剂	使用方法	注意事项
戊二醛	2%戊二醛常用于浸泡**不耐热的医疗器械、精密仪器**，如内镜等，消毒时间 60 分钟，灭菌时间 10 小时	①对碳钢类制品如手术刀片等有腐蚀性，使用前应加入 **0.3%的碳酸氢钠和 0.5%亚硝酸钠**防锈；②灭菌后的物品在使用前应用**无菌蒸馏水**冲洗，并用无菌纱布擦干；③配好的消毒液最多可连续使用 14 天
过氧乙酸	①一般物品表面：0.1%～0.2%溶液，作用 3 分钟；②空气：0.2%溶液，喷雾作用 60 分钟或 15%溶液（7 mL/m²）加热熏蒸相对湿度 60%～80%，室温下 2 小时；③耐腐蚀物品：0.5%溶液，冲洗 10 分钟；④食品用工具、设备：0.5%溶液，作用 10 分钟	①对**金属及织物有腐蚀性**，消毒后应及时冲洗干净；②溶液有刺激性和腐蚀性，配制时需戴口罩及橡胶手套；③易分解而降低杀菌力，**应现配现用**

（2）高效消毒剂（表 9）

表 9　高效消毒剂

消毒剂	使用方法	注意事项
过氧化氢	用于丙烯酸树脂制成的外科埋置物、塑料制品、餐具和饮水等的消毒，以及漱口和外科伤口的冲洗消毒。常用 3%的过氧化氢浸泡 30 min 或擦拭消毒	①过氧化氢对**金属有腐蚀性**，对织物有漂白作用；②溶液不稳定，需在棕色瓶内避光阴凉处密闭保存

续表9

消毒剂	使用方法	注意事项
含氯消毒剂	常用于餐具、水、环境、疫源地等的消毒。含有效氯500 mg/L 的消毒液，用于被细菌繁殖体污染的物品，时间 10 分钟以上；②含有效氯 2000~5000 mg/L 的消毒液，用于被肝炎病毒、结核分枝杆菌、细菌芽胞污染的物品，时间 30 分钟以上；③含有效氯 10000 mg/L 的干粉加入排泄物中，搅拌均匀，作用时间>2 小时	①消毒液应保存在密闭容器中，放置阴凉、干燥、避光处，以减少有效氯的丧失。②消毒液有腐蚀性和漂白作用，不适用于金属、有色织物及油漆家具的消毒

（3）中效消毒剂（表10）

表 10　中效消毒剂

消毒剂	使用方法	注意事项
碘酊	2%碘酊用于注射部位、手术、创面周围等的**皮肤**消毒擦拭 2 遍以上，作用 1~3 分钟后，需用**75%乙醇脱碘**	刺激性强，**不能用于黏膜消毒**，对二价金属有**腐蚀性**，故不用于相应金属制品的消毒
碘伏（聚维酮碘）	用于手、皮肤和黏膜等的消毒。**手及皮肤消毒时 2~10 g/L，黏膜消毒时 250~500 mg/L**。外科手消毒：擦拭或刷洗，**作用 3~5 分钟**；手部消毒：擦拭 2~3 遍，作用≥2 分钟；注射部位皮肤：擦拭两遍；**口腔黏膜及创面：1000~2000 mg/L 擦拭**，作用 3~5 分钟，**阴道黏膜及创面：500 mg/L 冲洗**	对二价金属有腐蚀性，故**不用于相应**金属制品的消毒
乙醇	75%乙醇用于消毒**皮肤或物品表面**，75%乙醇用于浸泡消毒，时间≥30 分钟	**乙醇浓度超过 80% 消毒效果会降低**；有刺激性，不宜用于黏膜和创面的消毒

（4）低效消毒剂

1）氯己定：用于外科洗手消毒、手术部位的皮肤消毒和黏膜消毒等。①擦拭法：有效含量≥2g/L 的氯己定乙醇溶液**用于擦拭手术和注射部位皮肤，擦拭 2~3 遍**；②冲洗法：有效氯≥2g/L 氯己定水浴液用于**冲洗阴道、膀胱、伤口黏膜创面，以预防和控制感染**。

2）苯扎溴铵（新洁尔灭）：常用方法包括浸泡法、擦拭法和喷洒法。0.02%溶液用于黏膜、创面的冲洗，0.1%~0.5%的溶液用于皮肤消毒和污染物品表面的消毒。

注意事项：①现用现配；②不可在使用肥皂和洗衣粉等阴离子表面活性剂时使用，以免降低效果。

三、无菌技术

（一）概念

无菌技术指在医疗护理操作过程中，保持无菌物品不被污染，防止一切微生物侵入或传播给他人的一系列操作技术和管理方法。无菌物品是指灭菌后保持无菌状态的物品。无菌区是经灭菌处理且未被污染的区域。

（二）无菌技术操作原则

1. 环境：操作前**半小时**停止清扫及更换床单等工作，减少走动，避免尘土飞扬。
2. 操作：手臂保持在**腰部水平以上**或**操作台面以上**；不能面对无菌区说话、咳嗽、打喷嚏。无菌物品经取出，即使未用，也不得放回无菌容器；**一套无菌物品仅供一位患者使用**。
3. 物品管理：定期检查无菌物品保存情况，在未被污染的情况下，**有效期7天**。

（三）无菌技术基本操作法

1. 无菌持物钳的使用方法
（1）存放：消毒液液面需浸没**轴节以上2~3 cm 或镊子1/2 处**，每个容器内只能放置一把无菌持物钳(镊)。
（2）使用方法：①取出：移钳至容器中央并使前端闭合，无菌持物钳前端**不可触及容器口边缘**及消毒液液面以上的容器内壁。②使用：始终保持无菌持物钳**前端向下**，不可倒转向上。
（3）注意事项：①无菌持物钳**不能夹取油纱布或进行换药、消毒等操作**。②如**取远处物品**，应将无菌持物钳(镊)放入容器内一同搬移使用。③放入无菌持物钳时需松开轴节以利于钳与消毒液充分接触。④浸泡存放时，一般病房每周更换一次，使用频率较高的如手术室、门诊换药室等，应每日更换一次；干燥存放应**每4小时更换一次**。
2. 无菌容器的使用方法及注意事项
（1）手持无菌容器盖的外面打开盖，**手不可触及盖的内面**，如放置在桌面上，盖的内面应朝上。
（2）无菌物品经从无菌容器中取出，虽未使用，也不可再放回无菌容器内。
（3）无菌容器应定期灭菌，一般**每周一次**，一经打开，使用时间**不超过24小时**。
3. 无菌溶液取用法
（1）操作要点：①检查：取无菌溶液瓶，应首先核对标签(名称、剂量、浓度、有效期)。②倒液：另一手握住溶液瓶签，先倒少量溶液以**冲洗瓶口**，再由原处倒出溶液至无菌容器中。③盖瓶塞：如无菌溶液一次未用完，应立即封好，**24小时内可再使用**。
（2）注意事项：倒溶液时，溶液瓶应与无菌容器保持一定距离，不可触及无菌容器；也不可将无菌敷料或非无菌物品堵塞瓶口倒液，或伸入无菌瓶内蘸取溶液。
4. 无菌包的使用
（1）使用方法
1）检查：检查无菌包的名称、灭菌日期及化学指示胶带是否变色，观察无菌包是否破损、潮湿。

2)打开包：将无菌包放在清洁、干燥的平面上，解开系带卷放在包布角下，按序依次逐层打开无菌包。

3)取物：用无菌持物钳夹取包内物品置于无菌区内。若取用包内全部物品，可将无菌包托在手中打开，另一手抓住包布四角将包内物品放入无菌区内。

4)包扎：按原折痕包好，横向缠绕系带并注明开包日期和时间。

(2)注意事项：①打开包时手只能触及包布外侧，不能触及包布内面及边缘。②**打开过的无菌包，有效期为 24 小时**。③无菌包或包内物品超过有效期、被污染或可疑污染、包布潮湿时，**需重新灭菌方可使用**。

5. 铺无菌盘法

(1)使用方法

1)查对：检查并核对无菌包名称、灭菌日期、有效期、灭菌标识以及有无潮湿或破损。

2)取巾：打开无菌包，用无菌持物钳取一张治疗巾于治疗盘内。

3)铺盘：将无菌治疗巾双折铺于治疗盘上，再手持无菌巾上层下边两外面角，向上呈扇形折叠，内面向外，按需取无菌物品放入无菌区内；手持无菌治疗巾的外面覆盖上层无菌巾，使上、下层边缘对齐，开口侧边缘向上翻折。

4)记录：注明铺盘日期及时间并签名。

(2)注意事项：①铺盘区域应清洁干燥，铺好的无菌盘也应保持干燥；②操作过程中不可跨越无菌区；③**铺好的无菌盘有效期为 4 小时**。

> **重点提示▶** 1. 一次性口罩应 4 个小时更换一次。
> 2. 无菌盘应在 4 个小时内使用。
> 3. 无菌持物钳干燥保存 4 小时。
> 4. 未开封的容器和无菌包有效期一般为 7 天。
> 5. 开启后的溶液、打开的无菌包和无菌容器如未污染可保存 24 小时。

6. 无菌手套的使用

(1)戴无菌手套法

1)检查：检查手套型号、有效期及无菌手套包是否破损、潮湿。

2)打开手套包：按打开无菌包的方法打开，取滑石粉涂抹双手。

3)取出并戴好手套：一手揭开手套袋开口处，另一手持一只手套的反折部分（手套内面)取出手套，对准五指戴好；然后未戴手套的手揭开手套袋另一侧开口处，戴好手套的手指插入另一只手套的反折内面(手套外面)，取出手套，同法戴好。

4)必要时用无菌生理盐水冲掉手套上的滑石粉后，即可进行操作。

(2)脱无菌手套法

1)手捏住对侧手套外侧，翻转脱下。

2)脱下手套的手，伸入另一只手套内侧，翻转脱下。

3)将手套置于医用垃圾袋内处理。

(3)注意事项：①手套外面为无菌区，注意保护。**未戴手套的手不可触及手套外面，戴好手套的手不可触及手套内面**。②戴好手套的手应保持在腰部以上水平、在视线范围内。

③手套破损或被污染，应立即更换。

四、隔离技术

(一) 概念

隔离是将传染源传播者和高度易感人群安置在指定地点和特殊环境中，暂时避免和周围人群接触，避免疾病传播的措施。

传染源隔离：将传染源安置在指定地点，避免与周围人群接触。

保护性隔离：将易感人群安置在指定地点，避免与周围人群接触。

(二) 隔离区域的设置和划分

1. 隔离室内患者的安置原则

(1) 未确诊、发生混合感染、有强烈传染性及危重患者应安排在单人隔离室，配备单独用具。

(2) 同病种患者可隔离在同一病室。

(3) 不同病种患者须分室隔离。

2. 隔离区域的划分：见表11。

表 11   隔离区域的划分

清洁区	凡未被病原微生物污染的区域称为清洁区，如**更衣室、配膳室、治疗室、值班室及库房等**
半污染区	凡有可能被病原微生物污染的区域称为半污染区，如**医护办公室、化验室、病区内走廊**等
污染区	凡患者直接接触或间接接触，被病原微生物污染的区域称为污染区，如**病室、厕所、浴室等**

(三) 隔离消毒原则

1. 一般消毒隔离

(1) 根据隔离种类，病室门口和病床应悬挂隔离标志，门口备有浸消毒液的脚垫、泡手的消毒液、挂隔离衣用的悬挂架或立柜。

(2) 病室及空气**每日须用紫外线消毒 1 次**，或用消毒液喷洒消毒，每日晨间用消毒溶液擦拭病床及床旁桌椅。

(3) 污染物品不得放于清洁区内，任何污染物品必须先经过消毒后再处理。

(4) 患者的**传染性分泌物经 3 次培养，结果均为阴性**或确已度过隔离期，经医生开出医嘱方可解除隔离。

2.终末消毒处理

患者的终末消毒处理：患者出院或转科前须经过沐浴，更换清洁衣服方可离开。**个人用物须经消毒处理后才能带出**。死亡的患者，需用消毒液擦拭尸体，并用消毒液浸湿的棉球填塞口、鼻、耳、肛门、阴道，伤口更换敷料，并用一次性尸单包裹，送传染科太平间。

(四)隔离种类及措施

1.严密隔离

(1)**适用于传染性强或传播途径不明的疾病，如鼠疫、霍乱、非典型肺炎等烈性传染病。**

(2)主要隔离措施：①患者住单人房间，室内物品应尽可能简单并耐消毒，门口挂有醒目标志，**患者不得离开病室，不得随意开启门窗，禁止探视**。②进入病室，必须戴口罩、帽子，穿隔离衣、隔离鞋，戴手套。③物品经进入病室即视为污染，均应严格消毒处理，污染的敷料装袋标记并送焚烧处理。④室内空气、地面及距地面 2 m 以下的墙壁、家具，每日消毒 1 次。

2.呼吸道隔离

(1)**适用于病原体经呼吸道传播的疾病，如麻疹、白喉、百日咳、流行性脑脊髓膜炎、肺结核等**。

(2)主要隔离措施：①同种患者可住一室，但相互间不得借用物品或传阅书籍，患者离开病室应戴口罩。②接近患者时应戴口罩、帽子，必要时穿隔离衣，并保持干燥。③患者口、鼻及呼吸道分泌物经消毒后方可倒入专用下水道或焚烧。④病室内空气每日消毒 1 次。

3.消化道隔离

(1)**适用于病原体通过污染食物、食具、手及水源，并经口引起传播的疾病，如甲型、戊型病毒性肝炎，伤寒、细菌性痢疾等**。

(2)主要隔离措施：①同种患者可居一室，不同种患者应尽可能分室收住，如**同住一室两床间隔不少于 2 m**，患者之间禁止交换任何物品。②护理患者时，按病种穿隔离衣、戴手套，并消毒双手。③患者的食具、便器、呕吐物、排泄物、剩余的食物等须严密消毒。④病室地面、家具每日用消毒液喷洒或擦拭。⑤病室应有防蝇、防蟑螂设施。

4.接触隔离

(1)**适用于病原体经皮肤或黏膜进入体内的疾病，如破伤风、炭疽、狂犬病等**。

(2)主要隔离措施：①不同种患者分室收住，禁止接触他人。②治疗和护理此类患者时，应穿隔离衣、戴手套，皮肤有破损者，避免伤口换药及护理。③已被污染的用具和敷料应严格消毒或焚烧。

5.血液、体液隔离

(1)**适用于病原体通过血液、体液(引流物、分泌物)等传播的疾病，如乙型、丙型、丁型肝炎及艾滋病等**。

(2)主要隔离措施：①同种患者可居一室，必要时单独隔离。②接触血液、体液时，应穿隔离衣、戴手套。护理可能产生血液、体液及分泌物飞溅或飞沫的患者时，应戴上口罩、防护镜或面罩。操作前后，严格洗手或消毒手。③注射器、针头、输液器、植入性导管等须严格按"一人一针一管一巾"的要求，进行各项检查、治疗及护理。④污染的用物，应装入有标记的袋中，送出销毁或消毒处理；污染的室内物品或物体表面，应立即用消毒液擦拭或消毒处理。⑤所采集的标本应有醒目标志，以引起重视。

6.昆虫隔离

（1）**适用于病原体通过蚊、虱、蚤等昆虫传播的疾病，如流行性乙型脑炎、疟疾、斑疹伤寒等**。

（2）主要隔离措施：①病室应有严密的防蚊设备。②由虱传播的疾病，患者应洗澡、更衣，并经灭虱处理后方可进入同种病室。

7.保护性隔离（亦称为反向隔离）

（1）**适用于抵抗力低下或极易感染的患者，如大面积烧伤、早产儿、白血病及脏器移植、免疫缺陷的患者等**。

（2）主要隔离措施：①患者住单人房间。②接触患者前须洗手，戴口罩、帽子，换鞋、穿无菌隔离衣；患有呼吸道疾病或咽部带菌者应避免接触患者。③病室内空气、家具及地面等严格消毒。

> **重点提示** ▶ 1.严密隔离：适用于传染性强、死亡率高的传染病，如霍乱、鼠疫、非典型肺炎。
> 2.肠道隔离：适用于伤寒、甲型肝炎、细菌性痢疾。
> 3.接触隔离：适用于破伤风、气性坏疽。
> 4.保护性隔离：也称反向隔离，适用于抵抗力低下或极易感染的患者，如早产儿、严重烧伤、白血病、器官移植、免疫缺乏的患者。
> 5.呼吸道隔离：适用于麻疹、白喉、流行性脑脊髓膜炎。
> 6.血液、体液隔离：通过血液、体液（引流物、分泌物）等传播的疾病，如乙型、丙型、丁型肝炎及艾滋病等。
> 7.昆虫隔离：适用于流行性乙型脑炎、疟疾、斑疹伤寒。

（五）隔离技术操作法

1.口罩的使用

口罩摘下后，将污染面向内折叠，放入小袋内，再放入口袋内，**不能挂在胸前反复使用**。如有潮湿或接触严密隔离的患者，应立刻更换，使用**一次性口罩不得超过 4 小时**。

2.洗手：**持续时间不少于 15 秒**。

消毒手顺序：传染病区工作人员刷手是用刷子蘸肥皂乳按前臂、腕关节、手背、手掌、指缝及指甲处顺序仔细刷洗，每只手刷 30 秒，用流动水冲净，再重复遍，共刷 2 分钟。

> **重点提示** ▶ 刷手范围应超过被污染的范围；流动水冲洗时，腕部应低于肘部，使污水流向指尖。

3.穿脱隔离衣

（1）穿隔离衣的方法：洗手，戴口罩，卷袖过肘→取衣：手持衣领取下隔离衣，使清洁面朝向自己；检查隔离衣是否潮湿、破损，大小是否合适，露出衣袖内口→穿衣袖：右手持衣领，左手伸入衣袖内，右手持衣领向上拉，左手上举抖动，露出手及前臂，同法穿好右侧衣袖→系衣领：双臂外展，向后系好衣领→系好袖口→系腰带。

（2）脱隔离衣的方法：解腰带：解开腰带，在前面打一活结→解袖口：解开袖口，上卷，污染面不可触及身体→刷洗双手→解开领口→脱衣袖：右手伸入左侧袖口内，拉下衣袖遮住左手，再用遮住的左手捏住右侧衣袖外面，将右侧衣袖拉下遮住右手，两手在衣袖里使衣袖对齐，双臂逐渐退出→悬挂隔离衣：双手持衣领，将隔离衣两边对齐，挂好。**清洁面向外挂半污染区，污染面向外挂污染区**。**不再穿的隔离衣，脱下后清洁面向外，放入污衣袋中**。

(3)穿脱隔离衣的注意事项：

①穿隔离衣前，应备齐操作所需一切用物。

②**隔离衣的衣领和内面为清洁面，外面为污染面**。

③系领口时，衣袖勿触及面部、衣领和帽子。

④系腰带时，手不可触及隔离衣的内面。**穿好隔离衣后，双臂保持腰部以上视线范围内，不可进入清洁区**。

⑤解袖口时，不可将隔离衣的外侧面塞入工作服袖内。

⑥脱衣袖时，手不可触及隔离衣的外面。

⑦**若隔离衣悬挂在半污染区，则清洁面向外；若挂在污染区，则污染面向外**。

⑧隔离衣需每日更换，如有潮湿、破损应及时更换。

4.避污纸的使用：使用避污纸时，应从上面**抓取**，不可掀页撕取。

重点提示 ▶ 1.控制医院感染的三级监控体系由医院感染管理委员会、医院感染管理科、临床及医技科至医院感染管理小组组成。感染事件发生后，逐级上报。

2.燃烧法常用于无需保留的污染物品，不适用于锐利刀剪的消毒。

3.高压蒸汽灭菌法是医院使用最广泛的灭菌方法；不宜用于凡士林等油类和滑石粉等粉剂的灭菌；生物监测法最为可靠。

4.戊二醛常用于不耐热的医疗器械和精密仪器的消毒；消毒手术刀片等碳钢类制品时，先加入0.5%亚硝酸钠以防生锈。

5.酒精和碘酊不可用于黏膜和创面的消毒。碘伏常用于皮肤、黏膜的消毒。

6.清洁区、半污染区、污染区各自的代表区域。

7.隔离衣衣领视为清洁部位；口罩不可挂于胸前；避污纸从上面抓取。

第五章　患者的清洁卫生

一、口腔护理

1.适应证

适用于高热、昏迷、禁食、鼻饲、口腔有疾患、大手术后及其他生活不能自理的患者。

2.目的

(1)保持口腔清洁、湿润，预防口腔感染等并发症。

(2)预防或减轻口腔异味，清除牙垢，增进食欲，确保患者舒适。

(3)评估口腔内的变化(如黏膜、舌苔及牙龈等)，提供患者病情动态变化的信息。

3. 口腔护理常用溶液

(1)**朵贝尔溶液**(复方硼砂溶液)：**轻微抑菌，消除口臭**。

(2)**0.02%呋喃西林溶液**：清洁口腔，有**广谱抗菌**作用。

(3)**2%~3%硼酸溶液**；属**酸性防腐剂**，可改变细菌的酸碱平衡，起抑菌作用。

(4)1%~3%过氧化氢溶液：遇有机物时放出新生氧，有抗菌、防臭作用。

(5)1%~4%碳酸氢钠溶液：碱性溶液，用于真菌感染。

(6)0.08%甲硝唑：适用于厌氧菌感染。

(7)**0.1%醋酸溶**液：用于铜绿假单胞菌感染。

4. 操作方法

(1)准备：护士穿戴整齐、用物准备完整、环境适宜，患者已经了解操作的目的，愿意配合。

(2)操作：携用物至床旁，解释；协助患者取侧卧位或仰卧位，头偏向一侧面向护士；润唇；漱口；检查口腔情况；患者咬合，压舌板撑开左侧颊部，以弯止血钳夹紧含有漱口液的棉球，从臼齿向门齿方向，依次纵向擦拭牙齿左外侧面→同法擦拭右外侧面→左上内侧面→左上咬合面→左下内侧面→左下咬合面→左侧颊部→右上内侧面→右上咬合面→右下内侧面→右下咬合面→右侧颊部→弧形擦拭硬腭→舌面→舌下。

(3)收拾整理用物。

5. 注意事项

(1)擦洗时动作要轻，以免损伤口腔黏膜，特别是对凝血功能较差的患者。

(2)**昏迷患者禁忌漱口**，擦洗时棉球不宜过湿，以免引起误吸；棉球要用止血钳夹紧，防止遗留在口腔。

(3)传染病患者用物须按消毒隔离原则处理。

(4)长期应用抗生素和激素者，应观察口腔黏膜有无真菌感染。

(5)对活动义齿应用冷水冲洗干净，不可将义齿泡在热水或乙醇内，以免义齿变色、变形。

二、头发护理

(一)目的

(1)清除头皮屑及污垢，使头发清洁、整齐，感觉舒适。

(2)按摩头皮，促进头皮血液循环，利于头发的生长和代谢。

(3)维护个人尊严与自信，有利于身心健康。预防和灭除蚤、虱，防止疾病传播。

(二)床上梳头

1. 体位：根据病情协助患者取坐位或半卧位，病情较重者，可协助其取侧卧或平卧，头偏向一侧。

2. 梳头：将头发从中间分成两股，护士一手握住一股头发，一手持梳子由发根梳向发梢。如遇长发或头发打结不易梳理时，应沿发梢到发根的方向进行梳理。可将头发绕在手指上，也可用**30%乙醇湿润打结处**，再慢慢梳理开；避免过度牵拉，使患者疼痛。

3. 操作处理：将脱落的头发置于纸袋中，撤去治疗巾。协助患者取舒适位，整理床单位及用物并洗手。记录操作时间及护理效果。

(三)床上洗头

1. **体位**：让患者取仰卧位。

2. **洗头**：松开头发，用温水充分湿润头发；取适量洗发液于手掌心，均匀涂遍头发，由发际至脑后部反复揉搓，同时用指腹轻轻按摩头皮；一手抬起头部，另一手洗净头后部头发，温水冲洗头发至冲净。

3. **操作处理**：撤去洗发用物。将枕移向床头，协助患者取舒适体位。整理床单位及用物并洗手；记录操作时间及护理效果。

4. **注意事项**

(1) **室温 24℃，水温略高于体温，以下不超过 40℃为宜**。

(2) 床上洗发时应避免水或洗发液流入耳及眼内，防止浸湿患者衣领及床单等。

(3) 揉搓时用力适中，避免手指抓洗，造成疼痛或头皮损伤。

(4) **洗头时间不宜过久，避免疲劳不适，操作中密切观察病情，随时与患者沟通，如有面色、呼吸、脉搏异常时应立即停止操作**。

(5) 身体衰弱、病情危重的患者不宜洗发，待病情稳定后再洗。

(四)灭头虱、虮法

1. **灭头虱、虮药液的制备**

(1) 30%含酸百部酊：**百部 30 克，加 50%乙醇 100 mL，再加 100%乙酸 1 mL**，装瓶中盖严，48 小时后即制得此药。

(2) 30%百部含酸煎剂：百部 30 克，加水 500 mL，煎煮 30 min 后用双层纱布过滤，挤出药液。药渣再加水 500 mL，经煎熬 30 min 后过滤，挤出药液。将两次药液合并浓缩至 100 mL，待冷却后，加入纯乙酸 1 mL 即可。

2. **操作方法要点**

(1) 将头发分为若干小股，用纱布蘸百部酊，按顺序擦遍头发，同时用手揉搓，使之湿透全部头发。反复揉搓 **10 min** 后严密包住头发。

(2) 24 小时后用篦子篦去死虱和虮，并洗发。如仍有活虱，须重复用百部酊杀灭。

(3) 灭虱完毕后更换床上被服和患者衣裤，**按隔离原则**进行消毒处理。

3. **注意事项**：使用百部酊时，防止药液沾污面部及眼部。用药过程中及用药后注意观察患者局部及全身反应情况。操作中避免虱、虮传播，操作后严格执行消毒隔离制度，防止感染发生。

4. **重点提示**

(1) 25%~35%乙醇：**擦浴降温**；30%乙醇：**梳开打结头发**；50%乙醇：按摩皮肤；促进血液循环：配置 30%含酸百部酊。

(2) 灭头虱法。常用灭虱药为 30%含酸百部酊：百部 30 g，加 50%乙醇 100 mL，再加入纯乙酸 1 mL 盖严，48 小时即可。

三、皮肤护理

(一)淋浴和盆浴

1.适用人群：适用于病情较轻、生活能自理及全身情况良好的患者。

2.操作方法：室温在 22 ℃以上，**水温以皮肤温度为准**，浴室不宜锁门，以便发生意外时能及时进入。

3.注意事项

(1)**饭后须过 1 小时**才能进行沐浴，以免影响消化。

(2)**妊娠 7 个月以上的孕妇禁用盆浴，衰弱、创伤、患心脏病需卧床的患者，不宜淋浴和盆浴**。

(3)传染病患者进行沐浴，应根据病种、病情按隔离原则进行。

(二)床上擦浴

1.适用人群：适用于病情较重、长期卧床、活动受限(如使用石膏、牵引)和生活不能自理的患者。

2.注意事项：床上擦浴调节**室温在 24℃以上，按季节和个人习惯调节水温**，动作轻柔、敏捷；如患者出现寒战、面色苍白等变化，应立即停止擦洗。

3 擦洗顺字：开始为洗脸、颈部，然后依次清洗上肢、胸腹部、臀部、双下肢、双足，最后是会阴部。在擦洗的过程中，**若为患者脱衣服，应先脱近侧，后脱远侧；如有外伤则先脱健肢，后脱患肢；穿衣时，应先穿远则，再穿近侧；先穿患肢，再穿健肢**。在擦洗后颈、背部及臀部时，可用**50%乙醇**(或按摩油/乳/膏)按摩背部及受压部位。

四、压疮的预防及护理

压疮是指局部组织长期受压、血液循环障碍，持续缺血、缺氧、营养不良致使皮肤失去正常功能而致的组织溃烂坏死，又称为压力性溃疡。

(一)压疮发生的原因

1.力学因素

(1)压力：**垂直压力**是造成压疮的**最主要因素**，多见于长期卧床、长时间坐轮椅的患者。

(2)**剪切力**：剪切力与**体位**的关系极为密切，如患者平卧时抬高床头或半坐卧位可使身体下滑，产生剪切力，使皮肤血液循环障得，发生压疮。

2.理化因素刺激：皮肤经常受到潮湿、摩擦及排泄物的刺激使皮肤抵抗力降低。

3.营养状况：营养不良、营养过剩都是造成压疮的原因。营养不良是导致压疮的内因。

4.石膏、绷带、夹板等的使用。

5.年龄：老人皮肤解剖结构特点、生理功能下降、免疫能力下降等易发生压疮。

6.体温升高：高热使组织需氧增多，局部受压供血供氧不足更易发生压疮。

7.机体活动和感觉障碍。

(二)压疮的好发部位

好发于受压和缺乏脂肪组织保护、无肌肉包裹或肌层较薄的骨骼隆突处。

1.仰卧位：枕骨粗隆、肩胛部、脊椎体隆突处、肘部、骶尾部(最常见)、足跟等处。

2.侧卧位：耳廓、肩峰、肋骨、髋部、膝关节的内外侧、内外踝等处。

3.俯卧位：面颊、耳廓、肩部、髂前上棘、肋缘突出部、女性乳房、男性生殖器、膝前部、足尖等处。

4.坐位：坐骨结节。

> **重点提示** ▶ 仰卧位：最常发生于骶尾部；坐位：发生于坐骨结节处。

(三)压疮的分期及临床表现

见表12。

表 12　压疮的分期及临床表现

分期	皮肤特点	护理措施
淤血红润期	皮肤出现**红、肿、热、痛**，皮肤无破损，为**可逆性**改变	此期应及时**去除病因**，增加翻身次数，保持局部清洁、干燥，促进局部血液循环，改善全身**营养**状况
炎性浸润期	皮肤表面颜色转为**紫红**，皮下产生硬结，表皮出现水疱，水疱易破溃	对未破的小水疱可用无菌纱布包扎，可自行吸收；大水疱应先消毒局部皮肤，再用无菌注射器抽出水疱内液体(不可剪去表皮)，表面涂以消毒液，并用无菌敷料包扎。如水疱已破溃，应消毒创面及其周围皮肤，再用无菌敷料包扎
浅度溃疡期	浅层组织感染，**脓液**流出，溃疡形成，患者感觉**疼痛**加重	常用生理盐水、3%过氧化氢等溶液冲洗创面，**去除坏死组织**，再外敷抗生素，并用无菌敷料包扎。同时也可辅以物理疗法，如红外线灯照射、鸡蛋内膜覆盖、白糖覆盖、局部氧疗等，**以促进创面愈合**。对大面积、深达骨质的压疮，可采用外科治疗，如手术修刮引流、清除坏死组织、植皮修补缺损组织等
坏死溃疡期	坏死组织发黑，脓性分泌物增多，有臭味，可造成败血症	

> **重点提示** ▶ 见红肿热痛直接选淤血红润期；见水泡硬结直接选炎性浸润期；见脓见臭选溃疡期

(四)压疮的预防

1.避免局部组织长期受压

(1)鼓励和协助卧床患者经常更换卧位，一般**每2小时翻身1次**，必要时30分钟翻身一次。翻身时避免拖、拉、推等动作。

（2）保护骨隆突处和支持身体空隙处。可在身体空隙处垫软枕、海绵垫等，使支持体重的面积宽而均匀。有条件的还可用喷气式气垫、交替充气式床垫等，或用支被架抬高被毯。

（3）正确使用石膏、夹板、绷带、牵引。衬垫应平整、松紧适度、位置合适，尤其注意骨骼突起部位的衬垫。观察局部皮肤和肢端皮肤颜色改变的情况，并认真听取患者的主诉。

2.避免理化因素，如潮湿、摩擦及排泄物的刺激。

（1）保持皮肤清洁干燥，不可直接卧于橡胶单（或塑料布）上。

（2）床铺要经常保持清洁、干燥、平整、无碎屑。

（3）不可使用破损的便盆，便盆边缘垫纸或布垫，以免擦伤皮肤。

3.增进局部血液循环：对易发生压疮的患者，进行温水拭浴，定时用**50%乙醇**行局部或全背按摩。

（1）局部按摩：以手掌的大、小鱼际部分紧贴皮肤，做环形按摩。压力由轻到重，再由重到轻，每次 3~5 min。

（2）全背按摩：从患者骶尾部开始，沿脊柱两侧边缘向上按摩（力量要足够刺激肌肉组织），至肩部时环状向下至尾骨止，如此有节奏地按摩数次。再用拇指指腹由骶尾部开始沿脊柱按摩至第 7 颈椎处。

（3）改善营养状况：在病情允许的前提下，给予高热量、高蛋白质、高维生素膳食。补充矿物质可促进慢性溃疡的愈合，如口服硫酸锌。

重点提示 ▶ 控制压疮发生的关键是预防，预防压疮的关键是去除病因。

五、晨晚间护理

见表 13。

表 13 晨晚间护理

	晨间护理	晚间护理
护理时间	一般在清晨诊疗工作前完成	晚间入睡前为患者提供的护理
护理内容	①协助患者排便，留取标本，更换引流瓶；②协助患者进行口腔护理、洗脸、洗手，帮助患者梳头，协助患者翻身，并检查皮肤受压情况，擦洗并用50%乙醇按摩背部；③整理床单位，注意观察病情；④整理病室，酌情开窗通风，保持病室空气清新	①协助患者排便，进行口腔护理、洗脸、洗手，帮助患者梳头、热水泡脚，为女患者清洁会阴部；②检查患者皮肤受压情况，擦洗并用50%乙醇按摩背部及骨隆突处，协助患者翻身，安置舒适卧位；③整理床单位，创造良好的睡眠环境；④巡视病房，注意观察病情，酌情处理

重点提示▶ 1. 活动义齿夜间取下清洗后浸没于贴有标签的冷水杯中，切勿浸于热水和乙醇中，以免变形、变色、老化。

2. 特殊口腔护理适用于高热、昏迷、危重、禁食、鼻饲、口腔有疾患、大手术后及其他生活不能自理的患者。

3. 朵贝尔溶液轻微抑菌、消除口臭；碳酸氢钠用于真菌感染；醋酸溶液用于铜绿假单胞菌感染；甲硝唑用于厌氧菌感染。

4. 长期应用抗生素者，口腔黏膜常会伴有真菌感染；昏迷患者禁忌漱口，需用开口器时从白齿处放入。

5. 遇长发或头发打结不易梳理时，应沿发梢到发根的方向进行梳理。可将头发绕在手指上，也可用30%乙醇湿润打结处，再慢慢梳理开。

6. 垂直压力是引起压疮最主要的原因，但当机体处于头低足高或头高足低体位时，剪切力是主要的力学因素；压疮在骶尾部最常见。

第六章　医院饮食与营养

一、人体营养的需要

(一)营养素

营养素是能够在生物体内被利用，具有供给能量、构成机体和组织修复以及调节和维持生理功能的物质。人体所需营养素有：蛋白质、脂肪、碳水化合物、矿物质和微量元素、维生素、水。其中蛋白质、脂肪、碳水化合物被称为热能营养素，人体所需热能由这三大营养素在体内代谢产生。

1. 蛋白质分类：分为两类。一类是**必需氨基酸**，它在人体中不能合成，必须从食物中获得，**共8种**：即亮氨酸、异亮氨酸、色氨酸、赖氨酸、蛋氨酸、苯丙氨酸、苏氨酸、缬氨酸；另一类是**非必需氨基酸**，它能在人体内合成，食物也可以供给一部分。

2. 优质蛋白质：动物蛋白质与大豆蛋白质称为**优质蛋白质**。

3. 脂肪：脂肪中的脂肪酸又分为饱和脂肪酸和不饱和脂肪酸。不饱和脂肪酸中的亚油酸、亚麻酸、花生四烯酸在体内不能合成，必须由食物供给，故称必需脂肪酸。

4. 维生素

(1)脂溶性维生素：维生素 A、维生素 D、维生素 E、维生素 K(表14)。

表 14　脂溶性维生素

维生素	维生素主要来源	缺乏所患疾病
维生素 A	动物肝、鱼肝油、禽蛋类、有色蔬菜及水果	干眼病、夜盲症
维生素 D	海鱼及动物肝、蛋黄、奶油	佝偻病、骨质软化症
维生素 E	植物油、谷类、坚果类、绿叶蔬菜	影响生育
维生素 K	肠内细菌合成；绿色蔬菜、动物肝	血液凝固障碍

（2）水溶性维生素：维生素 B_1、维生素 B_2、维生素 B_6、维生素 B_{12}、维生素 C 及叶酸。

（二）中国居民平衡膳食宝塔

在日常生活中要做到：食物要多样，饥饱要适当，油脂要适量，粗细要搭配，食盐要限量，甜食要少吃，饮酒要节制，三餐要合理，活动和饮食要平衡。

二、医院饮食

医院的饮食通常可分三大类，即基本饮食、治疗饮食、试验饮食。

（一）基本饮食

基本饮食包括：普通饮食、软质饮食、半流质饮食、流质饮食（表 15）。

表 15　基本饮食

类别	适用范围	饮食原则
普通饮食	适用于病情较轻、疾病恢复期、无发热、无消化道疾患者	一般易消化、无刺激性的食物均可。对油煎、强烈调味品及易胀气食物应限制
软质饮食	消化吸收功能差；咀嚼不便者；低热；消化道术后恢复期的患者	要求以软、烂为主，易于咀嚼消化，如软饭、面条、切碎煮烂的菜、肉等
半流质饮食	口腔及消化道疾病；发热；体弱；手术后患者	纤维素含量少，营养丰富，呈半流质状，如粥、面条、蒸鸡蛋、馄饨。胃肠功能紊乱者禁用含纤维素或易引起胀气的食物；痢疾患者禁用牛奶，豆浆及过甜食物
流质饮食	口腔疾患、各种大手术后；急性消化道疾患；高热；病情危重、全身衰竭患者	食物呈液体状，易吞咽，易消化，如乳类、豆浆米汤、果汁等。必须注意的是所含热量及营养素不足，故只能短期使用

（二）治疗饮食

见表 16。

表 16   治疗饮食

饮食种类	适用范围	饮食原则
高热量饮食	用于**热能消耗较高**的患者,如甲亢、**高热、大面积烧伤**、产妇	在基本饮食的基础上**加餐两次**,每日总热量约 125 MJ(3 000 kcal)
高蛋白饮食	用于**高代谢性疾病**如结核、大面积烧伤、营养不良、肾病综合征、大手术后及癌症晚期	蛋白质供应按体重计算 1.5~2 g/(kg·d),总量**不超过 120 g**,总热量 2500~3 000 kcal/d
低蛋白饮食	用于限制蛋白质摄入的患者,如**急性肾炎、尿毒症**、肝性脑病等	成人蛋白质摄入量应低于 40 g/d,病情需要时也可低于 20~30 g/d
低脂肪饮食	用于**肝、胆、胰疾病**的患者,以及高脂血症、动脉粥样硬化、**冠心病**、肥胖症和腹泻	限制脂肪的摄入,成人摄入量低于**50 g/d**,肝、胆、胰疾病患者低于**40 g/d**
低胆固醇饮食	用于**高胆固醇血症**、动脉粥样硬化、冠心病等患者	成人胆固醇摄入量低于**300 g/d,禁用**或**少用含胆固醇高的食物**,如动物内脏、脑、蛋黄、鱼子、饱和脂肪酸等
低盐饮食	用于**急慢性肾炎**、心脏病、肝硬化腹水、重度高血压但**水肿较轻**的患者	成人摄入食盐不超过**2 g/d**(含钠0.8 g),但不包括食物内自然存在的氯化钠。**禁食一切腌制食物**
无盐低钠饮食	同低盐饮食,但**水肿较重**的患者	低于**0.5 g/d**。此外还应**禁用**含钠多的食物,如挂面、汽水等
高膳食纤维饮食	用于**便秘、肥胖**、高脂血症及糖尿病等患者	选择**膳食纤维含量多**的食物,如**韭菜、芹菜**、豆类、粗粮
少渣饮食	用于**伤寒**、痢疾、**腹泻**、肠炎、食管胃底静脉曲张的患者	选择**膳食纤维含量少**的食物,如**蛋类、嫩豆腐**等。用油,不用刺激性强的调味品
要素饮食	用于**低蛋白血症、严重烧伤、胃肠道瘘**、大手术后胃肠功能紊乱、营养不良、**急性胰腺炎**、短肠综合征等患者	可口服、鼻饲或造瘘置管滴注,口服温度保持在**37℃**左右,鼻饲及经造瘘口注入温度宜为41℃~42℃,滴速**40~60 滴/分**,最快不宜超过**150 mL/h**

(三)试验饮食

见表 17。

表 17　试验饮食

饮食	原则和方法
胆囊造影饮食	①造影前一日午餐进高脂肪饮食，使胆囊收缩、胆汁排空，有助于造影剂进入胆囊。晚餐进无脂肪、低蛋白、高糖类、清淡的饮食，以减少胆汁分泌。晚餐后口服造影剂，禁食、禁烟，至次日上午。②造影检查当日，禁食早餐，第一次 B 超检查后，再让患者进食高脂肪餐，待 30~45 分钟后第二次 B 超检查后，观察胆囊的收缩情况
隐血试验饮食	试验前 3 天禁食肉类、动物血、肝脏、含铁剂药物及绿色蔬菜，以免产生假阳性反应。可食用牛奶、豆制品、冬瓜、白菜、土豆、粉丝、马铃薯等
含碘试验饮食	检查或治疗前 2 周，禁食含碘量高的食物。如海带、海蜇、紫菜、淡菜、苔菜、鱼、虾及加碘食盐等；2 周后做 ^{131}I 功能测定

三、一般饮食护理

(一)饮食管理

根据医嘱确定患者饮食种类，对患者说明此类饮食的意义和用法。

(二)协助患者进食

1. 进食前

(1)核对解释：对禁食或限量饮食的患者讲解原因，取得配合。

(2)提供良好的进食环境：病室整洁、空气流通、无异味；去除高热、疼痛等不适因素；进食前暂停非紧急的治疗、检查和护理；必要时以屏风遮挡危重患者。

(3)督促或协助患者洗手、漱口，必要时进行口腔护理。

(4)协助患者取舒适的进食姿势：病情允许者下床进食；不便下床者，取坐位或半坐位，床上进食卧床患者取侧卧位，或仰卧位头偏向一侧。

(5)鼓励多人进食，促进患者食欲。

2. 进食时

(1)督促和协助配餐员，将饭菜及时准确地送给患者。

(2)鼓励患者自行进食，对不能自行进食的患者耐心喂食。流质饮食者可用吸管吸吮，注意温度适宜，防止烫伤。

(3)对双目失明或双眼被遮蔽的患者，应告知食物名称，耐心喂食；也可将食物按时钟平面放置，告知患者方位，由患者自行进食。

(4)观察患者进食情况，鼓励患者进食。

(5)对禁食或限食者应向其解释并取得配合，同时做好记录。

(6)对限水或加大饮水量者，应解释其重要性和方法，以取得患者的合作。

(7)特殊问题特殊处理。

3. 进食后

(1)撤去餐具,协助患者洗手、漱口或做口腔护理,整理床单位。

(2)做好护理记录。

(3)对需禁食或限食的患者做好交班。

4. 做好饮食健康教育。

四、鼻饲法

(一) 目的

适用于昏迷、口腔疾患、食管狭窄、食管气管瘘、拒绝进食的患者,以及早产儿病情危重的婴幼儿和破伤风患者。

(二)操作方法

1. 插入胃管的方法

(1)评估:①患者的病情和治疗情况能否耐受插管;②患者的心理状态与合作程度;③患者鼻腔黏膜有无充血、水肿,有无鼻中隔偏曲,有无鼻息肉。

(2)治疗盘内备:①鼻饲包:内放治疗碗1个,镊子1把,压舌板1个,弯盘1个,胃管1条,30~50 mL注射器1副,治疗巾1块,纱布2块,止血钳1把,液态石蜡;②弯盘1个,棉签,胶布,夹子,听诊器,手电筒,温开水,流质饮食200 mL(温度38℃~40℃)。

(3)操作步骤:①核对,解释。②患者取半坐卧位、坐位或仰卧位,无法坐起者取左侧卧位,昏迷者取去枕平卧位,头向后仰,颌下铺巾,酌情取义齿。③选择通畅一侧鼻孔,清洁鼻腔。④润滑胃管前端,**测量患者前额发际至剑突的长度(或鼻尖至耳垂再至剑突的长度)**作为插入长度。插入深度成人一般**为45~55 cm**。⑤从一侧鼻腔轻轻插入胃管,插至**咽喉部(10~15 cm)**时嘱患者吞咽(清醒患者),以利于插管,昏迷者应将患者头托起,使下颌靠进胸骨柄,扩大咽喉通道的弧度,以利于插入。⑥插管过程中,如发现呛咳、呼吸困难、发绀等情况,可能误入气管,应立即拔管,缓解后重插;如患者出现恶心,可暂停片刻,嘱患者做深呼吸,缓解后继续插入;如插入不畅,可检查胃管是否盘在口中,然后抽回一小段再小心向前推进。⑦插至预定长度后,应检查胃管是否在胃内;**抽吸胃液**(最常用、最有效);**听气过水声;将末端放入水中观察有无气泡逸出**,应无气泡逸出,确认胃管在胃内后,固定。⑧先灌入少量温开水,再缓慢注入流质食物(38℃~40℃),灌入后再次灌入少量温开水冲洗胃管,灌食后及时封闭胃管末端,妥善固定。⑨嘱患者维持仰卧位20~30分钟,防止呕吐,整理用物,鼻饲用物每餐后清洗,每日消毒一次。⑩洗手,记录插管时间、患者的反应、鼻饲液的种类和量。

2. 拔除胃管的方法

(1)评估:①拔管原因:停止鼻饲或长期鼻饲需要更换胃管时;②患者的病情与合作程度。

(2)准备用物:纱布、弯盘、治疗巾、清洁手套等。

(3)操作步骤:①核对,解释目的及配合方法;②置弯盘于颌下,封闭胃管末端,揭去胶布；③嘱患者深呼吸，在患者呼气时拔管，边拔边擦，到咽喉处迅速拔出；④清洁患者口、鼻及面部，擦去胶布痕迹；⑤协助漱口，整理用物，整理床单位；⑥洗手，记录拔管时间和患者反应。

3. 注意事项

(1) 动作轻柔，避免损伤患者鼻腔和消化道黏膜。

(2) 昏迷患者插管时应取去枕平卧位，头向后仰(避免误入气管)，当胃管插入 15 cm(会厌部)时，左手将患者头部托起，使下颌靠近胸骨柄，增大咽喉部的弧度，使胃管顺利通过咽喉部，再将胃管徐徐插入至预定长度。

(3) 每次灌食前，必须先证实胃管在胃内，才可灌注食物。新鲜果汁与奶液分别渗入，防止产生凝块。

(4) 需要通过胃管灌入药物时，应研碎溶解后再灌入。

(5) 食物温度为 38℃～40℃，每次鼻饲量不超过 200 mL，间隔时间大于 2 小时。

(6) 长期鼻饲者应每日进行 2 次口腔护理，并定时更换胃管，普通胃管每周更换一次，硅胶胃管每月更换一次。

(7) 食管静脉曲张、食道梗阻、上消化道出血以及鼻腔、食管手术后的患者禁用鼻饲法。

(8) 更换胃管时应在当天晚上最后一次灌注食物后拔管，次日晨从另一侧鼻孔插管。

(9) 拔管前需夹闭胃管末端，避免拔管时液体反流入呼吸道。

> **重点提示** ▶ 1. 测量插管长度，测量方法有两种：①从发际到剑突的距离。②从耳垂至鼻尖再到剑突的距离，成人插入胃内的长度为 45～55 cm。
> 2. 润滑胃管前段，沿一侧鼻孔轻轻插入。当导管插至咽喉部(10～15 cm 处)，嘱患者做吞咽动作。
> 3. 对于昏迷患者应注意：①在插管前，应去枕，将患者头后仰。②当胃管插至 14～16 cm 时，用左手将患者头部托起，使下颌尽量靠近胸骨柄，以增大咽喉部通道的弧度。
> 4. 证实胃管在胃内，方法有三种：①将胃管末端接无菌注射器回抽，可抽出胃液。②将导管末端放入盛有水的碗中，无气泡逸出。如有大量气泡，证明已误入气管。③将听诊器放在患者胃部，用无菌注射器迅速注入 10 mL 空气，听到有气过水声。

五、出入液量的记录

(一) 目的

了解病情，协助诊断，决定治疗方案。适用于休克、大面积烧伤、大手术后或心脏病、肾病、肝硬化腹水等患者。

(二) 记录的内容和要求

1. 每日摄水量：包括饮水量、输液量、输血量、食物中的含水量等。所用饮水容器和饮水次数准确记录。固体食物的含水量应根据食物含水量表来估算并记录。

2.每日排出量：包括尿量、粪便量、胃肠减压吸出液、引流量、胸腹腔吸出液、呕吐液、伤口渗出液等。自行排尿的患者应将尿液用容器测量后记录，尿失禁昏迷患者或需严密观察尿量者留置尿管以便观察；婴幼儿可使用尿布来收集；不易收集尿液者可观察浸湿棉织物的情况。

(三)记录方法

(1)用蓝钢笔填写出入液表的眉栏。

(2)出入液量记录，晨7时至晚7时前用蓝(黑)笔，晚7时至次日晨7时用红笔。

(3)每班护士交班前做出入量小结，晚7时做12小时小结，次晨7时做24小时出入液量总结，并用蓝钢笔填写在体温单的相应栏目内。

第七章　生命体征的评估与护理

生命体征是体温、脉搏、呼吸、血压的总称。是机体内在活动的一种客观反映，是衡量机体身心状况的可靠指标，受大脑皮层控制。

一、体温的评估及护理

(一)体温的产生与生理调节

1.体温的产生：体温是由三大营养物质糖、脂肪、蛋白质氧化分解产生，主要的产热的部位是**肝脏和骨骼肌**。

2.**体温调节中枢位于下丘脑**，视前区-下丘脑前部是体温调节中枢整合的关键部位。

3.散热方式：见表18。

表18　散热方式

方式	定义	示例
辐射散热	指由一个物体表面通过电磁波的形式传到另一个与之不接触的物体表面的散热方式。在安静状态下及低温环境中，辐射是主要的散热方式。有身体辐射所散射出的热量与辐射面积大小成正比	冬天天气寒冷，取暖器取暖
传导散热	指机体的热量传到另一个同他**直接接触且温度较低**的物体的一种散热方式	高热时用**冰袋、冰帽**等降温
对流散热	指通过**气体或液体的流动**来交换热量的一种散热方式	**电风扇**降温
蒸发散热	水分从**液态变为气态**，同时带走大量热量的一种散热方式	**酒精擦浴**降温

(二)正常体温及生理性变化

1. 正常体温：见表19。

表19　正常体温

部位	平均温度(℃)	正常范围(℃)
腋温	**36.5**	36.0～37.0
口温	**37.0**	36.3～37.2
肛温	**37.5**	36.5～37.7

2. 生理性变化

(1)年龄因素：新生儿体温中枢发育不完全，易受环境温度影响；儿童基础代谢率高，体温可略高于成人；老年人基础代谢率低，故体温偏低。

(2)性别：女性在排卵日前体温较低，**排卵日最低**，排卵后体温升高，这与体内孕激素水平周期性变化有关，**孕激素**具有升高体温的作用。

(3)昼夜因素：一般清晨2～6时体温最低，下午1～6时体温最高，但变化范围不大，在0.5℃～1℃之间。

(4)其他：情绪激动、精神紧张、进食均可使体温略有升高，而安静、睡眠、饥饿等可使体温略有下降。

(三)异常体温

1. 体温过高：发热可分为感染性发热和非感染性发热，其中感染性发热临床上最常见。

(1)发热程度：以口腔温度为标准，划分见表20。

表20　发热程度

低热	体温37.3℃～38.0℃	**高热**	体温39.1℃～41℃
中等度热	体温38.1℃～39.0℃	**超高热**	体温在41℃以上

(2)发热的过程：发热的临床过程可分为以下三个阶段(表21)。

表21　发热的过程

01	**体温上升期**：产热大于散热。临床表现为患者畏寒，**皮肤苍白**，无汗，有时伴有寒战。骤升型见于肺炎球菌肺炎；缓升型见于伤寒
02	高热持续期：产热和散热在较高水平保持平衡。临床表现为皮肤血管舒张、**皮肤发红**，口唇干燥，呼吸深快，脉搏加快
03	体温下降期：散热大于产热。皮肤血管舒张、**皮肤潮湿**，出汗多，易出现虚脱或休克。骤退型见于肺炎球菌性肺炎；渐退型见于伤寒

（3）常见热型：见表22。

表 22　常见热型

稽留热	弛张热	间歇热	不规则热
体温持续在 39℃～40℃ 左右，持续数天或数周，24 h 波动范围**不超过 1℃**，多见于**肺炎球菌肺炎、伤寒、儿童肺结核等**	体温可达 39℃以上，24 h 内温**差达 1℃**以上，体温最低时仍高于正常水平，多见于**败血症、风湿热、化脓性疾病等**	体温骤然升高至 39℃以上，高热期和无热期**交替出现**，见于**疟疾、成人肺结核等**疾病	**发热无一定规律，持续时间不定**，多见于**流行性感冒**、癌性发热等

（4）体温过高患者的护理

1）测量体温，对高热患者应每隔**4 小时一次**，待体温恢复**正常 3 天后，改为每日 2 次**。

2）物理降温：体温超过 **39.0℃**，可用**冰袋冷敷头部**；体温超过 **39.5℃**时，可用**乙醇拭浴**、温水拭浴或做大动脉冷敷。行药物或物理降温**半小时后，应测量体温**。

3）补充营养和水分：给予患者高热量、高蛋白、高维生素、易消化的食物，适当多饮水，长期高热者要防止压疮。

2. 体温过低

（1）概念：体温在 35.0 ℃以下称为体温过低。常见于早产儿休克及全身衰竭的危重患者。

（2）临床分级：轻度 32.1℃～35.0℃；中度 30.0～32.0℃；重度＜30.0 ℃，瞳孔散大，对光反射消失；致死温度 23.0℃～25.0℃。

（3）临床表现：患者表现为躁动、嗜睡，甚至昏迷，心跳、呼吸频率减慢，血压降低、颤抖、肤色苍白，四肢冰冷。

（4）护理措施：注意保暖，减少热量散失；至少每小时测量一次体温；保持室温 22℃～24℃为宜；保暖，积极治疗病因；指导患者避免引起体温过低的因素；密切观察病情及生命体征的变化。

（四）体温测量注意事项

（1）根据病情选择合适的体温测量方法。

1）不宜测口腔温度：婴幼儿、精神异常、昏迷、口鼻腔手术以及呼吸困难、不能合作的患者。

2）不宜测腋下温度：不能夹紧体温计、腋下多汗，以及腋下有炎症、创伤的患者。

3）不宜测直肠温度：直肠及肛门手术、腹泻，以及心肌硬死的患者。

（2）避免影响体温测量的因素，如运动、进食冷热饮、洗澡坐浴，灌肠后须隔 30 分钟后再测量体温，1 岁以内较胖的患儿还可测量腋下温度。

（3）测口温时，当患者不慎咬破体温计时，应立即清除玻璃碎屑，口服牛奶或蛋清以延缓汞的吸收；在病情允许的情况下，可服大量粗纤维食物（如韭菜等），以加速汞的排出。

（4）如发现体温与病情不相符合，应重新测量，必要时可同时测口温和肛温作对照。

（五）水银体温计的清洁、消毒和检查法

（1）消毒液和冷开水须**每日**更换，盛放的容器应**每周**消毒一次。水银体温计消毒液常用70%乙醇、1%过氧乙酸、1%清毒灵等。

（2）**水银体温计的检查方法**：将所有体温计的水银柱甩至35℃以下，于同一时间放入已经测试过的**40℃以下**的温水内，**3分钟后**取出检视。若读数相差0.2℃以上、玻璃管有裂隙、水银柱自动下降的体温计则取出，不再使用。

二、脉搏的评估及护理

（一）正常脉搏及生理性变化

1.脉率：安静状态下，成人为60~100次/分。如脉率微弱难以测量，应测心率。

2.脉律：正常为节律均匀、规则，间隔时间相等。

3.脉搏的强弱：脉搏的强弱取决于心排血量、动脉的充盈程度、动脉管壁的弹性和脉压大小。正常情况下脉搏强弱一致。

4.动脉管壁的弹性：正常的动脉管壁光滑、柔软，有一定的弹性。

5.生理性变化：脉搏随着年龄的增长逐渐减慢，到老年时轻度增加；女性稍快于男性；身材矮壮者快于身材细高者；运动、兴奋、愤怒、恐惧、焦虑时增快，休息、睡眠时减慢；进食、使用兴奋剂、饮浓茶、咖啡等使脉率增快，禁食、使用镇静剂、洋地黄类药物时脉率减慢。

（二）异常脉搏

见表23。

表 23　异常脉搏

脉搏		特点	疾病
频率异常	速脉	在安静状态下，成人脉率**超过100次/分**	**发热**、甲亢、休克、大出血前期
	缓脉	在安静状态下，成人脉率**低于60次/分**	颅内压增高、房室传导阻滞、甲减
强弱异常	洪脉	心排出量增加，脉搏强大有力	高热、甲状腺功能亢进
	丝脉	又称细脉。当心排出量减少，脉搏**细弱无力**时，扪之如细丝	心功能不全、大出血、**休克**、主动脉瓣狭窄
	水冲脉	脉搏骤起骤降，**急促有力**	**主动脉瓣关闭不全**、甲亢
	奇脉	**吸气时脉搏明显减弱或消失**	**心包积液、缩窄性心包炎**
	交替脉	脉搏强弱**交替出现**	高血压心脏病、**冠心病**

续表23

脉搏		特点	疾病
节律异常	间歇脉	在一系列正常均匀的脉搏中,出现**一次提前而较弱的搏**动,其后有一较正常延长的**间歇**	各种心脏病或**洋地黄中毒**
	脉搏短绌	**脉率少于心率**。表现为心律**完全不规则**,心率快慢不一,心音强弱不等	**心房纤维颤动(房颤)**
	二联律或三联律	每隔一个正常搏动出现一次期前收缩,**称二联律**。每隔两个正常博动出现一次期前收缩,称三**联律**	见于各种心脏疾病

(三)测量脉搏的方法及注意事项

1.测量部位:浅表、靠近骨骼的大动脉均可作为测量脉搏的部位。常用的是**桡动脉**,其次有颞浅动脉、颈动脉、肱动脉、腘动脉、足背动脉、胫后动脉及股动脉等。

2.测量脉搏的方法(触诊法,以**桡动脉**为例):见表24。

表24　测量脉搏的方法

01	测量前30分钟无剧烈活动,无紧张、恐惧等
02	将示指、中指、无名指并拢,指端轻按于桡动脉处,按压的力量大小以能清楚触到搏动为宜
03	正常脉搏计数**半分钟**,并将所测得数值**乘以2**,即为脉率。如脉搏异常或危重患者应测1分钟。若脉搏细弱而触不清时,应用听诊器听心率1分钟代替触诊
04	发现**脉搏短绌**的患者,应由**两位护士同时测量**,一人听心率,另一人测脉率,由听心率者发出"起"、"停"口令,两人同时开始,**测1分钟。记录方法:心率/脉率**。

3.注意事项

(1)患者有剧烈活动或情绪激动时,应休息20~30分钟后再测。

(2)不可用拇指诊脉,以防拇指小动脉搏动与患者脉搏相混清。

(3)为偏瘫患者测脉搏,应选择健侧肢体。

(4)异常脉博应测1 min。

三、呼吸的评估及护理

(一)呼吸的评估

1.呼吸的评估正常成人的呼吸频率为16~20次/分,呼吸与脉搏之比为1:4,男性及儿童以腹式呼吸,女性以胸式呼吸为主。**体温每升高1℃,呼吸频率约增加4次/分**。

2.呼吸的调节:呼吸的化学性调节主要指动脉血或脑脊液中 O_2、CO_2、H^+。缺氧对呼吸的兴奋作用是通过外周化学感受器，尤其是颈动脉体来实现的。CO_2对中枢和外周化学感受器都有作用，而中枢化学感受器对CO_2的变化尤为敏感。可见，CO_2是维持和调节呼吸运动的重要化学因素。

3. 生理性变化：年龄越小，呼吸频率越快；同年龄的女性较男性呼吸频率稍快；运动或情绪激动时呼吸增快，休息和睡眠时呼吸频率减慢；血压升高时呼吸减慢减弱，血压降低时呼吸加快加强；环境温度升高则呼吸增快，温度降低时呼吸减慢。另外，呼吸的频率和深浅度易受意识控制。

4. 呼吸异常：见表25。

表 25　呼吸异常

	呼吸	特点	临床意义
频率异常	呼吸增快	成人呼吸频率超过 24 次/分	高热、缺氧
	呼吸缓慢	成人呼吸频率少于 12 次/分	颅内压增高、巴比妥类药物中毒
节律异常	潮式呼吸	又称陈-施呼吸，表现为开始呼吸浅慢，以后逐渐加深加快，达高潮后，又逐渐变浅变慢，然后呼吸暂停 5~20 秒后，再重复出现以上的呼吸，如此周而复始；其呼吸形态呈潮水涨落样，故称潮式呼吸	如脑炎、颅内压增高、酸中毒、巴比妥类药物中毒、中枢神经系统的疾病
	间断呼吸	又称毕奥呼吸。表现为呼吸和呼吸暂停现象交替出现。特点为有规律地呼吸几次后，突然暂停，间隔时间长短不同，随后又开始呼吸；如此反复交替出现，常在临终发生	常见于颅内病变、呼吸中枢衰竭
深浅度异常	深度呼吸	又称库斯莫尔呼吸，是种深而规则的大呼吸	尿毒症、糖尿病等引起的代谢性酸中毒
	浮浅性呼吸	是浅表而不规则的呼吸，有时呈叹息样	见于濒死患者
音响异常	蝉鸣样呼吸	吸气时有一种高音调的音响，声音似蝉鸣。多由于声带附近阻塞，吸气困难	见于喉头水肿、痉挛或喉头有异物的患者
	鼾声呼吸	是指呼气时发出粗糙鼾声的呼吸，由于气管或支气管有较多的分泌物蓄积	多见于深昏迷患者

5. 呼吸困难：可根据临床表现分类(表26)。

表 26　呼吸困难分类

吸气性呼吸困难	吸气困难，吸气时间>呼气时间，出现三凹征(胸骨上窝、锁骨上窝、肋间隙凹陷)，见于喉头水肿、喉头异物的病人
呼气性呼吸困难	呼气费力，呼气时间>吸气时间，多见于支气管哮喘、肺气肿等患者
混合性呼吸困难	呼气、吸气均费力，呼吸快而浅，见于肺部感染患者

(二)测量呼吸的方法

1. 测量方法

(1)测量脉搏后,护士仍保持诊脉手势,以分散患者的注意力。

(2)一般情况测 30 秒,将所测数值乘以 2 即为呼吸频率,如呼吸不规则或婴儿应测 1 min。

(3)危重患者或患者呼吸微弱不易观察时,可用少许棉花置于患者鼻孔前,观察棉花纤维被吹动的次数,计数 1 min。

2. 注意事项

(1)测量时若患者有剧烈运动或情绪激动,应休息 30 min 后再测量。测量应观察呼吸的节律、深浅度、音响、气味及呼吸困难的症状等变化。

(2)测量前不必解释,以免患者紧张影响结果。

四、血压的评估及护理

(一)正常血压

一般以肱动脉血压为标准,安静状态下,正常成人收缩压 90 ~ 139 mmHg（12 ~ 18.5 kPa）;舒张压 60~89 mmHg（8~11.8kPa）。脉压 30~40 mmHg（4~5.3 kPa）。

(二)生理性变化

1. 年龄:动脉血压随年龄的增长而逐渐增高,新生儿血压最低,儿童血压比成人低。

2. 性别:女性血压比男性偏低,但更年期后,女性血压逐渐增高,与男性差别较小。

3. 昼夜和睡眠:血压凌晨 2~3 时最低,上午 6~10 时及下午 4~8 时各有一个高峰,晚上 8 时后血压呈缓慢下降趋势。

4. 环境:在寒冷刺激下,血压可略升高;在高温环境中,血压可略下降。

5. 部位:一般右上肢血压高于左上肢,下肢血压比上肢高。

(三)异常血压

1. 高血压:成人收缩压≥140 mmHg 和(或)舒张压≥90 mmHg,称为高血压。

2. 低血压:成人血压低于 90/60 mmHg 称为低血压。

3. 脉压的变化:

①脉压增大:见于**主动脉瓣关闭不全、主动脉硬化**等患者。

②脉压减小:见于**心包积液、缩窄性心包炎、主动脉瓣狭窄**等患者。

(四)测量血压的方法及注意事项

1. 操作方法要点(以水银血压计测量上肢肱动脉为例)

(1)血压计准备:测量前检查血压计(袖带宽窄合适,玻璃管无裂隙,管道连接正确,水银充足,橡胶管和输气球不漏气),嘱患者至少坐位安静休息 5 min,向患者解释测量血压的目的及方法，询问有无影响测量血压的因素，如运动、情绪变化等，如有上述情况应休息 15 ~30 min 再测量。

（2）患者体位：取坐位或仰卧位，被测肢体（肱动脉）与心脏、血压计"0"点位于同一水平，坐位时手臂平第四肋，仰卧位时平腋中线。

（3）系袖带：驱尽袖带内空气，平整地缠于上臂中部，袖带下缘距肘窝 2 ~ 3 cm，松紧以能放入一指为宜。

（4）充放气：充气至肱动脉搏动音消失再升高 15 ~ 30 mmHg。以每秒 4 mmHg 速度放气，使汞柱缓慢均匀下降。

（5）听血压值：听到第一声搏动音时汞柱所指刻度为收缩压；声音突然减弱或消失时汞柱所指刻度为舒张压（世界卫生组织规定以动脉消失音作为舒张压）。

（6）记录：收缩压/舒张压。

2. 注意事项

（1）测量前应检查血压计，符合要求方可使用。水银柱出现气泡应及时检修，水银不足会使测量血压值偏低。

（2）需要密切观察血压的患者，应做到定时间、定部位、定体位、定血压计，即"四定"。

（3）**偏瘫、一侧肢体外伤或手术**的患者应选择健侧肢体。

（4）排除测量血压过程中的影响因素（表27）。

表 27　测量血压过程中的影响因素

原因	机制
袖带太窄	需用较高的空气才能阻断动脉血流，使测得**血压值偏高**
袖带过宽	使大段血管受压，以致搏动音在到达袖带下缘之前已消失，故测得**血压值偏低**
袖带过松	使橡胶袋呈球状，有效的测量面积变窄使测得的**血压值偏高**
袖带过紧	使血管在未充气前已受压，测得**血压值偏低**
肱动脉位置	高于心脏水平，测得血压值偏低；低于心脏水平，测得**血压值偏高**
放气速度	太快，易漏听第一声搏动音，使测得收缩压偏低

（5）打气不可过猛、过高，以免水银溢出，影响测量结果及患者舒适度。

（6）如所测血压异常或血压的搏动音听不清时，应先将袖带内气体驱尽，使汞柱降至"0"点，稍等片刻再行第二次测量。

（7）重复测血压应相隔 1 ~ 2 min，取两次的均值，如两次测量的收缩压或舒张压相差 5 mmHg 以上应再次测量，取 3 次的均值。

第八章　医疗与护理文件

一、概述

(一)医疗和护理文件的重要性

(1)提供患者的信息资料。
(2)提供教学及科研的重要资料。
(3)提供评价依据。
(4)提供法律的证明文件。

(二)医疗和护理文件的书写

1.书写要求：**应及时、准确、真实、完整、简明扼要、清晰**，不得随意涂改、剪贴或滥用简化字；有书写错误时应在错误字词上划双横线删除，就近书写正确文字并签全名，如因抢救未能及时记录的，应在**抢救结束6小时内**据实补记，同时记明抢救完成时间和补记时间。

2.保存：住院期间由病房负责保管，出院或死亡后，由病案室保存，病室报告本保存<u>1年</u>，医嘱本保存2年，门(急)诊病历档案的保存时间自患者最后一次就诊之日起不少于15年。

3.保管要求

(1)按规定放置，记录或使用后必须放回原处。

(2)医疗护理文件必须保持清洁、完整，防止污染、破损、拆散和丢失，收到化验单等粘贴报告单应及时进行粘贴。

(3)住院病案放于病案柜中，患者和家属未经护士同意不得翻阅，病案也不能擅自携出病区，患者及家属<u>有权复印体</u>温单、医嘱单、护理记录单。

(4)住院期间由病房统一保管，出院或死亡后，医疗护理文件应整理后交病案室，并按卫生行政部门规定的保存期限保管，病室报告本保存1年，医嘱本保存2年。

(5)病案按要求排列，住院期间体温单在第一页；出院后住院病历首页在第一页。

二、护理文件的书写

(一)体温单

1.体温单记录的内容：包括体温、脉搏、呼吸、血压、出入院、手术、分娩、转科、死亡的时间、大便、出入液量、体重、特殊治疗、药物过敏等。

2.体温单上各项目的记录方法

(1)眉栏用蓝墨水或碳素墨水笔填写：①日期栏：每页体温单的第一日应写明年、月、日，其余 6 天只写日，如中间换年或月份，应填写年、月、日或月、日。②手术日数：自手术或分娩后次日为第一日，连续写 7 天，如 7 天内进行第二次手术，则第一次手术作分母，第二次手术作分子，依次填写至第 7 天。

（2）用红色水笔在 40℃～42℃ 横线之间相应时间栏内，**纵行填写**入院时间手术、分晚时间、转入时间、转科、出院时间、死亡时间，所填时间按 24 小时制记录，且一律用中文书写×时×分。

（3）体温曲线的绘制：绘制体温曲线用蓝笔。

①体温符号：口腔温度以蓝"●"表示，腋下温度以蓝"×"表示，直肠温度以蓝"○"表示。

②在 **35℃～42℃ 之间**，按实际测量数值，绘制体温符号，相邻体温符号之间以蓝线相连。

③物理降温或药物降温后 30 分钟所测的体温，绘制在降温前体温的相应纵格内，以红"○"表示，并用红色虚线与降温前体温相连，下一次体温应与降温前体温相连。

④当体温<35℃时，为体温不升，应在 35℃线以下相应时间纵格内用红钢笔写"不升"，不再与相邻湿度相连。

⑤遇拒测、外出时，前后两次体温曲线应断开不连；如体温与前次数值差异较大或与病情不符，应重新测量，无误后在原体温符号上方用蓝黑色墨水笔写上一小写英文字母"√"。

（4）脉搏曲线的绘制：绘制脉搏曲线用红笔。

①脉搏以红"●"表示，心率以**红"○"**表示，相邻符号用红线相连。

②当体温与脉搏重叠时，先绘制体温符号，再用红笔在体温外面画红圈表示脉搏。

③若有脉搏短绌，需同时绘制心率和脉率，在心率与脉率曲线之间以红笔画直线涂满。

（5）呼吸记录：呼吸次数用红笔以阿拉伯数字记录，相邻两次呼吸次数应上下错开；也可绘制呼吸曲线(呼吸机患者呼吸用"R"表示)。

（6）底栏填写用蓝笔以阿拉伯数字记录，免写计量单位(体温单前已注明)。

1)记录大便次数：①每 24 小时填写前一日的大便次数。如未解大便记"0"。②**灌肠后的大便次数用"E"符号**，以分数表示，如灌肠后大便 3 次记为 3/E，2 次灌肠后大便 3 次用 3/2E 表示，$1\frac{2}{E}$ 表示自行排便 1 次，灌肠后排便 2 次，0 表示灌肠后无大便。③大便失禁记为"＊"。④"☆表示人工肛门。

2)出入液量：单位栏为 mL，在相应栏内记录前一日 24 小时的统计数字。

3)尿量：单位为"mL"，记录前一日 24 小时的总尿量。

4)血压：单位为"mmHg"，以分式表示，次数按护理常规或医嘱进行，新入院患者应测量血压并记录，住院期间每周至少记录一次。

5)体重：单位为"kg"，新入院患者应测量体重并记录，住院期间每周至少记录一次，如因病情不能测量体重，可记录"卧床"。

6)空格：作为机动用，根据病情需要可记录痰量、抽出液、特殊用药、腹围、药物过敏等。

7)页码：用蓝墨水或碳素墨水笔逐页填写。

(二) 医嘱单

1.医嘱的种类：见表28。

表 28　医嘱的种类

种类		特点
长期医嘱		医嘱自开写之日起,有效时间在 24 小时以上,医生注明停止时间后失效
临时医嘱		医嘱有效时间在 24 小时以内,<u>一般只执行 1 次</u>
备用医嘱	长期备用医嘱(prn)	有效时间在 24 小时以上,需要时使用,医生注明停止时间医嘱方为失效
	临时备用医嘱(sos)	仅在 12 小时内有效,必要时使用,<u>只执行 1 次,过期尚未执行即失效</u>,由护士在该医嘱后用红笔注明"未用"两字

2. 医嘱的处理方法

(1)处理原则:先急后缓,先临时后长期,先执行后抄写,即先执行临时医嘱,再执行长期医嘱,最后转抄到医嘱单上,执行者签全名。

(2)处理方法

①长期医嘱:医生写在长期医嘱单上,注明日期和时间,护士将长期医嘱分别转抄至各种临时治疗单或治疗卡上,护士在执行栏内注明时间并签全名。

②临时医嘱:医生写在临时医嘱单内,护士将临时医嘱分别转抄至各种临时治疗单或治疗卡上,需立即执行的临时医嘱应马上执行,执行后,护士必须写上执行时间并签全名。

③长期备用医嘱:医生直接写在长期医嘱单内,执行后在临时医嘱单上记录执行时间并签全名,供下一班参考。每次执行前须先了解上次的执行时间。

④临时备用医嘱:写在临时医嘱单上,执行后注明执行时间并签全名.过时未执行,用红笔在该项医嘱后用红笔标明"未用"两字。

⑤停止医嘱:医生直接在长期医嘱单相应医嘱的停止栏内注明日期、时间、签名.护士在相关治疗单或治疗卡上注销该医嘱,写明停止的日期与时间并签全名。

⑥重整医嘱:长期医嘱调整项目较多时,以及患者转科、手术、分娩时,均需要重整医嘱。

3. 处理医嘱时的注意事项

(1)认真、细致、及时、准确,字迹清楚、整齐,护士不得任意涂改。

(2)医嘱必须经医生签名后方为有效,一般情况下不执行口头医嘱,在抢救或手术过程中医生提出口头医嘱时,护士必须向医生复述一遍,双方确认无误后方可执行,但事后仍需及时由医生补写在医嘱单上。

(3)严格执行查对制度,医嘱须每班小查对、每日查对及每周总查对,查对后注明查对时间并签全名。

(4)护士应严格执行医嘱,发现有疑问,心须核对清楚后方可执行。

(5)凡需要下一班执行的临时医嘱要交班,并在护士交班记录本上注明。

(6)处理医嘱时,应先急后缓,即先立即执行临时医嘱,再执行长期医嘱。

(三)特别护理记录单的书写

1. 记录内容：包括神志、瞳孔生命体征、出入液量、用药情况、病情动态变化、各种治疗和护理措施及其效果等。

2. 记录方法

(1)眉栏各项用蓝笔填写。

(2)上午7时至下午7时用蓝笔记录,下午7时至次日晨7时用红笔记录。

(3)出入液量每12小时小结,每24小时总结,并用红笔记录于体温单上。

(4)病情及处理栏内要详细记录患者的病情变化、治疗、护理措施及效果,并签全名。

(5)患者出院或死亡后,特别护理记录单应随病历留栏保存。

(四)病室报告的书写

1. 书写要求：日间用蓝(黑)笔书写,夜间用红钢笔书写,字迹清楚,不得涂改,签全名。

2. 书写顺序：**先写当日离开病室的患者**,即出院、转出(注明转何院、何科)、死亡(注明原因与时间);**再写进入病室的新患者**,即新入院、转入的患者(注明何科、何院转入)、现有患者数;**再写病室内重点护理患者**,即手术、分娩、病危、病重;最后写其他,如外出、特护人数、一级护理人数等。

3. 交班内容：对新入院、转入、手术、分娩及危重患者,在诊断栏目内分别用红笔注明"新""转入""手术""分娩",危重患者应作出特殊红色标志"※"或用红笔注明"危",以示醒目。

重点提示▶

1. 住院期间体温单在第一页;出院后住院病历首页在第一页。

2. 体温单:用红笔在40℃~42℃横线之间相应时间栏内,纵行填写入院时间、手术、分娩时间、转入时间、转科、出院时间和死亡时间;用蓝笔绘制,符号为口温"●"、腋温"×"、肛温"○";"用红笔绘制,脉搏以红"●"表示、心率用红"○";大便失禁记为"※";灌肠后的大便次数用"E"以分数形式表示。

3. 医嘱单:长期医嘱有效时间在24小时以上;临时医嘱有效时间在24小时以内;一次长期备用医嘱有效时间在24小时以上;临时备用医嘱仅在医生开医嘱时起12小时内有效。

4. 医嘱处理原则:先急后缓,先临时后长期,先行后抄写;在抢救或手术过程中医生提出口头医嘱时,护士必须向医生复述一遍,双方确认无误后方可执行,但事后仍需及时由医生补在医嘱单上;发现有疑问,必须核对清楚后方可执行。

5. 交班报告先写当日离开病室的患者,再写进入病室的新患者;最后写病室内重点护理患者。

第九章　排　泄

一、排尿的护理

(一)尿液的评估

1. 正常尿液的观察

成人日间排尿 3~5 次，**尿比重为 1.015~1.025**；尿液静置一段时间后，会因尿素分解产生氨而有氨臭味。

正常：尿量约 200~400 mL/次；24 小时尿量为 1000~2000 mL，平均 1500 mL。

2. 异常尿液的观察

(1)尿量异常

多尿指 24 小时尿量超过 2500 mL，常见于糖尿病、尿崩症等患者。

少尿指 24 小时尿量少于 400 mL 或每小时尿量小于 17 mL，常见于心脏、肾脏疾病和发热、休克等患者；无尿或尿闭指 24 小时尿量少于 **100 mL 或 12 小时内无尿**，见于严重的心脏、肾脏疾病和休克等患者。

(2)颜色异常：(见表 29)。

表 29　尿颜色异常

异常尿	颜色	疾病
血尿	洗肉水色	**急性肾小球肾炎**、结石、结核、肿瘤
血红蛋白尿	酱油/浓茶色	**溶血**，恶性疟疾，阵发性睡眠性血红蛋白尿
胆红素尿	深黄/黄褐色	梗阻性/肝细胞性**黄疸**
乳糜尿	乳白色	丝虫病

(3)气味异常：新鲜尿液即有氨臭味，提示泌尿道感染；**糖尿病酮症酸中毒**时，因尿中含有丙酮尿液而呈**烂苹果气味**。

(4)比重异常：尿比重固定在 1.010 左右，提示肾功能严重损害。

(5)透明度异常：尿中含有脓细胞，红细胞，大量上皮细胞，黏液、管型等，新鲜尿液可出现混浊。

(6)膀胱刺激征：尿频、尿急、尿痛三大症状，常见于膀胱及尿道感染的患者。

(二)影响排尿的因素

1. 心理因素：情绪紧张、恐惧可致尿频、尿急或排尿困难。

2. 饮食与气候。

3. 排尿习惯：排尿的习惯、姿势和所处的环境等均会影响排尿活动。

4. 治疗因素：利尿药能增加尿量，麻醉药会导致尿潴留等。

5 疾病因素：神经系统损伤或泌尿系统的病变可致尿失禁、多尿或少尿、尿潴留。

6. 年龄和性别：婴儿排尿不受意识控制，3 岁以后才能自我控制；老年人膀胱张力差，有尿频症状。

(三) 排尿异常的护理

1. 尿潴留：指大量尿液蓄积在膀胱内，膀胱胀满而不能自主排尿(尿液可达 3000~4000 mL)。

(1) 原因：①**机械性**梗阻：肿瘤、前列腺肥大。②**动力性**梗阻：麻醉、疾病、外伤。③不能用力排尿、心理因素、卧位。

(2) 表现：不能排尿、下腹部胀痛。

(3) 体征：膀胱高度膨胀，患者主诉下腹部胀痛、排尿困难，体检见耻骨上膨隆、扪及囊性包块、叩诊呈实音，有压痛。

(4) 护理：①调整体位和姿势：对需绝对卧床休息或某些手术的患者，事先应有计划地训练其床上排尿；②利用条件反射，如听流水声，或用温水冲洗会阴，以诱导排尿；③按摩、热敷，可解除肌肉紧张，促进排尿，药物或针灸刺激排尿；④经上述措施处理无效时，可根据医嘱采用导尿术。

2. 尿失禁

(1) 症状和体征：指排尿不受意识控制，膀胱内的尿液不自主地流出。

(2) 分类：根据原因，尿失禁可分为以下几类。

1) 真性尿失禁(完全性尿失禁)，即膀胱内有存尿则会不自主地流出，使**膀胱处于空虚状态**。

2) 假性尿失禁(充溢性尿失禁)，即膀胱内有大量的尿液，当充盈达到一定压力时，即可不自主溢出少量尿液。

3) 压力性尿失禁(不完全性尿失禁)，即当咳嗽、打喷嚏、大笑或运动时腹肌收缩，腹内压升高，使尿液不自主地少量流出。

(3) 护理：①**长期尿失禁患者，可留置导尿管**引流。②指导患者每日**白天摄入 2000~3000 mL** 液体，以促进排尿反射，预防泌尿系统感染；入睡前限制水的摄入，减少夜间尿量，以免影响休息。③训练膀胱功能：定时使用便器，白天每隔 1~2 小时送一次便器，以训练有意识的排尿。④训练肌肉力量：指导患者进行收缩和放松盆底肌肉的锻炼，以增强控制排尿的能力。

(四) 导尿术

1. 目的：为尿潴留患者放出尿液，协助诊断或进行膀胱腔内化疗。

2. 男女患者尿道区别

(1) 男性尿道长约 18~20 cm；三个狭窄，即尿道内口、膜部和尿道外口；两个弯曲，即耻骨下弯和耻骨前弯。

(2) 女性尿道长约 3~5 cm；较男性尿道短、直、粗，富于扩张性，尿道外口位于阴蒂下方，与阴道口、肛门相邻，比男性容易发生尿道的感染。

3. 男女患者一次性导尿和留置导尿的操作要领及注意事项(表 30)

表 30　导尿操作方法

	操作方法	注意事项
女患者导尿术	①患者取仰卧屈膝位；②初步消毒，应由**上至下**、**由外向内**的顺序进行消毒；③再次消毒时，**原则是由上向下、由内向外**；④插入尿道深度为 **4~6 cm**，见尿流出后再插入 1~2 cm；⑤如需留尿培养标本，用无菌标本瓶或试管接取中段尿 5 mL	① 为女病人导尿时，如导尿管误插入阴道，应立即拔出，重新更换无菌导尿管后再插。② 对膀胱高度膨胀且极度虚弱的患者，**第一次放尿量不可超过 1000 mL**，大量放尿可导致血压下降而虚脱
男患者导尿术	①进行初步消毒，顺序为：阴阜、阴茎背侧、阴茎腹侧、阴囊，左手持无菌纱布包住阴茎，后推包皮，自尿道口螺旋向外，严格消毒尿道口、阴茎头、冠状沟，每个棉球限用一次。②再次消毒时，自尿道口螺旋向外消毒尿道口、阴茎头、冠状沟。③左手持无菌纱布/包住并提起阴茎，使之与腹壁成 **60°**(使耻骨前弯消失，以利插管)插入尿道深度为 20~22 cm 左右，**见尿液流出后再插入 2 cm**。若插导尿管遇到阻力，可稍待片刻，嘱患者做深呼吸，再缓缓插入	

(五) 导尿管留置术

1. 目的

(1)用于**抢救危重、休克患者**时能准确记录尿量、测量尿比重，以观察病情变化。

(2)**盆腔内器官手术前**留置导尿管，引流出尿液，以保持膀胱空虚，可**避免术中误伤**。

(3)某些患泌尿系统疾病的患者，手术后留置导尿管，可便于引流及冲洗，还可减轻手术切口的张力。

(4)对于截瘫、昏迷、会阴部有伤口的患者，可以留置导尿管，以保持会阴部清洁、干燥，预防压疮，对尿失禁患者还可进行膀胱功能的训练。

2. 操作注意事项

(1)使用双腔气囊导尿管时，插入导尿管后，**见尿再插入 7~10 cm**。再向气囊内注入 0.9%无菌氯化钠注射液 5~10 mL，轻拉导尿管有阻力感，可证实导尿管已经固定。

(3)将集尿袋妥善固定于**低于膀胱**的高度，开放导尿管引流尿液。

3. 护理措施

(1)保持尿道口清洁：女患者用消毒液棉球擦拭外阴及尿道口，男患者用消毒液棉球擦拭尿道口、阴茎头及包皮，每日 1~2 次。

(2)**每日**定时**更换集尿袋**，及时排空，并记录尿量。

(3)一般导尿管**每周更换一次**，硅胶导尿管可酌情适当延长更换时间。

(4)引流管和集尿袋应安置妥当，不可高于耻骨联合，以防尿液逆流。

(5)如病情允许，应鼓励患者多饮水，勤更换卧位，通过增加尿量，达到自然冲洗尿道的目的。

(6)**每周查一次尿常规**。若发现**尿液混浊、沉淀或出现结晶**，应及时进行**膀胱冲洗**，膀胱冲洗时，瓶内液面距床面约 60 cm，滴速为 60~80 滴/分，当冲洗液滴入 200~300 mL 后，夹闭冲洗导管，放开引流管，将冲洗液全部引流出来。嘱患者每天饮水量维持在 2000 mL 左右。

(7)训练膀胱功能：常采用**间歇性夹管**方式来阻断引流，以促进膀胱功能的恢复。一般每 3~4 **小时**开放一次。

二、排便的护理

(一)大肠的运动形式

1. 袋状往返运动：空腹时最常见的运动形式。
2. 分节运动或多袋推进运动：是进食后较多见的一种运动形式。
3. 蠕动：是一种推进运动，对肠道排泄起重要作用。
4. 集团蠕动：是一种推进很快，向前推进距离很长的强烈蠕动。

(二)粪便的评估

1. 正常粪便：正常成年人每天排便 1~3 次；婴幼儿每天排便 3~5 次；正常粪便每次 150~200 克，成年人呈黄褐色或棕黄色，婴儿呈黄色或金黄色。
2. 异常粪便
(1)次数：成人排便超过每日 3 次，或每周少于 3 次，应视为排便异常。
(2)性状：便秘时粪便坚硬、呈栗子样；消化不良或急性肠炎可为稀便或水样便；肠道部分梗阻或直肠梗塞时，粪便常呈扁条形或带状。
(3)颜色：当**上消化道出血**时，粪便呈**柏油样便**；**胆道完全阻塞**时呈**陶土样便**；阿米巴痢疾或肠套叠时，可呈**果酱样便**；粪便表面有鲜血或排便后有鲜血滴出，多见于肛裂或痔疮；**白色米泔水样**便见于霍乱。
(4)气味异常：**严重腹泻**患者的粪便呈**恶臭**味；下消化道溃疡及恶性肿瘤者大便呈腐臭味；消化道出血大便呈腥臭味；消化不良、乳糖类未充分消化或吸收脂肪酸产生气体，粪便气味酸臭。
(5)内容物：粪便中混有大量黏液见于肠道炎症；伴有脓血者常见于痢疾和直肠癌；伴有寄生虫感染可检出蛔虫、蛲虫及绦虫节片等。
3. 影响排便的因素
(1)心理因素：情绪紧张、焦虑时可导致吸收不良、腹泻；精神抑郁时可致便秘。
(2)生活习惯：每个人都有自己习惯的排便时间、用具等，当生活习惯改变时可影响正常排便。
(3)饮食：食用富含纤维素的食物可使粪便软且易排出。
(4)年龄：3 岁以下的婴幼儿不能控制排便。部分老年人随着腹壁肌肉张力下降，胃肠动力减慢。肛门括约肌松弛，导致排便功能异常。
(5)疾病：腹部或肛门手术会因为肠壁肌肉暂时麻痹或伤口疼痛而抑制便意，造成排便困难；

大肠癌、结肠炎可以使排便次数增加；神经系统受损可出现大便失禁。

(6)药物：某些药物能治疗或预防腹泻和便秘。长时间服用抗生素可以抑制肠道正常菌群而导致腹泻；缓泻药可以促进排便；治疗腹泻的收敛药可以导致便秘；麻醉药和止痛药可致便秘。

(7)治疗和检查：腹部、肛门部位手术使局部肌肉麻痹和伤口疼痛而造成排便困难。

(三)排便异常的护理

1. 便秘的护理

(1)症状和体征：常伴有头痛、腹痛、腹胀、食欲不佳、消化不良、舌苔变厚。排便数少，无规律，粪便干硬。触诊腹部较硬，紧张，可触及包块，肛诊可触及粪块。

(2)病因：未建立排便习惯；饮食、饮水、运动不当；情绪低落；疾病、怀孕、用药。

(3)护理措施：①指导患者重建正常排便习惯，消除心理紧张因素。②合理膳食，增加膳食纤维和维生素，多饮水，每天液体摄入量不少于 2000 mL。③提供适宜的排便环境；协助患者采取适当的排便姿势；腹部环行按摩，排便时用手在腹部由升结肠、横结肠、降结肠的顺序从右向左环行按摩，促进排便。④遵医嘱口服缓泻药物，根据患者病情及特点选择缓泻药；或使用简易通便剂，如用开塞露、甘油栓等，但不宜长期使用。⑤以上方法均无效时，遵照医嘱行灌肠法。⑥健康教育：向患者及家属宣教维持正常排便习惯的意义、方法及常识，帮助患者选择合适的时间；鼓励患者适当活动，按个人习惯制定活动计划，卧床患者进行床上活动；进行盆底肌肉锻炼；教会患者及家属正确使用简易通便药，但不可长期应用。

2. 粪便嵌塞

(1)症状和体征：持续便意、腹胀、无法排出粪便、少量液化粪便流出、直肠肛门疼痛。

(2)病因：便秘未能及时解除。

(3)护理措施：①早期可使用栓剂、口服缓泻剂润滑肠通便。②必要时先行油类保留灌肠，2~3 h 后再做清洁灌肠。③人工取便：术者戴手套后，将涂润滑剂的示指插入直肠，破碎粪块且取出。用人工取便易刺激迷走神经，心脏病、脊椎受损者须慎重使用。操作中如患者出现心悸、头昏时须立刻停止和进行相关知识的健康教育。

3. 腹泻

(1)症状和体征：腹痛、肠痉挛、疲乏、恶心、呕吐、里急后重、有急于排便的需要和难以控制的感觉。排便次数增多、粪便稀薄不成形，甚至呈水样便。

(2)病因：饮食不当或使用泻剂不当；情绪紧张焦虑；消化系统发育不成熟；胃肠道疾患；某些内分泌疾病。

(3)护理措施：①去除原因，如停止进食被污染的食物和饮料；卧床休息，减少肠蠕动，注意腹部保暖，对不能自理的患者及时给予便器。②遵医嘱为肠道感染者应用抗生素；遵医嘱应用止泻、口服补盐液或静脉输液，以防治水、电解质紊乱。③调理膳食，鼓励患者多饮水，给予清淡的流质或半流质饮食，避免油腻及高纤维等食物，严重腹泻患者要暂时禁食。④维持皮肤完整性及保持床上用物清洁，排便后用软纸擦拭肛门后用温水清洗，并在肛门周围涂油膏以保护局部皮肤；及时更换粪便污染的衣裤及床单、被套等。⑤密切观察病情并记录粪便性状、次数，严重腹泻患者注意有无水、电解质紊乱。病情危重患者注意生命体征变化。疑为传染病者按消化道隔离原则护理。⑥健康教育：向患者宣教饮食卫生常识，腹泻的原因及如何防治，养成良好的饮食卫生习惯。

4.大便失禁

(1)症状和体征：患者肛门括约肌不受控制导致不自主地排出粪便。

(2)病因：神经肌肉系统的病变或损伤，如瘫痪；胃肠道疾患；精神障碍、情绪失调等。

(3)护理措施：①给予安慰和鼓励，保持室内空气新鲜。②保持肛门周围皮肤清洁干燥，每次便后用温水洗净。③重建控制排便能力，了解患者排便规律，适时给予便盆。在条件允许的情况下，帮助患者建立排便反射。④健康教育：教会患者进行盆底肌肉锻炼，以恢复肛门括约肌的功能。

三、灌肠法

(一)不保留灌肠

见表31。

表31 不保留灌肠

	大量不保留灌肠	小量不保留灌肠	清洁灌肠
目的与适应证	通便，排气；清洁肠道；清除肠道内有害物质；为高热患者降温	通便，排气(腹部或盆腔术后及危重、孕妇等)	清除结肠内粪便；协助排除体内毒素
常用溶液	生理盐水；0.1%~0.2%肥皂水	"1.2.3"溶液；油剂	生理盐水；0.1%~0.2%肥皂水
液量	成人500~1000 mL/次；小儿200~500 mL/次	50%硫酸镁30 mL+甘油60 mL+温开水90 mL；甘油50mL加等量温开水	
压力	液面距肛门40~60 cm	液面距肛门≤30 cm	液面距肛门40~60 cm
液温	一般39℃~41℃；降温28℃~32℃；中暑4℃	38℃	39℃~41℃
插管深度	7~10 cm	7~10 cm	7~10 cm
保留	5~10 min，降温30 min	10~20 min	5~10 min
卧位	左侧卧位	左侧卧位	左侧卧位
禁忌证	妊娠、急腹症、严重心血管疾病、消化道出血		
注意	肝性脑病**禁用肥皂水灌肠**；充血性心衰和水钠潴留**禁用生理盐水**；伤寒：量<500 mL，压力<30 cm		

　小量不保留灌肠插管深度：7~10 cm，压力宜低(液面距肛门≤30 cm)，速度不得过快。

　　每次抽吸灌肠液时应反折肛管尾段，防止空气进入肠道，引起腹胀。

(二)保留灌肠

1.目的：镇静，催眠；肠道杀菌。

2.常用溶液：10%水合氯醛；2%黄连素、0.5%~1%新霉素。一般不超过200 mL，温度为38℃。

3.操作方法

(1)备齐用物携至床边，核对患者，取得合作。

(2)根据病情不同安置不同卧位：慢性细菌性痢疾采用**左侧卧位**；阿米巴痢疾采用**右侧卧位**。

(3)协助患者脱裤，用小垫枕将臀部抬高10 cm。

(4)戴手套，润滑肛管前段，右手持肛管插入直肠15~20 cm，注入药物，最后注入5~10 mL温开水，抬高肛管末端，取舒适卧位，嘱其尽量**保留1小时以上**。

4.注意事项：①灌肠前了解病情，选择卧位；②为了便于保留应选择细肛管，插入深，液量少，流速慢。

四、排气护理

(一)操作要点

(1)插入深度：**15~18 cm**。

(2)保留时间≤**20 min**。

(3)溶液瓶3/4满，延长管另一端在液面下。

(二)注意事项

(1)保留肛管时间一般**不超过20 min**，必要时可2~3小时后重复插肛管排气。

(2)肛管外端须插入玻璃瓶的液面以下，防止空气进入肠道，加重腹胀。

　1.24小时尿量>2500 mL，称为多尿；24小时尿量<400 mL或每小时尿量<17 mL，称为少尿；24小时尿量<100 mL或12小时无尿，称为无尿(尿闭)。

　　2.尿潴留的护理中强调：首先进行心理、环境、体位、条件反射、热敷、按摩等方式协助排尿，无效的情况下可采用导尿术。

　　3.女性患者导尿消毒顺序：初次消毒"自上而下、由外到内"；二次消毒"自上而下，内—外—内"。

　　4.膀胱高度膨隆且极度虚弱者，第一次放尿少于1000 mL，因为大量放尿可使膀胱内压突然降低，导致膀胱黏膜急剧充血，发生血尿。

　　5.异常粪便颜色：柏油样便提示上消化道出血；白陶土色便提示胆管梗阻。

第十章 药物疗法与过敏试验法

一、给药的基本知识

(一)药物的领取和保管

1.药物的领取

(1)**剧毒药和麻醉药**，病区也备有固定数目，应凭**医生处方**和**空安瓿**领取补充。

(2)患者日常口服药，一般根据医嘱由中心药房负责核对、配药，病区护士负责领取，经再次核对后发药。

2.药物的保管

(1)药柜放于通风、干燥、明亮处，不宜阳光直射，由专人负责。

(2)药物应按内服、外用、注射、剧毒等分类放置，按有效期先后顺序排列，剧毒药及麻醉药要加锁保管、专人负责，专本登记，班班交换。

(3)药瓶标签明确，内服药蓝边，外用药红边，剧毒药黑边。药名中英文对照，标明浓度和剂量。

(4)凡无标签或标签模糊，药物已过期、有变色、发霉和沉淀的均不可用。

(5)个人专用特种药物，应单独存放，注明床号、姓名。

(6)按药物的不同性质分类保存

1)容易**挥发、潮解、风化**的药物：应装**密封瓶**并盖紧.如乙醇、糖衣片、酵母片等。

2)容易**氧化和遇光变质**的药物：应装在**深色密盖瓶**中，或放在有**黑纸遮盖**的纸盒中，并置于阴凉处。

3)**易燃、易爆**的药物：应**单独**存放，同时远**离明火**，如乙醚、乙醇、环氧乙烷等。

4)易被热破坏的药物：应按要求冷藏在 2℃~10℃ 的冰箱内，或置于阴凉干燥处(约20℃)。如各种**疫苗、抗毒血清**、白蛋白、青霉素皮试液等。

5)对有使用期限的药物，应定期检查，按有效期先后顺序使用。

(二)药物治疗原则

1.根据医嘱给药：对医嘱有疑问时，应及时向医生提出，不可盲目执行，也不可擅自更改医嘱；一般不执行口头医嘱，如遇紧急情况，特别是抢救或手术过程中可接受口头医嘱，抢救结束后及时补填医嘱。

2.严格执行查对制度。"三查"：操作前、操作中、操作后；"七对"：对床号、姓名、药名、浓度、剂量、方法、时间。

3.准确给药：准确的药物；按准确的剂量；用准确的途径；在准确的时间内；给予准确的患者。

4.观察记录：用药后注意观察药物的疗效和不良反应，并做好记录。

(三)给药的途径

除动、静脉注射药液直接进入血液循环外，其他药物均有一个吸收过程，由快至慢的吸收顺序为**吸入>舌下含服>直肠>肌内注射>皮下注射>口服>皮肤**。

(四)医院常用外文缩写及中文译意

见表32。

表32　常用给药时间外文缩写及中文译意

外文缩写	中文译意	外文缩写	中文译意	外文缩写	中文译意
qm	每晨1次	qh	每1小时1次	q2h	每2小时1次
qn	每晚1次	ac	饭前	Iv 或 iv	静脉注射
qd	每日1次	pc	饭后	am	上午
bid	每日2次	st	立即	pm	下午
tid	每日3次	prn	需要时(长期)	12n	中午12点
qid	每日4次	sos	需要时 (限1次12小时内有效)	12 mn	午夜12点
qod	隔日1次	DC	停止	hs	临睡前
biw	每周2次	PO	口服	ivdrip	静脉滴注
lD	皮内注射	H	皮下注射	IM 或 im	肌内注射

(五)给药时间与安排

见表33。

表33　给药时间与安排

给药时间	给药安排	给药时间	给药安排
qm(每晨1次)	6am	q2h(每2小时1次)	6am, 8am, 10am, 12n, 2pm
qd(每日1次)	8am	q3h(每3小时1次)	6am, 9am, 12n, 3pm, 6pm
bid(每日2次)	8am, 4pm	qn(每晚1次)	8pm
tid(每日3次)	8am, 12n, 4pm	qid(每日4次)	8am, 12n, 4pm, 8pm

二、口服给药法

(一)方法

1.备药：一般**先取固体药，再配液体药**。一个患者的药配好后，再配另一患者的。

（1）固体药（片、丸、胶囊）用药匙取药。

（2）水剂先将药水摇匀后，用量杯量取，更换药液品种时，应洗净量杯。

（3）**药液不足1 mL**、油剂、按滴计算的药液：**应用滴管吸取药液**，药杯内应先倒入少量温开水，以免药液附着杯壁，影响剂量准确；滴药时应稍倾斜滴管，1 mL按15滴计算。

（4）个人专用药应单独存放，注明床号、姓名、药名、剂量。

2. 发药：待患者服下后方可离开，特别是麻醉药、抗肿瘤药、催眠药，若患者不在或因故暂不能服药者，应将药物带回保管，适时再发或进行交班。危重及其他不能自行服药者应喂服，鼻饲患者须将药研碎、溶解后从胃管内灌入，再注入少量温开水冲净。

3. 发药后处理：服药后应收回药杯，非一次性药杯先浸泡消毒，再冲洗、消毒后备用；一次性药杯应集中消毒再按规定处理。盛油剂的药杯应先用纸擦净后再消毒。同时注意观察药物的疗效及不良反应，发现异常，及时联系医生处理。

（二）注意事项

如患者因特殊检查或手术而禁食，或患者不在，应将药物带回保管，适时再发或进行交班。根据药物性能，指导患者合理用药，具体要求如表34。

表34　药物服用方法

服用药物	服用方法
酸剂、铁剂	服用时应避免与牙齿接触，可由饮水管吸入，服后再漱口
刺激食欲的药物	宜在饭前服
胃黏膜有刺激的药物或助消化药	宜在饭后服用
止咳糖浆	服后**不宜立即饮水**，如同时服用多种药物，应最后服用
磺胺类药物	服药后**多饮水**，以防因尿少而析出结晶，堵塞肾小管
发汗类药	服药后指导患者多饮水
服用药物	服用方法
强心苷类药物	如**洋地黄类**药物，服用前，应先测脉率、心率，若如脉率低于60次/分或节律不齐，则应停止服用
催眠药	睡前服用
驱虫药	在空腹或半空腹服用

三、雾化吸入疗法

应用雾化装置将药液分散成细小的雾滴以气雾状喷出，使其悬浮在气体中经鼻或口由呼吸道吸入的方法。

(一) 超声雾化吸入法

特点：雾滴小而均匀，直径在 **5 μm** 以下，药液可到达**终末细支气管及肺泡**。

1. 常用药物：见表35。

表35　超声雾化吸入法常用药物

常用药物	作用
盐酸氨溴索、α-糜蛋白酶	稀释痰液，帮助祛痰，常用于气管切开术后、痰液黏稠等
庆大霉素	预防和控制呼吸道感染，常用于胸部手术前后、呼吸道感染
氨茶碱、沙丁胺醇	解除支气管痉挛，常用于支气管哮喘等患者
地塞米松	减轻呼吸道黏膜水肿

2. 操作要点

(1) 水槽内加**冷蒸馏水**至浸没雾化罐底部的透声膜；将稀释至 30~50 mL 的药液放入雾化罐内。

(2) 开始时，先开电源开关，再开雾量调节开关；治疗毕，先关雾化开关，再关电源开关，以免损坏雾化器。

(3) 将口含嘴放入患者口中，或将面罩置于口鼻部，指导患者**闭口深呼吸**，以使药液达呼吸道深部更好发挥药效；每次使用时间为 15~20 分钟。

(4) **雾化罐**、口含嘴和螺纹管**浸泡消毒 1 小时**，再清洗擦干备用。

3. 注意事项

(1) 水槽和雾化罐切**忌加温水或热水**；在使用过程中，如发现水槽内水温超过50℃或水量不足，应先关机，再更换冷蒸馏水；如发现雾化罐药液过少，可增加药量，但不必关机。

(2) 水槽底部的晶体换能器和化罐底部的透声膜薄而质脆，易破碎，操作和清洗过程中，动作应轻。

(3) 特殊情况需连续使用雾化器，中间应**间歇 30 分钟**。

(二) 氧气雾化吸入法

(1) 连接氧气装置与雾化器，药液稀释至 5 mL 放入雾化器药杯内，氧气湿化瓶内不放水，调节**氧流量达 6~8 L/min**。

(2) 口含嘴放入口中，嘱患者紧闭口唇深吸气，吸气时手指按住出气口，做深吸气动作，使药液充分到达支气管和肺内；呼气时手松开出气口，防止药液丢失，时间 10~15 分钟。

四、注射给药法

注射给药法是将一定量的无菌药液或生物制品用无菌注射器注入体内，使其达到预防、诊断、治疗的目的。

（一）注射原则

1.严格遵守无菌操作原则

（1）注射前须洗手、戴口罩。

（2）无菌注射器的空筒内面、活塞、乳头及针梗、针尖均应无菌。

（3）消毒时用棉签蘸取安尔碘原液或0.5%碘附做两遍消毒，若用2%碘酊消毒，待碘酊干后用75%乙醇脱碘，以注射点为中心，螺旋式由内向外旋转涂擦，直径应在5 cm以上，干后方可注射。

2.严格执行查对制度：①认真执行**"三查七对"制度**；②仔细检查药液质量，同时注射几种药物时，应注意查对药物有无配伍禁忌。

3.选择合适的注射器和针头：根据药物的量选择合适注射器型号；针头锐利、无勾、无弯曲；根据药物刺激性选择合适针头，刺激性强或油剂如黄体酮时，针头宜粗长。

4.选择合适的注射部位：避开神经、炎症、瘢痕、结节、皮肤破损等部位；除了动静脉注射外，还应该避开血管。

5.药液现配现用：以防药物效价降低或污染。

6.注射前，应排尽注射器内空气，以防空气进入血管出现空气栓塞。

7.推药前抽回血：动静脉注射须见有回血方可注入药液。皮下、肌内注射，如发现有回血，应拔出针头重新进针。皮内注射因进针表浅一般不需要抽回血。

8.运用无痛注射技术：①取合适体位，使肌肉松弛；②分散其注意力；③注射时做到"二快一慢加匀速"，即进针、拔针快，推药慢并匀速；④如需同时注射数种药物，应先注射刺激性弱的药物，再注射刺激性强的，推药速度宜慢，以减轻疼痛。

> **重点提示▶**　皮下注射、肌内注射如有回血，应拔出针头，更换部位后重新进针，不可将药液直接注入血管内；静脉注射必须见回血后，方可注入药液。

（二）各种注射法

1.皮内注射和皮下注射：见表36。

表36　皮内注射和皮下注射

	皮内注射法	皮下注射法
目的	①用于各种药物过敏试验；②用于预防接种；③是局部麻醉的先驱步骤	①不能或不宜经口服给药，而需在一定时间内达到药效时采用；②预防接种；③局部麻醉用药
部位	①药物过敏试验：取**前臂掌侧下段**；②预防接种：常选择**上臂三角肌下缘**	常用的是**上臂外侧，肩峰下2~3横指**，也可选用腹壁后背、大腿前侧和外侧
操作要点	①注射部位，用75%乙醇棉签消毒皮肤；②针头斜面向上，和皮肤呈5°刺入皮内	针头斜面向上，与皮肤呈30°~40°，迅速刺入针梗的1/2~2/3

续表36

	皮内注射法	皮下注射法
注意事项	①作药物过敏试验前,应详细询问用药史、过敏史,备0.1%盐酸肾上腺素,如对所注射的药物有过敏史,则不能做皮试;②消毒皮肤忌用碘酊,以免影响结果判断;③拔针后切勿按揉局部,以免影响结果的观察;④如需做对照试验,应用另一侧注射器和针头在另一侧的相同部位,注入0.9%氯化钠液吸收0.1 mL,20分钟后,观察对照反应	①注射少于1 mL的药液,应用1 mL注射器,以保证注入剂量准确;②进针角度不宜超过45°;③如患者需长期进行皮下注射,应经常更换部位,以利药物的吸收

2. 肌内注射法

(1)部位:应选择肌肉丰厚,且离大神经、大血管较远的部位,其中最常用的是臀大肌(表37)。

表37　肌内注射定位

定位法	具体定位
臀大肌定位法	①**十字法**:先从臀裂顶点向左或右侧划水平线,再从髂嵴最高点作一垂直平分线,将一侧臀部分为4个象限,其外上象限并避开内角,即为注射部位。②**连线法**:取髂前上棘和尾骨联线的外上1/3处,即为注射部位
臀中肌、臀小肌定位法	①以示指尖和中指尖分别置于髂前上棘和髂嵴下缘处,**使示指、中指与髂嵴构成一个三角形**,其示指和中指构成的内角,即为注射部位。②**三指法:髂前上棘外侧三横指**处为注射部位(以患者自己的手指宽度为标准)
股外侧肌注射定位法	适用于多次注射者。定位方法:在大腿中段外侧,**取膝关节上10 cm**,髋关节下10 cm处,宽约7.5 cm的范围为注射部位
上臂三角肌注射定位法	为上臂外侧,**自肩峰下2~3横指处**。该处方便注射,但肌肉分布较薄,适宜作小剂量注射

(2)体位:臀部肌内注射时,为使肌肉放松,减轻痛苦及不适,常取的体位包括:①侧卧位:要求上腿伸直并放松,下腿稍弯曲;②俯卧位:要求足尖相对,足跟分开,并将头偏向一侧;③仰卧位:臀中肌、臀小肌注射时采用,常用于危重和不能自行翻身的患者;④坐位:坐椅应稍高,以便于操作,常用于门诊、急诊患者。

(3)操作要点及注意事项:①针头与注射部位呈**90°**,迅速刺入肌肉内,深度约为针梗的**2/3**;②**2岁以下婴幼儿不宜进行臀部肌内注射**,因其臀部肌肉较薄,可导致肌肉萎缩,或损伤坐骨神经。

需长期进行肌内注射的患者,注射部位应交替使用,以避免硬结的发生,必要时可热敷或进行理疗。

3. 静脉注射法

(1)部位:常用肘部静脉,腕部、手背或足背浅静脉,此外还有股静脉。小儿头皮静脉丰富，表浅易见，容易固定，故小儿多采用头皮静脉。

（2）操作要点：①在穿刺点的上方约 **6 cm** 处扎紧止血带，<u>止血带的末端应向上</u>；②使针头斜面向上，并与皮肤呈 **15°~30°** 角。

（3）注意事项：①如需长期静脉给药者，应有计划地由远心端到近心端选择静脉进行注射。②对组织有强烈刺激性的药物，注射前应先抽吸少量 0.9% 氯化钠溶液，证实针头确在静脉内，再更换抽有药液的注射器缓慢注液，以防药液外溢，造成组织坏死；在推注药液过程中，应定期试抽回血，以检查针头是否在静脉内。

（4）静脉注射失败的常见原因

1）针头未完全刺入静脉，针尖斜面一半在静脉内，一半在静脉外，抽吸有回血，局部皮肤隆起。

2）针头刺入较深，针尖斜面一半穿破对侧静脉壁，抽吸可有回血，如只推注少量药液，局部不一定隆起。

3.针头刺入过深，针尖穿透对侧静脉壁，抽吸无回血。

4）针头刺入过浅，或因松解止血带，致针头未刺入静脉，抽吸无回血。

4.股静脉注射法

（1）目的：常在抢救危重患者时，用于注入药物、加压输液和输血、采集血标本等。

（2）定位方法：股静脉位于股三角区，在股动脉的内侧 0.5 cm 处，即为股静脉。

（3）操作要点及注意事项：①协助患者取仰卧位，下肢伸直略外展外旋。②针头与皮肤呈 90° 或 45° 角，在股动脉**内侧 0.5 cm** 处刺入；抽动活塞，见**暗红色血液**，则提示针头已达股静脉。③注射完毕，快速拔针后局部用无菌纱布**加压止血 3~5 分钟**，以防止出血或形成血肿。④股静脉穿刺时，如抽出鲜红色血液，则提示针头刺入股动脉，应立即拔出针头，用无菌纱布紧压穿刺处 5~10 分钟，直至无出血，再改由另一侧股静脉穿刺。

五、药物过敏试验法

（一）青霉素过敏试验法

1.青霉素过敏反应的原因：机体抗原与特异性抗体 **IgE** 结合，发生抗原抗体反应。

2.青霉素过敏反应预防：

（1）**有青霉素过敏史，应禁止做过敏试验**；患者已进行青霉素治疗，如**停药 3 天**后再用，或用药中**更换药物批号**，均应重新作过敏试验。

（2）青霉素皮试液应现用现配。**首次注射后应观察 30 分钟**，以免发生迟缓性过敏反应。

（3）皮试结果阳性者禁止使用青霉素，并在病历上醒目地注明。

3.青霉素过敏试验的方法

（1）配制青霉素皮试液须用 **0.9%氯化钠溶液**进行稀释，每毫升含青霉素 **200~500 U**。

（2）试验方法：在前臂掌侧下段皮内注射青霉素皮试液 **0.1 mL**（含青霉素 **20~50 U**）。

（3）阳性结果：**局部出现皮丘隆起**、**红晕硬块**，直径**大于 1 cm** 或周围有伪足、局部有**痒感**。

4.青霉素过敏反应的临床表现最严重的是**过敏性休克**。

（1）过敏性休克

1）呼吸道阻塞症状：出现气急、发绀，喉头堵塞伴濒危感（呼吸系统症状和皮肤瘙痒最早出现）。

2）循环衰竭症状：出现**面色苍白、出冷汗、脉细弱、血压下降**等。

3）中枢神经系统症状：出现头晕及四肢麻木、意识丧失、抽搐、大小便失禁等。

4）皮肤过敏症状：出现瘙痒、荨麻疹及其他皮疹。

（2）血清病型反应：一般于用药后 7~12 天发生，临床表现和血清病相似，患者有发热、皮肤瘙痒、荨麻疹、腹痛、关节肿痛、全身淋巴结肿大等。

（3）器官或组织的过敏反应：常见的有皮肤过敏反应、呼吸系统过敏反应和消化系统过敏反应等。

5. 过敏性休克的处理

（1）立即停药，就地抢救，使患者**平卧**，注意保暖，同时**报告医生**。

（2）按医嘱立即**皮下注射 0.1%盐酸肾上腺素 0.5~1 mL**，病儿酌减，若症状未缓解，可每隔 30 分钟皮下或静脉注射该药 0.5 mL，直至脱离危险。此药是抢救过敏性休克的首选药，它具有收缩血管、增加外周阻力、兴奋心肌、增加输出量及松弛支气管平滑肌的作用。

（3）改善缺氧症状，**给氧气吸入**，人工呼吸，注射兴奋剂（尼可刹米或洛贝林），气管插管或气管切开术。

（4）其他药物治疗：①给予**地塞米松** 5~10 mg 静脉注射，或用氢化可的松琥珀酸钠 200 mg 加入 5%或 10%葡萄糖液 500 mL 静脉滴注，此药为**抗过敏**药物，可迅速缓解症状。②根据病情给予**升压药物**，如多巴胺、间羟胺等。③给予纠正酸中毒和抗组胺类药物。

（5）心搏骤停者，立即行胸外心脏按压，同时进行人工呼吸。

（6）密切观察患者的意识、T、P、R、BP、尿量，并做好病情的动态记录。

（二）其他药物过敏试验法

1. 链霉素过敏试验法

（1）链霉素皮试液的标准：**每毫升含链霉素 2500 U**。

（2）在前臂掌侧下段皮内注射链霉素皮试液 **0.1 mL**（含链霉素 **250 U**），20 分钟后进行观察。

（3）过敏反应的临床表现：①链霉素过敏反应的临床表现同青霉素过敏反应，但较少见；②常伴有毒性反应，表现为全身麻木、肌肉无力、抽搐、眩晕、耳鸣、耳聋。

（4）过敏反应的处理：链霉素过敏反应的处理方法与青霉素大致相同，同时，可静脉缓慢推注 10%**葡萄糖酸钙**（或氯化钙）10 mL，以使钙离子与链霉素结合而减轻中毒症状。

2. 破伤风抗毒素过敏试验法

破伤风抗毒素是马的免疫血清，注射后易出现过敏反应，用药前应做过敏试验；曾用过破伤风抗毒素间隔**超过 1 周者**，如再使用需重做过敏试验。

（1）皮试液的配制：①破伤风抗毒素皮试液的标准：每毫升含破伤风抗毒素 **150 U**；②在前臂掌侧下段皮内注射 **0.1 mL**（含破伤风抗毒素 **15 U**），20 分钟后进行观察、判断。

（2）曾用过破伤风抗毒素间隔**超过 1 周**，如再次使用，应重做过敏试验。

（3）皮试结果判断：①阴性为局部无红肿，全身无反应。②阳性表现为**局部皮丘红肿，**

硬结大于 1.5 cm，红晕超过 4 cm，有时出现伪足，主诉痒感。全身过敏反应、血清病型反应同青霉素。③当试验结果不能肯定时，应作对照试验；如试验结果确定为阴性，应将余液 0.9mL 作肌内注射；如试验结果证实为阳性，通常采用**脱敏注射法**。④给过敏者多次小剂量注射，**每隔 20 分钟**注射一次，每次注射后均须密切观察。肌注：少量多次、逐次增量。

表 38　破伤风抗毒素脱敏注射法

次数	TAT(mL)	加 0.9%氯化钠溶液(mL)
1	0.1	0.9
2	0.2	0.8
3	0.3	0.7
4	余量	稀释至 1 mL

注射中如反应轻微，待症状消退后，酌情增加次数，减少剂量，顺利注入所需的全量。如发现患者有全身反应，气促、发绀、荨麻疹及过敏性休克时立即停止注射。

3.普鲁卡因过敏试验法

(1)普鲁卡因皮试液的标准：以 0.25%普鲁卡因为标准，即**每毫升含普鲁卡因 2.5 mg**。

(2)普鲁卡因皮试液的具体配制方法：以一支 1%的普鲁卡因(1 mL，10 mg)为例，取出 0.25 mL 药液，加 0.9%氯化钠溶液稀释到 1 mL，则每毫升含 2.5 mg，即成普鲁卡因皮试液。

4.细胞色素 C 过敏试验法：每毫升含细胞色素 C0.75 mg。

第十一章　静脉输液与输血

一、静脉输液法

(一)静脉输液的目的

(1)预防和纠正水、电解质紊乱，维持酸碱平衡。

(2)补充营养。

(3)输入药物治疗疾病。

(4)补充血容量。

(5)输入脱水剂，降低颅内压，达到利尿消肿的目的。

(二)常用溶液和作用

1.晶体溶液

(1)葡萄糖溶液：常用的是 5%葡萄糖溶液及 10%葡萄糖溶液，可供给水分和热能。

(2)等渗电解质溶液：常用的有**0.9%氯化钠溶液、5%葡萄糖氯化钠溶液、复方氯化钠溶**

液等。

(3)碱性溶液：可纠正酸中毒，调节酸碱平衡，常用1.4%和5%碳酸氢钠、11.2%和1.84%乳酸钠溶液。

(4)高渗溶液：用于利尿脱水，常用20%甘露醇、25%山梨醇、25%~50%葡萄糖。

2.胶体溶液

(1)右旋糖酐：常用的溶液分两种：①**中分子**右旋糖酐：可提高血浆胶体渗透压，**扩充血容量**；②**低分子**右旋糖酐：可降低血液黏稠度，**改善微循环**。

(2)代血浆：增加血浆渗透压及循环血量，常用羟乙基淀粉(706)、明胶多肽注射液等溶液，可在急性大出血时与全血共用。

(3)血液制品：可提高胶体渗透压，扩大和增加循环血量，补充蛋白质，**减轻组织水肿**。

(4)水解蛋白注射液：用以补充蛋白质，纠正低蛋白血症，促进组织修复，提高机体免疫力。

(三)常用静脉输液法

1.周围静脉输液法：包括密闭式输液法、开放式输液法、静脉留置针输液法。

(1)评估：包括患者的年龄、病情、合作程度等；输液的目的、输入药物的情况；评估穿刺部位皮肤情况及静脉情况等，手背静脉网是成人患者输液时穿刺的首选部位；头皮静脉是小儿静脉输液最常用的部位。

(2)操作要点：①密闭式输液法：2%碘酊消毒穿刺部位皮肤，在穿刺点上方**6~8 cm**处扎止血带，用75%乙醇脱碘；见回血再将针头平行进入少许，固定针柄，**"三松"**(松开止血带和调节器，嘱病人松拳)。②开放式输液法：常用于手术患者、抢救危重患者及患儿等。③静脉留置针输液：适用于需长期静脉输液及静脉穿刺困难的患者。

(3)注意事项：①确定穿刺点，静脉留置针在其上方**10 cm**处扎止血带，以**15°~30°**直接刺入血管。②对需要长期输液的患者一般先从四肢远端小静脉开始，静脉留置针输液后用肝素稀释液正压封管，如需输入对血管刺激性大的药物，输完应再输入一定量的0.9%氯化钠溶液，以保护静脉。③连续**输液超过24小时应每日更换**输液器。**留置针一般可保留3~5天**，最多不超过7天，一旦发现针管内有回血，应立用**肝素**液或生理盐水冲洗先，以免堵塞管腔。

> **重点提示▶**
> 与"7天"有关的知识点有：
> 1.无菌物品有效期7天。
> 2.近期目标一般少于7天。
> 3.留观室：留观时间一般为3~7天。
> 4.留置针保留不超过7天。

2.颈外静脉输液法

(1)目的：①需要长期输液，而周围静脉不易穿刺的患者；②周围循环衰竭的危重患者，用以测量中心静脉压；③长期静脉内滴注高浓度的、刺激性强的药物，或采用静脉营养疗法的患者。

(2)穿刺部位：①**颈外静脉**：在下颌角与锁骨上缘中点连线的上**1/3**处，颈外静脉外侧缘进针。②**锁骨下静脉**：胸锁乳突肌外缘与锁骨上缘所形成的夹角平分线上，距顶点**0.5~1**

cm 处为穿刺点。

（3）颈外静脉穿刺操作要点：①将头部转向对侧，肩下垫小枕，以使颈部伸直；②操作者手持穿刺针与皮肤呈 45°角进针，进入皮肤后改为 25°角，沿颈外静脉方向刺入；③置管后，如发现硅胶管内有回血，应立即用肝素液冲洗，以免堵塞管控；④每天更换敷料，并用碘伏消毒穿刺点及周围皮肤。

（4）注意事项：严格执行无菌操作及查对制度；仔细选择穿刺点；输液过程中加强巡视；防止硅胶管内发生凝血；穿刺点上敷料应每日更换，潮湿后要立即更换，并按正确的方法进行消毒；每天输液前检查是否在静脉内。

（四）输液速度的调节

1.调节输液速度的原则

（1）应根据患者年龄、病情、药物、性质调节；一般**成人 40~60 滴/分，儿童 20~40 滴/分**。

（2）对年老、体弱、婴幼儿、有心肺疾患的患者输入速度宜慢。

（3）一般溶液输入速度可稍快；**而高渗盐水、钾药物、升压药物等输入速度宜慢**。

2.输液速度的计算：在输液过程中，溶液每毫升的滴数（滴/毫升）称为该输液器的滴系数。临床常用的有 10、15、20、50 等几种型号，计算方法如下：

（1）已知输入液体的总量和预计输完所用的时间，求每分钟滴数

每分钟滴数＝液体的总量（mL）×滴系数（滴/毫升）/输液所用时间（分钟）

（2）已知输入液体的总量和每分钟滴数，求输完液体所用的时间

输液所用时间（h）＝液体的总量（mL）×滴系数（滴/毫升）/每分钟滴数（滴/分）×60（分钟）

（五）常见输液故障和处理

1.溶液不滴

（1）针头滑出静脉外：表现为局部**肿胀、疼痛**；应拔针并更换针头，另选静脉重新穿刺。

（2）针头斜面紧贴静脉壁：表现为液体**滴入不畅或不滴**；应调整针头位置或适当变换肢体位置。

（3）确定针头阻塞：表现为**药液不滴**，挤压输液管**有阻力，且无回血**，可确定针头阻塞。

（4）压力过低：如果是水柱压力不够，抬高输液瓶的位置；如果是通气管不通畅，升高通气管尾端或更换输液器。

（5）静脉痉挛：进行**局部热敷、按摩**，使静脉扩张，促进血液循环。

2.茂菲滴管液面过高

（1）滴管侧壁有调节孔时，捏闭滴管上端的输液管，然后打开调节孔。

（2）滴管侧壁没有调节孔时，关闭输液器开关，将输液瓶取下，倾斜输液瓶。

3.茂菲滴管内液面过低

（1）滴管侧壁有调节孔时，先夹紧滴管上端的输液管，再打开调节孔。

（2）滴管侧壁有调节孔时，关闭输液器开关，用手挤压滴管。

4.茂菲滴管内液面自行下降：输液过程中，如茂菲滴管内液面自行下降，应检查滴管上端输液管与茂菲滴管有无漏气或裂隙，必要时更换输液器。

(六) 常见输液反应及护理

见表 39。

表 39　常见输液反应及护理

	临床特点	护理措施
发热反应	多发生于输液后数分钟至 1 小时，**发热反应是常见的输液反应**，常因输入致热物质所致	①反应轻的患者可减慢输液速度，严重者应立即停止输液；②给予抗过敏药物或激素治疗；③保留剩余药液及输液器，以便进行检测，查找原因
循环负荷过重（急性肺水肿）	在输液过程中，患者突然出现**呼吸困难**，感到胸闷、**气促**、咳嗽、**咳粉红色泡沫样痰**。由于输液速度过快，导致循环血量急剧增加，心脏负荷过重	①发现肺水肿症状，应立即停止输液（而不是拔出输液针，因为抢救需要用药，注意保持通畅），如病情允许，协助患者取**端坐位，两腿下垂**；②给予**高流量吸氧**(6 ~ 8 L/min)，同时，可将湿化瓶内放入 20% ~ 30% **乙醇**，再进行氧气吸入，因为乙醇可以**减低肺泡内泡沫的表面张力**，使泡沫破裂消散，以此改善肺部气体交换；③遵医嘱给予扩血管药、平喘药、强心药、利尿药等；④必要时进行**四肢轮流结扎**
静脉炎	沿静脉走向出现**条索状红线**，局部组织出现发红、肿胀、热痛。由于长期输入高浓度、刺激性较强的药液或因细菌感染所致	①对血管壁有刺激性的药物，应**充分稀释**，并减慢输液速度；经常更换输液部位，以保护静脉；使用静脉留置针时，应选择无刺激或刺激性小的导管，且留置时间不宜过长。②立即停止局部输液，**抬高患肢并制动**，可在局部用 95% **乙醇**或 50% **硫酸镁进行热湿敷**。③用中药如意金黄散外敷。④超短波理疗。⑤如同时合并感染，可遵医嘱给予抗生素治疗
空气栓塞	输液过程中，出现吸困难、严重发绀，**心前区**听诊可闻及响亮的、持续的**"水泡声"**。是由于空气阻塞肺动脉入口	①发生空气栓塞，应立即停止输液，立即使患者取**左侧卧位和头低足高位**，因为头低足高位在吸气时可增加胸腔内压力，而减少空气进入静脉；**左侧卧位**可使肺动脉的位置低于右心室，使气泡向上飘移至右心室尖部，以避开肺动脉入口。②给予**高流量氧气吸入**

(七) 输液微粒污染

输液微粒是指输入液体中的非代谢性颗粒杂质。输液微粒污染是指在输液过程中，将输液微粒带入人体，对人体造成严重危害的过程。这些微粒直径多在 1 ~ 15 μm，少数在 50 ~ 300 μm。

1. 微粒来源：①生产制作工艺不完善；②溶液瓶、橡胶塞不洁净，液体存放时间过长；③输液器及加药用的注射器不洁净；④输液环境不洁净，切割安瓿、开瓶塞、加药时反复穿刺橡胶塞导致撕裂等。

2. 微粒污染对人体的危害：①最容易被微粒损害的部位：肺、脑、肝及肾脏等；②阻塞血管引起局部供血不足；③形成血栓导致血管栓塞和静脉炎；④形成肺内肉芽肿影响肺功能；⑤引起血小板减少症和过敏反应；⑥刺激组织而产生炎症或形成肿块。

3. 微粒污染的预防：①采用合格生产厂家的药物和一次性器械；②采用密闭式一次性医用输液器；③输液前认真检查液体的质量；④净化治疗室空气；⑤在通气针头或通气管内放置空气滤器；⑥严格执行无菌技术操作，药液应现用现配；⑦净化病室内空气。

二、静脉输血法

(一)目的

(1)补充血容量。
(2)补充血红蛋白，纠正贫血。
(3)补充抗体，增加机体免疫力，常用于严重感染的患者等。
(4)补充白蛋白，纠正低蛋白血症。
(5)补充各种凝血因子和血小板，常用于凝血功能障碍的患者。

(二)血液制品的种类

1. 全血和成分血：见表40。

表40　全血和成分血

血液种类		特点	用途
全血	新鲜血	4℃冰箱内冷藏，保存期1周，基本保留了血液中原有的所有成分	用于血液病患者
	库存血	指保存在2℃~6℃冰箱内，有效期2~3周的血液。大量输注库存血，可导致酸中毒和高钾血症	用于各种原因引起的大出血
	自体输血	自体输血不需作血型鉴定及交叉配血试验，还可节省血源、防止输血反应	
成分血	浓缩红细胞	指新鲜全血分离血浆后剩余的部分，仍含有少量血浆	用于血容量正常而需补充红细胞的贫血患者
	洗涤红细胞	指红细胞经0.9%氯化钠溶液数次洗涤后，再加入适量0.9%氯化钠溶液而成	用于**免疫性溶血性贫血患者**、脏器移植术后、需反复输血的患者等
	红细胞悬液	指全血经离心提取血浆后的红细胞加入等量红细胞保养液制成	用于战地急救和**中、小手术患者**
	白细胞浓缩悬液	要求保存于**4℃**环境，**48小时**内有效	用于粒细胞缺乏合并严重感染的患者
	血小板浓缩悬液	要求保存于**20℃~24℃**环境，**24小时**内有效	用于**血小板减少或功能障碍**所致的出血患者

2. 血浆：血浆是指全血经分离后的液体部分，主要成分为血浆蛋白，不含血细胞，也无

凝集原，且保存期较长。常用的有以下几种：

(1)新鲜冰冻血浆：全血于采集 6~8 小时内离心分离出血浆后，保存在-18℃以下的环境中，保质期 1 年。适用于血容量及血浆蛋白较低的患者，输注前须在 37℃水浴中融化，并于 24 小时内输入，以免纤维蛋白原析出。

(2)冰冻血浆：是新鲜冰冻血浆保存超过 1 年后继续保存，或新鲜冰冻血浆分离出冷沉淀层，或超过保质期 5 天以内的全血分离出血浆后保存在-18℃以下的环境下，保质期 4 年。

3. 其他血液制品

(1)白蛋白制剂：从血浆中提纯而得，能提高机体血浆蛋白及胶体渗透压。白蛋白溶液相当稳定，2℃~6℃环境下保存，有效期为 5 年，白蛋白浓度为 20%~25%。常用于治疗由各种原因引起的低蛋白血症的患者，如外伤、肝硬化、肾病及烧伤等。

(2)免疫球蛋白制剂：静注用免疫球蛋白用于免疫抗体缺乏的患者，预防和治疗病毒、细菌感梁性疾病等。特异性免疫球蛋白是用相应抗原免疫后，从含有高效价的特异性抗体的血浆中提纯制得，如抗牛痘、抗风疹、抗破伤风、抗狂犬病、抗乙型肝炎和抗 Rh 免疫球蛋白等。

(3)凝血因子制剂：如冷沉淀凝血因子、因子Ⅷ浓缩剂、因子Ⅸ浓缩剂、凝血酶原复合物、纤维蛋白原等。可有针对性地补充某些凝血因子的缺乏，适用于各种原因引起的凝血因子缺乏的出血性疾病。

(三)静脉输血法

1. 输血前准备

(1)患者知情同意：对需输血治疗的患者，应向患者及家属说明输血的目的及不良反应。同意输血后，填写"输血治疗同意书"并签字后方可实施输血治疗。

(2)备血：根据医嘱抽取血标本 **2 mL**，与已填写的输血申请单一起送往血库，作血型鉴定和交叉配血试验。全血、成分血输入前须做血型鉴定和交叉配血试验；血浆输入前须做血型鉴定；白蛋白液等输入前**不需**做血型鉴定。

(3)取血：取血时，护士应与血库人员一起进行**"三查八对"**："三查"即查对血液制品的有效期、血液制品的质量、输血装置是否完好；八对：即核对姓名、床号、住院号、血瓶(袋)号、血型、交叉配血试验结果、血液种类、剂量。查对准确无误，护士在交叉配血单上全名，方可取回使用。

(4)输血前准备：血制品从血库取出后勿剧烈震荡，以免红细胞大量破坏而引起溶血；血制品不能加温，取回的血制品在室温下放置 **15~20 分钟**后再输入，一般应**在 4 小时**内输完。

(5)输血前：血制品取回病区后，在输血前应与另一护士再次核对，无误后方可输人。

2. 直接输血法：将供血者的血液抽出后立即输给患者的方法。适用于无库存血而患者又急需输血时。输血要点：

(1)护士洗手，戴口罩，备齐用物携至床前。根据医嘱，认真核对患者的床号、供血者及患者的姓名、血型、交叉配血试验的结果，作好供血者及患者的解释工作，以取得合作。

(2)协助供血者和患者分别取仰卧位，并露出一侧手臂。选择粗大静脉(多选肘正中静脉)，将血压计袖带在供血者上臂缠好，充好气并维持压力在 100 mmHg 左右，以阻断静脉血通过。

（3）在连续抽血时，不必拔出针头，只需更换注射器.为避免抽出的血液凝固，一般 **50 mL 血中加入 38%枸橼酸钠溶液 5 mL**。

（4）输血过程中，应注意从供血者静脉内抽血不可过急过快，向患者静脉内推注也不可过快，并随时观察供血者及患者的情况，倾听其主诉。输血结束，拔出针头，用无菌纱布覆盖针眼，压迫片刻至不出血为上。

（5）安置患者及供血者，整理床单位，清理用物，洗手并记录。

3. 间接输血

（1）输血前应由两位护士"三查八对"。

（2）如用库存血，必须认真检查库存血质量。

（3）输血速度**开始宜慢，应少于 20 滴/分**，观察 15 分钟左右，再根据病情调整，成人一般为 **40~60 滴/分**，儿童酌减。

（4）输血后记录：输血时间、种类、剂量、血型、血袋号及有无输血反应。

（5）注意：**输血前后及两袋血之间应输入少量生理盐水**，以免发生不良反应；加压输血时，应有专人守护，防止血液走空，发生空气栓塞。

4. 自体输血法

（1）术前预存自体输血：一般于手术前 3~5 周开始，每周或隔周采血一次，直至手术前 3 天为止。

（2）术前稀释血液回输：于手术日开始采集患者血液。

（3）术中失血回输：多用于脾破裂、输卵管破裂，血液流入腹腔 6 小时内无污染者，自体失血回输的总量应限制在 3500 mL 以内。

5. 注意事项

1）严禁同时采集两位以上患者的血标本。

2）正常有效期内的库存血分为两层，两层界限清楚，无凝块；如血细胞呈暗紫色，血浆变红，血浆与血细胞的界限不清，有明显血凝块，提示血液可能溶血，不可再使用。

3）血制品中不能随意加入其他药物。

4）输完的血袋送回输血科保留 24 小时，以备患者在输血后发生输血反应时检查分析原因。

（四）常见输血反应及护理

1. 发热反应

（1）临床表现：多发生在输血过程中或输血后 1~2 小时内。

（2）原因：①主要与致热原有关，如血制品、保养液或输血器等被致热原污染；②血制品被污染而引起发热反应；③多次输血后，患者血液中产生白细胞抗体和血小板抗体，当再次输血可发生抗原抗体反应，从而引起发热反应。

（3）预防措施：严格管理血制品和输血用具，严格执行无菌操作，防止污染。

（4）处理措施：症状重者立即停止输血；对症处理；按医嘱给药；观察病情；保留余血及输血器查找原因。

2. 过敏反应

（1）临床表现：轻者表现为**皮肤瘙痒、荨麻疹**；严重者可因**喉头水肿**、支气管痉挛而导致呼吸困难，两肺可闻及哮鸣音，甚至发生过敏性休克。

（2）原因：①患者为**过敏体质**；②所输入的血液中含有致敏物；③因多次输血体内产生相应的抗体。

（3）预防：①不选用有过敏史的供血者；供血者在献血前4小时内，不宜进食富含蛋白质和脂肪的食物，可饮糖水或少量清淡饮食；且不宜服用易致敏的药物，以免血中含有致敏物质。②对有过敏史的患者，可在输血前给予口服抗过敏药物。

（4）处理措施：①发生过敏反应，轻者可减慢滴速，重者应立即停止输血，保留余血及输血器等，以便查明原因；②对症处理：如有喉头水肿并伴严重呼吸困难，应配合气管插管或进行气管切开；③可皮下注射**0.1%盐酸肾上腺素0.5～1 mL**，或给予异丙嗪、苯海拉明、地塞米松等抗过敏药物。

3. 溶血反应

（1）原因：①输入异型血；②输入变质血；③血中加入药物。

（2）临床表现：①轻重不一；②轻者：与发热反应相似；③重者：在输入10～15 mL血液时即可出现症状，死亡率高。

第一阶：红细胞凝集成团，阻塞部分小血管，患者表现为头胀痛、面潮红、恶心、呕吐、心前区压迫感、四肢麻木、腰背部剧疼。

第二阶段：凝集的红细胞发生溶解，大量血红蛋白释放入血浆，患者会出现黄疸、血红蛋白尿伴有寒战、高热、呼吸困难、发绀、血压下降等。

第三阶段：肾小管阻塞，大量的血红蛋白进入肾小管，遇酸性物质而变成结晶体，从而阻塞肾小管；同时由于抗原抗体相互作用，使肾小管内皮组胞缺血、缺氧，致坏死脱落，进一步使肾小管阻塞。患者出现急性肾衰竭、高钾血症、酸中毒，甚至死亡。

（3）护理措施

1）预防：①认真做好血型鉴定和交叉配血试验；②输血前认真查对；③严格遵守血液保存规则，不用变质血液。

2）处理：①立即停止输血，报告医生；②吸氧，静脉输液，遵医嘱给升压药或其他药物；③将余血和患者的血尿标本送检验；④双腰部封闭，热敷双侧肾区；⑤碱化尿液：静脉注射碳酸氢钠，增加血红蛋白在尿液中的溶解度，减少沉淀，避免堵塞；⑥严密观察生命体征和尿量并记录，一旦出现尿少、尿闭，应按急性肾衰竭处理；如出现休克症状，立即配合医生进行抗休克抢救；⑦抗休克治疗；⑧心理护理。

4. 大量输血后反应

大量输血是指24小时内紧急输血量大于或相当于患者的血液总量，常见的反应有肺水肿、出血倾向、枸橼酸钠中毒反应、酸中毒和高钾血症等。

（1）出血倾向

1）原因：反复大量输血、大量输入库存血（其中血小板基本被破坏，凝血因子不足）。

2）护理措施：严格掌握输血量，每输库存血3～5个单位，应补充1个单位的新鲜血，预防出血。

（2）枸橼酸钠中毒反应

1）临床表现：患者出现**手足抽搐、心率缓慢、血压下降，甚至心脏骤停**等。

2）原因：库存血中含有橡酸钠，可与血中游离钙结合，使血钙下降。

3）护理措施：每输入**库存血超过 1000 mL 时**，可遵医嘱给予 **10％葡萄糖酸钙或氯化钙 10 mL** 静脉注射，以补充钙离子，减少低血钙的发生。

（3）酸中毒和高钾血症：因库存血随保留时间的延长，会出现酸性增加，钾离子浓度升高，故大量输入库存血，可导致酸中毒和高钾血症。

（4）循环负荷过重（肺水肿）：其临床表现、原因及护理措施与静脉输液反应相同。

［重点提示］▶

1. 新鲜血对血液病患者尤为适用；库存血适用于各种原因引起的大出血。大量输入库存血可导致酸中毒和高钾血症。

2. 取血时与血库人员共同做好"三查"、"八对"；输血前应由两位护士"三查"、"八对"。

3. 室温下放置 15~20 min 后再输入，一般在 4 小时内输完，注意避免剧烈震荡或加热血液。

输血速度开始宜慢，应少于 20 滴/分；输血前后及两袋血之间应输入少量生理盐水。

4. 发热反应：**最常见的输血反应**；溶血反应：**最严重的输血反应**。

5. 一旦发生血管内溶血，立即停止输血，热水袋热敷双侧肾区，解除肾小管痉挛，保护肾脏；静脉注射碳酸氢钠碱化尿液，增加血红蛋白在尿液中的溶解度。

第十二章　冷热疗法

一、概述

（一）冷、热疗法的影响因素

见表41。

表 41　冷、热疗法的影响因素

影响因素	特点
部位	一般在**皮肤较薄**、血液**循环良好**的部位，如在**颈部、腋下、腹股沟等**，对冷、热疗法效果较好
面积	冷、热疗的效果与用冷、热疗**面积大小成正比**，冷、热疗**面积越大，机体的耐受性越差**，越易引起全身反应
时间	一般用冷、热疗法的时间为 **15~30 分钟**，如反复使用，中间须间隔 1 小时，防止发生继发性效应

续表41

影响因素	特点
个体差异	年老患者，对冷、热疗刺激反应比较迟钝；婴幼儿因体温调节中枢未发育完善，对冷、热疗反应较为强烈；女性患者对冷、热的感受较男性敏感等

(二)冷、热疗法的作用

见表42。

表 42　冷、热疗法的作用

	冷疗法	热疗法
作用	①控制炎症扩散：冷疗使皮肤血管收缩，局部血流减少、减慢，降低细胞新陈代谢和微生物的活力，限制了炎症的扩散。适用于炎症早期的患者。②减轻疼痛：**降低神经末梢的敏感性**和减轻由于组织充血、肿胀而压迫神经末梢所导致的疼痛。临床上常用于牙痛、烫伤等患者。③减轻局部充血或出血。④降低体温	①促进炎症的消散和局限：炎症**早期**用热可促进炎性渗出物的吸收和消散；在炎症后期用热，有助于坏死组织的清除及组织修复，使炎症局限。适用于眼睑炎、乳腺炎等患者。②缓解疼痛：能**降低痛觉神经的兴奋性**，减轻炎性水肿，从而解除局部神经末梢的压力。热疗还可缓解因肌肉痉挛，关节强直而引起的疼痛。常用于腰肌劳损、肾绞痛、胃肠痉挛等患者。③减轻深部组织充血。④保暖

二、冷疗法

(一)冷疗的禁忌证

1.局部血液循环障碍：冷疗可使局部血管收缩，导致组织缺血、缺氧而变性坏死，因此对**休克、大面积受损**、微循环明显障碍的患者，不宜用冷疗。

2.慢性炎症或深部有化脓病灶：冷疗可使局部血流量减少，影响炎症吸收，冷疗只适用于炎症早期。

3.禁忌用冷的部位

(1)**枕后、耳廓、阴囊处**：容易引起冻伤。

(2)**心前区**：反射性引起心率减慢、心律不齐。

(3)**腹部**：易引起腹泻。

(4)**足底**：反射性引起末梢血管收缩，影响散热；还可引起一过性的冠状动脉收缩。

(二)冷疗的方法

1.局部用冷法

(1)冰袋或冰囊的应用

　　1)操作步骤：①将小冰块装入冰袋或冰囊内约 2/3 满，检查无漏水装入布套。②高热患者降温，可放在前额、头顶、颈部、腋下、腹股沟等部位；**扁桃体摘除术后**，冰囊可放在**颈前颌下**，鼻部冷敷时，应将冰囊吊起，仅使其底部接触鼻根，以减轻压力。

　　1)注意事项：①用冷时间最长**不超过 30 分钟**，如需再用应**间隔 60 分钟**。②用于降温时，应在冰袋使用后 30 分钟测体温，并记录。

　　(2)冰帽或冰槽的应用

　　1)目的：用于头部降温，为**防止脑水肿**，降低脑细胞的代谢率，从而减轻脑细胞的损害。

　　2)操作步骤：①将患者头部置于冰帽或冰槽内，后颈部和两耳处垫海绵垫，两耳塞不脱脂棉，防止水流入耳内，用凡士林纱布覆盖两眼。②观察体温，为患者测肛温，每 30 分钟测一次。保持体温在 **33℃(肛温)** 左右，**肛温不宜低于 30℃**，否则有**可能发生室颤**。③观察患者的心率，防止心房、心室纤颤或房室传导阻滞等的发生。

　　(3)冷湿敷

　　1)目的：多用于消炎、消肿、止痛、止血。

　　2)方法：①冷敷部位下面垫橡胶单及治疗巾，局部涂凡士林，上盖纱布；②每 3～5 min 更换一次敷布，冷敷 15～20 min。

　　3)注意事项：①观察局部皮肤变化及患者反应；②冷敷部位若为开放性伤口，应按无菌原则处理；③敷布浸泡需彻底，湿度得当，拧至不滴水为宜，并及时更换；④若为降温，使用后 30 min 测体温，并记录。

　　2. 全身用冷法：全身用冷法包括乙醇拭浴和温水拭浴法，多用于高热患者的降温。

　　(1)温水拭浴用于高热患者降温。方法：盆内盛 **32℃～34℃** 的温水 2/3 满，其余用物、操作方法、注意事项同乙醇拭浴。

　　(2)乙醇拭浴

　　1)用物：治疗碗内盛 25%～35% 乙醇 200～300 mL(温度 30℃左右)。

　　2)操作方法：将**冰袋放置于头部**，以助降温，并可防止拭浴时引起头部充血。将**热水袋放置足底**，使患者感觉舒适，并促进足底血管扩张，有利于散热。

　　30 分钟后测量体温，体温降至 **39℃以下**，应取下冰袋。

　　3)注意事项：①拭浴时间为 **15～20 分钟**，以免患者着凉，拭浴中如有面色苍白、寒战、呼吸异常时，应立即停止拭浴。②在擦至腋窝、肘部、腹股沟、腘窝等血管丰富处，应稍用力擦拭，并将停留时间延长些，以利于散热。③**禁忌擦拭后颈部、心前区、腹部和足底**。**新生儿**、血液病患者等**禁忌使用**。

三、热疗法

(一)热疗的禁忌证

　　(1)急腹症**尚未明确**诊断前，热疗能够减轻疼痛，因而掩盖病情真相而贻误诊断和治疗。

　　(2)面部危险三角区感染化脓时，热敷容易造成**颅内感染和败血症**。

　　(3)各种**脏器内出血**时，因热疗可使局部血管扩张，增加脏器的血流量，而加重出血倾向。

（4）软组织损伤早期（48 小时）。

（5）其他：①**皮肤湿疹**：热疗可加重皮肤受损，也可增加痒感而不适。②**急性炎症**，如牙龈炎、中耳炎、结膜炎：热疗可使局部温度升高，有利于细菌繁殖。③孕妇。④**恶性肿瘤**：热疗可促进肿瘤扩散、转移。

（二）热疗的方法

1. 干热法

（1）热水袋的使用

1）操作步骤：①水温为 **60℃~70℃**。②将热水袋灌至热水袋容积的 1/2~2/3 满即可。③用热时间：30 分钟。

2）注意事项：①对婴幼儿老年人、昏迷、末梢循环不良、麻醉未清醒、感觉障碍等患者，热水袋的水温应**调至 50℃以下**，并用大毛巾包裹，以避免直接接触患者的皮肤而引起烫伤。②使用过程中，如发现皮肤潮红，应立即停止使用，并在局部涂凡士林，可起保护皮肤的作用。

（2）红外线灯

1）目的：消炎、解痉、镇痛，促进创面干燥结痂，保护肉芽组织生长，以利伤口愈合。

2）操作步骤：①红外线灯头在治疗部位斜上方或侧方，一般灯距为 **30~50 cm**。②每次照射时间为 **20~30 分钟**。照射完毕，患者休息 15 分钟后再离开治疗室，以防感冒。3）注意事项：①手、足等小部位用 250 W 为宜，胸腹、腰背部等可用 500~1000 W 的大灯头。②照射面颈部、胸部时，应注意保护眼睛，可戴有色的眼镜或用湿纱布遮盖。③照射过程中，如皮肤出现**桃红色**的均匀红斑，为**合适剂量**；如皮肤出现**紫红色，应立即停止照射**，并涂凡士林以保护皮肤。

2. 湿热法

（1）湿热敷法：①涂凡士林于受敷部位，上盖纱布，下垫橡胶单和治疗单。涂凡士林范围要大于热敷面积。②敷布浸入热水（50℃~60℃），拧干，抖开。③3~5 min 更换一次敷布，时间 15~20 min。④有伤口的部位作热湿敷时，应按无菌操作进行，敷后伤口按换药法处理。

（2）热水坐浴

1）目的：可减轻盆腔脏器、直肠的充血，达到消炎、消肿、止痛和促进引流的作用，**常用于会阴、肛门疾病及手术前后等患者**。

2）操作步骤：①将热水倒至浴盆的 1/2 满为宜，将水温调至 40℃~45℃；②坐浴时间为 15~20 min。

3）注意事项：①坐浴过程中，如患者主诉头晕、乏力等，应立即停止坐浴；②对会阴、肛门部有伤口的患者，应准备无菌浴盆及坐浴液，并于坐浴后按换药法处理伤口；③女患者在月经期、妊娠末期、产后两周内及阴道出血、盆腔器官有急性炎症时不宜坐浴，以免引起感染。

（3）局部浸泡

1）目的：消炎、镇痛、清洁和消毒伤口，适用于手、足、前臂及小腿部感染。

2）方法：水温 43℃~46℃；浸泡时间 30 min。

3）注意事项：①浸泡部位**若有伤口，浸泡盆、药液及用物必须无菌；浸泡后应用无菌技术处理伤口**；②**浸泡过程中，注意观察局部皮肤，倾听患者主诉，随时调节水温**。

重点提示▶

> 1. 冷疗的适应证：适用于炎症早期；牙痛、烫伤；高热、中暑；扁桃体摘除术后、鼻出血、局部软组织损伤早期。
> 2. 冷疗的禁忌部位：足底、心前区、腹部、枕后、耳廓、阴囊。
> 3. 热疗的禁忌证：急腹症尚未明确诊断前；面部危险三角区感染时；各种脏器内出血时；软组织损伤或扭伤早期(48小时内)。
> 4. 热疗的注意事项：热水袋：婴幼儿、老人、昏迷、麻醉未清醒、末梢循环不良及感觉障碍者，水温应在50℃以下，以免烫伤；烤灯：皮肤出现桃红色的均匀红斑，为合适剂量；如果皮肤出现紫红色，应立即停止，并涂凡士林。

第十三章　标本采集与运输

一、标本采集

（1）按医嘱采集标本。

（2）做好采集前的准备，标本容器应贴标签，标明科别、病室、床号、姓名、住院号、检验目的和送验日期。

重点提示▶

> 妊娠试验要留晨尿，因为晨尿内绒毛膜促性腺激素的含量高，容易获得阳性检验结果。

3. 确保标本的质量：采集方法、采集量和采集时间要正确；采集后，及时送验；特殊标本注明采集时间。

4. 培养标本的采集：在使用抗生素前采集，如已使用，应在血药浓度最低时采集，并在检验单上注明；严格执行无菌操作；标本和培养基内不可混入防腐剂、消毒剂及其他药物。

二、血标本采集法

1. 静脉血标本的种类

（1）全血标本用于测定血液中某些物质的含量，如血糖、血氨、尿素氮等。

（2）血清标本用于测定血清酶、脂类、电解质、肝功能等。

（3）血培养标本用于查找血液中的病原菌。

2. 采集静脉血标本

（1）操作要点

1）真空采血管以颜色标识标本的种类：生化检测为红或黄色，全血标本为紫色，凝血测定为蓝色；红细胞沉降率为黑色管。

2）**血培养标本**：一般血培养取血 **5 mL**；**亚急性细菌性心内膜炎患者**，应取血 **10～15 mL**，以提高细菌培养阳性率，已用抗生素应在检验单上注明。

3）**全血标本**将血液沿管壁缓慢注入盛有**抗凝剂的试管内**，并轻轻摇动，以使血液和抗凝剂混合。

　　4)**血清标本**：将血液沿管壁缓慢注入**干燥试管**内，勿将泡沫注入，并**避免震荡**，以防红细胞破裂溶血。

> **重点提示 ▶**
> 1. 静脉输血法备血：抽血 2 mL。
> 2. 一般血培养取血 5 mL。
> 3 亚急性细菌性心内膜炎患者，应取血 10～15 mL。

　　(2)注意事项

　　1)通常情况下采血时间以上午 7～9 时为宜，考虑到体位和运动对检查结果的影响，静脉血液标本最好于起床后 1 小时内采集。生化检查要求空腹 8 小时后，或晚餐后**次日清晨空腹采血**。

　　2)如同时抽取几个种类的标本，注意注入顺序：**一般先将血液注入血培养瓶，再注入抗凝管**最后注入干燥管，动作应准确迅速。

　　3. 采集动脉血标本

　　(1)操作要点：以 40°角刺入动脉，抽血完毕后，迅速拔出针头，局部加压止血 5～10 分钟。

　　采血做动脉血气分析者，**采血量一般为 0.1～1 mL**，针头拔出后立即刺入软塞以隔绝空气(注射器内不可有空气，以免影响检验结果)，用手搓动注射器以使血液与肝素混匀，避免凝血。

　　(2)注意事项：桡动脉穿刺点为前臂掌侧腕关节上 2 cm 处；股动脉穿刺点在腹股沟股动脉明显处，穿刺时，患者下肢伸直略外展外旋，以充分暴露穿刺部位。新生儿宜选择桡动脉穿刺，因股动脉穿刺垂直进针时宜伤及髋关节。

三、尿标本采集法

　　1. 常规尿标本

　　(1)目的：用于检查尿液的颜色、透明度，有无细胞和管型，测定尿比重，作尿蛋白及尿糖定性。

　　(2)用物：一次性尿常规标本容器，必要时备便盆或尿壶。

　　(3)操作方法

　　1)护士核对医嘱，备齐用物，贴好标签，注明科别、病室、床号、姓名、住院号、检验目的、送检日期等。

　　2)备齐用物，携至床旁，核对患者，说明留取尿标本的目的及方法，以消除紧张情绪，取得患者合作。

　　3)**患者将晨起第一次尿液留于标本容器内，检测尿比重需留 100 mL，其余检验留取 30～50 mL**。因晨尿浓度较高，未受饮食的影响，故检验结果准确，更具有参考意义。

　　4)告知患者在留取尿标本时，不可将粪便混入，以免粪便中的微生物使尿液变质。

　　5)行动不便或生活不能自理的患者，可协助使用便盆或尿壶，以采集标本。

　　6)再次查对，安置患者，整理床单位，清理用物。

7)洗手,记录,将标本连同检验单及时送检。

2.尿培养标本

(1)目的:采集未被污染的尿液作细菌培养,以了解病情,协助诊断和治疗。

(2)用物:无菌试管、试管夹、火柴、酒精灯、外阴冲洗及消毒用物,必要时备导尿包。

(3)操作方法

1)护士核对医嘱,备齐用物,贴好标签,注明科别、病室、床号、姓名、住院号、检验目的、送检日期等。

2)将用物携至床旁,核对患者,说明留取尿标本的目的及方法,以消除紧张情绪,取得患者合作。

3)确认患者膀胱充盈,即可留标本,用屏风遮挡。

4)留中段尿法:①协助患者取舒适的体位,臀下垫便盆;②按导尿法清洁、消毒外阴部;③嘱患者自行排尿,弃去前段尿液,护士用试管夹夹注无菌试管,并在酒精灯上消毒试管口后,**留取中段尿液约 5 mL**;④将无菌试管口及塞子再次消毒并盖紧,熄灭酒精灯。

5)导尿术留取法:按导尿术插入导尿管,引出尿液,留取标本。

6)协助患者穿裤,再次检查整理床单位、清理用物。

7)洗手,记录,将标本连同检验单及时送检。

3.注意事项

(1)**女性病**人在**月经期**不宜留取标本。

(2)昏迷或尿潴留患者可通过导尿留取尿标本。

(3)如会阴分泌物过多,应先清洁,再留标本。

(4)留取 12 小时或 24 小时尿标本,应根据检验要求加入相应防腐剂,并将集尿瓶置于阴凉处。

(5)标本采集前停用抗生素 5 天。

4.常用防腐剂的作用及用法:见表43。

表 43　常用防腐剂

名称	作用	用法	临床应用
甲醛	甲醛固定尿液中**有机成分**,防腐	每 100 mL 尿液加 400 mg/L 甲醛 0.5 mL	艾迪计数
浓盐酸	使尿液保持在酸性环境中,防止尿液中激素被氧化	24 小时尿液中加 10 mL/L	17-羟类固醇、17-酮类固醇
甲苯	保持尿中化学成分不变	在第一次尿液倒入后再加,按每 100 mL 尿液加甲苯 0.5 mL(即甲苯浓度为 5~20 mL/L)	尿蛋白定量、尿糖定量及钾、钠、肌酐、肌酸定量

四、粪便标本采集方法

1.粪便常规标本

(1)目的：检查粪便颜色、形状、其中的混合物和细胞。

(2)操作要点：①嘱患者将粪便排于清洁便盆内，用检便匙在粪便中央部分取或取**黏液、脓血**等异常部分，量约**5 g**，放入检便盒内；②如患者腹泻，应将水样便盛于容器中。

2.粪便培养标本

(1)目的：检查粪便的致病菌。

(2)操作要点：①用**无菌棉签**在粪便中央部分或取**黏液、脓血**等异常部分，量约2~5 g，放入无菌培养瓶内；②如患者无便意，可用无菌长棉签蘸0.9%氯化钠溶液，轻轻插入肛门约4~5 cm(幼儿2~3 cm)进行蘸取。

3.寄生虫及虫卵标本

(1)目的：检查粪便中的寄生虫、幼虫、虫卵。

(2)操作要点

1)**检查寄生虫**：用检便匙在粪便不同的部位采集带血或黏液部分。如患者服用驱虫药或作血吸虫孵化检查，应留取全部粪便。

2)**检查蛲虫**：嘱患者在**晚上睡觉前或早晨未**起床前，将透明胶带贴在肛门周围；取下透明胶带，将粘有虫卵的一面贴在载玻片上，或相互对合。

3)**检查阿米巴原虫**：采集标本前，应**先将便盆加温**以保持阿米巴原虫的活动状态，因阿米巴原虫在低温环境中可失去活力，而难以查找。

4.隐血标本

(1)目的：检查粪便中肉眼不能看见的微量血液。

(2)操作要点：①嘱患者在检查前3天禁食肉类、动物血、肝脏、含铁剂药物及绿色蔬菜，以避免出现**假阳性**；②第4天按常规标本留取粪便，及时送检。

五、痰标本采集方法

1.常规痰标本

(1)目的：用于检查痰液的一般性状。

(2)操作要点：①嘱患者早晨起来在未进食前，先用清水漱口，以清洁口腔；②在深呼吸后，用力咳出气管深处的第一口痰，留于痰盒中。

2.痰培养标本

(1)目的：用于检查痰液中的致病菌。

(2)操作要点：①嘱患者早晨起来，在未进食前，**先用朵贝尔溶液漱口**，去除口腔细菌；②在深呼吸后，用力咳出气管深部的痰液，留于无菌集痰器中；③如患者无法咳痰或不能合作，可用吸痰法将痰液留于无菌集痰器中。

3.24小时痰标本：嘱患者早晨起来，在未进食前，漱口后，**从7时开始，至次日晨7时止**，将全部痰液留于容器中。

4.注意事项：①留痰标本查找癌细胞，应立即送检，或用**10%甲醛溶液**或95%乙醇溶液固定后送检；②不可将漱口液、唾液混入标本；③记录24小时痰标本的量时，应减去所加入清水的量。

六、咽拭子标本采集方法

(1)用无菌棉签擦拭两侧腭弓和咽、扁桃体的分泌物；若采集**真菌**培养标本，应在<u>口腔溃疡面</u>上取分泌物。

(2)为防止呕吐，采集咽拭子标本应避免在进食后2小时内进行。

> **重点提示▶**
>
> 1.血标本采集：严禁在输液、输血的针头处或同侧肢体抽取，应在对侧肢体采集；一般血培养取血5 mL，亚急性细菌性心内膜炎患者应取血15 mL，以提高培养阳性率。
>
> 2.尿标本采集：做早孕检测应留取晨尿；尿培养标本应接取中段尿5 mL。
>
> 3.防腐剂：甲醛用于艾迪计数；浓盐酸用于17-羟类固醇、17-酮类固醇测定；甲苯用于尿蛋白定量、尿糖定量及钾、钠、氯、肌酐、肌酸定量。
>
> 4.粪便标本采集：服驱虫药后或做血吸虫孵化检查，应留取全部粪便送检；查蛲虫，在晚上睡觉前或早晨未起床前；查阿米巴原虫，应嘱患者排便于经加温的便盆内，便后连同便盆送检。
>
> 5.痰标本采集：查找癌细胞可用95%乙醇或10%甲醛固定后送验。
>
> 6.咽拭子标本采集：真菌培养采集应该在溃疡面上进行。

第十四章　病情观察和危重患者的抢救技术

一、病情观察和危重患者的支持性护理

(一)病情观察

1.一般情况

(1)面容与表情：急性病容，患者表现为面色潮红、呼吸急促、兴奋不安、口唇干裂、表情痛苦等，见于急性感染性疾病的患者；**慢性病容**，患者表现为面色白或灰暗、面容憔悴、精神萎靡、双目无神等，见于**肺结核、恶性肿瘤**等慢性消耗性疾病的患者。

(2)饮食与营养：肥胖是指体重超过标准体重的20%，消瘦是指体重低于正常体重的10%。

(3)姿势与体位：多数为主动体位；衰竭或昏迷者呈被动体位；急性腹痛者常双腿卷曲呈被迫体位；帕金森病患者呈慌张步态。

(4)皮肤与黏膜：应注意评估患者皮肤的颜色、弹性、温度、湿度及完整性，观察有无发绀、黄疸出血、水肿皮疹、压疮等情况。皮下出血压之不退，直径<2 mm称为出血点，<u>直径3~5 mm称为紫癜</u>，直径5 mm以上称为瘀斑。

(5)休息与睡眠：观察患者休息的方式、睡眠的习惯，有无睡眠型态、时间的变化，是否有难以入睡、易醒、失眠、嗜睡等现象。

(6)呕吐：注意观察呕吐的时间、方式、次数及呕吐物的颜色、量、性质、气味等，必要时留取标本，及时送检。

(7)排泄物：包括尿液、粪便、痰液、汗液等，应注意观察其性状、颜色、量、次数、气味等。

2.生命体征：如下均提示病情危重：

(1)体温<35℃，或持续高热、超高热或体温不升；

(2)脉搏<60次/分或>140次/分，出现间歇脉、脉搏短绌；

(3)呼吸<8次/分或>40次/分，出现潮式、间断呼吸；

(4)休克患者：持续收缩压<70 mmHg或脉压<20 mmHg；重度高血压患者：持续收缩压>180 mmHg或舒张压>100 mmHg。

3.意识状态：根据其轻重程度可分为：**嗜睡、意识模糊、昏睡、昏迷**(表44)，也可出现谵妄。谵妄是一种以兴奋性增高为主的高级神经中枢的急性失调状态。

表44　意识状态程度

意识状态	临床表现
嗜睡	轻度刺激**能唤醒**，醒后能正确、简单回答问题，但反应**迟钝**
意识模糊	**可被唤醒**，思维和语言**不连贯**
昏睡	不易唤醒，强刺激可被唤醒，醒后答非所问，停止刺激后又进入熟睡状态
浅昏迷	大部分意识丧失，对声、光刺激**无反应**，对**疼痛(压迫眶上缘)刺激有痛苦表情**，瞳孔对光**反射可**存
深昏迷	意识**完全丧失**，对各种刺激**无反应**

4.瞳孔：瞳孔变化是颅脑疾病、药物中毒、昏迷等许多疾病病情变化的重要指征。

(1)瞳孔的形状及大小：①正常瞳孔：瞳孔直径为2~5 mm。②异常瞳孔：瞳孔直径小于2 mm称为瞳孔缩小，瞳孔直径小于1 mm称为针尖样瞳孔；瞳孔直径大于5 mm为瞳孔扩大。

(2)常见异常：①双侧瞳孔缩小：常于**有机磷农药**、吗啡、氯丙嗪等药物中毒；②双侧瞳孔扩大常见于**颅内压增高**、颅脑损伤、颠茄类药物中毒等；③单侧瞳孔缩小：提示同侧**小脑幕裂孔**疝早期；④一侧瞳孔扩大、固定：提示同侧颅内病变(如颅内血肿、脑肿瘤)所致的小脑幕裂孔疝的发生。

5.自理能力。

6.心理状态。

7.治疗后反应的观察。

(二)危重患者的支持性护理

(1)密切观察生命体征，保持呼吸道通畅。昏迷患者应将头偏向一侧，并及时用吸引器吸出呼吸道分泌物，以防误吸而导致呼吸困难，甚至窒息。

(2)对谵妄、躁动不安、意识丧失的患者，应合理使用保护具，以防坠床或自行拔管，确保患者安全。对牙关紧闭或抽搐的患者，可用牙垫或压舌板(裹上数层纱布)放于上、下臼齿之间，以防舌咬伤；同时，室内光线宜暗，以避免外界刺激而引起患者抽搐。

(3)加强临床护理：①对眼睑不能自行闭合的患者，可涂金霉素眼膏或覆盖凡士林纱布，以防角膜干燥而导致角膜炎、结膜炎或溃疡的发生。②长期卧床的患者，协助活动肢体，防止出现肌肉萎缩、关节强直、静脉血栓等并发症。

二、抢救室的管理与抢救设备

(一)抢救室的管理

急诊室和病区均应设抢救室，急诊室应设有单独抢救室，病区应设在靠近护士办公室的单独房内。一切急救药品、器械等应保持齐全，严格执行"**五定**"制度，完好率达到**100%**。

(二)抢救药品

心三联：肾上腺素、阿托品、利多卡因。
呼二联：尼克刹米(可拉明)、山梗菜碱(洛贝林)。

三、吸氧法

(一)缺氧程度的判断和吸氧适应证

1.缺氧程度的判断
轻度：氧分压(PaO_2)为**>6.67 kPa(50 mmHg)**；二氧化碳分压($PaCO_2$)为>6.6 kPa(50 mmHg)。
中度：氧分压(PaO_2)为4.0~6.6 kPa(30~50 mmHg)；二氧化碳分压($PaCO_2$)为>9.3 kPa(70 mmHg)。
重度氧分压(PaO_2)为**<4.0 kPa(30 mmHg)**；二氧化碳分压($PaCO_2$)为>12 kPa(90 mmHg)。
2.吸氧适应证：PaO_2是反映缺氧的敏感指标，是决定是否给氧的重要依据。
3.动脉血氧分压(PaO_2)正常值为12.6~13.3 kPa，当患者**PaO_2低于6.6 kPa(50 mmHg)**时，**应给予吸氧**。

(二)氧气筒和氧气表的装置

1.总开关：用来控制氧气的放出。使用时，将总开关沿逆时针方向旋转1/4周。
2.湿化瓶：瓶内装入1/3~1/2的冷开水或蒸馏水。
3.装表法的要点：将氧气筒置于架上，将总开关逆时针旋转打开，使少量氧气从气门冲出，随即迅速顺时针旋转关好总开关，以达到清洁该处的目的，防止灰尘吹入氧气表内。

(三)吸氧法

1.单侧鼻导管法：鼻导管自一侧鼻孔插管至鼻咽部，长度约为鼻尖至耳垂的2/3。停用氧气时先拔出鼻导管，再关闭总开关，放完余氧，最后关闭流量开关。

2.双侧鼻导管法：适用于长期吸氧的患者，将双侧鼻导管插入双鼻孔内，深约 1 cm。

3.**面罩法**：适用**张口呼吸及病情危重**的患者，调节流量为 6~8 L/min。

4.**漏斗法**：适用于**婴幼儿**或气管切开的患者。

5.**头罩法**：适用于患儿吸氧。

6.氧气枕法：用于家庭氧疗、抢救危重患者或转移患者途中。

(四) 吸氧的注意事项

(1)做好**"四防"**，即**防震、防火、防热、防油**。氧气筒距火炉至少 5 m、暖气 1 m。氧气表及螺旋口上勿涂油，也不可用带油的手装卸，以免引起燃烧。

(2)使用氧时，应先调节氧流量，再插管应用；停用氧时，应先拔管，再关氧气开关；中途改变氧流量时，应先将氧气管与吸氧管分开，调节好氧流量后再接上，以免因开错开关，使大量气体突然冲入呼吸道而损伤肺组织。

(3)氧气筒内氧气不可用尽，**压力表指针降至 0.5 MPa 时，即不可再用**。

(4)持续鼻导管给氧的患者，鼻导管应每日更换 2 次以上，双侧鼻孔交替插管，以减少刺激鼻黏膜。鼻塞给氧应每日更换鼻塞。面罩给氧应 4~8 小时更换一次面罩。

(5)未用或已用空的氧气筒，应分别悬挂"满"或"空"的标志。

(6)用氧过程中严密观察患者缺氧症状有无改善，定时测生命体征、精神状况、皮肤颜色等。

(五) 氧气吸入的浓度及公式换算法

1.氧气吸入浓度：掌握吸氧浓度对纠正缺氧起着重要的作用。

(1)如氧浓度低于 25%，则和空气中氧含量相似，无治疗价值。

(2)如氧浓度高于 60%，持续时间超过 24 小时，则会发生氧中毒，患者表现为恶心、烦躁不安、面色苍白、干咳、胸痛、进行性呼吸困难等。

(3)对缺氧和二氧化碳滞留同时并存者，应给予低流量、低浓度持续吸氧。

2.吸氧浓度和氧流量的换算法

可用公式计算：**吸氧浓度 (%) = 21+4×氧流量 (L/min)**。

四、吸痰法

(一) 目的

经口、鼻腔、人工气道将呼吸道的分泌物吸出，以保持呼吸道通畅，预防吸入性肺炎、肺不张、窒息等并发症。

(二) 方法

1.电动吸引器吸痰法：利用负压吸引原理。**一般成人吸痰负压为 40.0~53.3 kPa，小儿应小于 40 kPa**。

2.操作方法

(1)吸痰前,有活动义齿应取下,先用生理盐水试吸。

(2)吸痰时,一手反折吸痰管末端,另一手用无菌钳夹住其前端,插管至口咽部,先吸净口腔咽喉的分泌物,再吸气管内。动作轻柔,左右旋转,向上提拉。

(3)吸痰后用生理盐水冲洗导管以防堵塞。

(4)注射器吸痰法:紧急、无吸引器时,可用 50~100 mL 注射器,连接吸痰管吸出分泌物。

(5)中心吸引装置吸痰法。

3.注意事项

(1)密切观察病情,观察患者呼吸道是否通畅,以及面色、生命体征的变化等,如发现患者排痰不畅或喉头有痰鸣音,应及时吸痰。

(2)如为昏迷患者,可用压舌板或开口器先将口启开,再进行吸痰;如为气管插管或气管切开患者,需经气管插管或套管内吸痰,应严格无菌操作;如经口腔吸痰有困难,可由鼻腔插入吸痰。

(3)吸痰管的选择应粗细适宜,不可过粗,特别是为小儿吸痰。

(4)吸痰时负压调节应适宜,插管过程中,不可打开负压,动作应轻柔,以免损伤呼吸道黏膜。

(5)吸痰前后,应增加氧气的吸入,且**每次吸痰时间应小于 15 秒**,以免因吸痰造成患者缺氧。

(6)严格执行无菌操作,**吸痰所用物品应每天更换 1~2 次,吸痰导管应每次更换**,并作好口腔护理。

(7)如患者痰液黏稠,可协助患者变换体位,配合叩击,雾化吸入等方法,通过振动、稀释痰液,使之易于吸出。

(8)储液瓶内的吸出液应及时倾倒,一般不应超过瓶的 2/3,以免痰液吸入损坏机器。

五、洗胃法

(一)目的

(1)解毒,服毒 4~6 小时内效果最好。

(2)减轻胃黏膜水肿和炎症。幽门梗阻的患者,饭后常有滞留现象,通过洗胃,可将胃内滞留食物洗出,以减少对胃黏膜的刺激,从而减轻胃黏膜水肿及炎症。

(3)手术或检查前准备。

(二)方法

1.口服催吐法:适用清醒、能主动配合者,液量一般为 10000~20000 mL,温度为 25℃~38℃。

患者取坐位,盛污水桶置于座位前,嘱患者在短时间内自饮大量灌洗液,每次 300~500 mL,压舌根部催吐,反复至呕出液澄清无味。

2.胃管洗胃法

(1)电动吸引洗胃法,利用负压吸引原理,压力不宜过大,保持在13.3 kPa左右,以免损伤胃黏膜。患者取坐位或半坐位,危重或昏迷者去枕取左侧卧位,有活动义齿先取下放好。测量插管长度,润滑胃管前段,插胃管,证实在胃内后,胶布固定。先将胃内容物吸尽,再注入洗胃液体,使溶液流入胃内约300~500 mL,再吸出,如此反复至吸出液澄清无气味。洗胃过程中随时观察患者情况,如患者感到腹痛,灌洗出的液体呈血性或出现休克现象,应立即停止洗胃,联系医生应对。

(2)漏斗胃管洗胃法,利用虹吸原理,证实胃管在胃内后,举漏斗高过头部约30~50 cm,引流不畅时,可挤压橡胶球,再高举漏斗注入溶液。

(3)注射器洗胃法,适用于幽门梗阻和胃手术前者。

(4)自动洗胃机,通电源和管道后,按"手吸"键,吸出胃内容物,再按"自动"键,自动冲洗,待洗净后,按"停机"键。

3.注意事顶

(1)急性中毒迅速口服催吐,必要时洗胃,插管时动作轻快,勿损伤食管或误入气管。

(2)中毒的患者在6小时内洗胃效果最好。负压应保持在13.3 kPa左右,压力不宜过大,以免损伤胃黏膜。

(3)当中毒物质不明时,应先抽出胃内容物送检,以明确毒物性质;洗胃溶液可先选用**温开水或0.9%氯化钠溶液**进行,待确定毒物性质后,再选用对抗剂洗胃。

(4)若患者误服**强酸或强碱**等腐蚀性药物,则**禁忌洗胃**,以免导致胃穿孔。可遵医嘱给予药物解毒或物理性对抗剂,如**豆浆、牛奶、米汤、蛋清水**(用生鸡蛋清调水至200 mL)等,以保护胃黏膜。

(5)肝硬化伴食管胃底静脉曲张、近期曾有上消化道出血、胃穿孔的患者,禁忌洗胃;食管阻塞、消化性溃疡、胃癌等患者**不宜洗胃**;昏迷患者洗胃应谨慎,可采用去枕平卧位,头偏向一侧,以防窒息。

(6)洗胃液每次灌入量以300~500 mL为宜,不能超过500 mL,胃溶液温度为25℃~38℃。

(7)为**幽门梗阻**患者洗胃,宜在饭后**4~6小时或空腹**时进行。

4.各种药物中毒的灌洗溶液(解毒剂)和禁忌药物(表45)

表45　各种药物中毒的灌洗溶液和禁忌药物

中毒药物	灌洗溶液	禁忌药物
敌敌畏	2%~4%碳酸氢钠、1%盐水、1:15000~1:20000高锰酸钾洗胃	
1605、1059、4049(乐果)	2%~4%**碳酸氢钠**洗胃	高锰酸钾
敌百虫	1%盐水或清水洗胃、1:15000~1:20000高锰酸钾洗胃	碱性药物
巴比妥类(安眠药)	**1:15000高锰酸钾洗胃,硫酸钠导泻**	硫酸镁

续表45

中毒药物		灌洗溶液	禁忌药物
DDT(灭害灵)、666		温开水或 **0.9%氯化钠溶液洗胃,50%硫酸镁导泻**	油性泻药
灭鼠药	磷化锌	**1:15000~1:20000 高锰酸钾洗胃、0.5%硫酸铜**	忌用鸡蛋、牛奶、油类等脂肪类食物,以免加速磷的溶解、吸收
	抗凝血类(敌鼠钠)	**催吐、温水洗胃、硫酸钠导泻**	碳酸氢钠

六、人工呼吸器使用法

(一)简易呼吸器

用于呼吸停止或呼吸衰竭未建立人工气道前,或呼吸机突发故障时。先清除上呼吸道分泌物或呕吐物,挤压呼吸囊一次,使 500~1000 mL 左右空气入肺,频率为 10 次/分。如有自主呼吸应同步,即吸气时顺势挤压,达一定潮气量后完全放松气囊,让患者自行完成呼吸。

(二)人工呼吸机

用于呼吸停止或呼吸衰竭的抢救及麻醉期间的呼吸管理。

1.工作原理:是借助机械动力建立肺泡与气道通气的压力差。

2.类型:①定容型常用于无自主呼吸或自主呼吸微弱者;②定压型有无自主呼吸均可用,但不能保证通气量;③混合型以间歇正压方式提供通气,即通气时以正压将气体送入肺内,压力为零时形成呼气。潮气量较恒定,兼有定压和定容的特点。

3.操作方法:检查呼吸机性能,调节预定参数,联机后注意观察呼吸机的运转情况及患者两侧胸壁运动是否对称、呼吸音是否一致等。

4.注意事项

(1)密切观察病情:①**通气量不足**:可造成酸中毒,表现为皮肤潮红、多汗、烦躁、血压升高、脉搏加快、表浅静脉充盈消失.②**通气过度**:可造成碱中毒,表现为昏迷、抽搐等症状。

(2)观察呼吸机工作情况。

(3)定期进行血气分析和电解质测定。

(4)保持呼吸道通畅。

(5)预防和控制感染,每日更换呼吸机各管道,用过的物品用消毒液浸泡,病室空气消毒用紫外线照射 1~2 次/天,每次 15~30 min。病室的地面、床单位每日用消毒液擦拭 2 次。

(6)做好生活护理。

第十五章　临终患者的护理

一、概述

(一)死亡的概念

(1)指个体生命活动和新陈代谢的永久停止。传统标准以心跳、呼吸停止为标志。1968年在世界第 22 次医学大会上，提出了新的死亡概念，即脑死亡，又称全脑死亡。

(2)**脑死亡的判断标准**：①不可逆的深度昏迷；②自发呼吸停止；③脑干反射消失；④脑电波消失(平坦)。

(二)死亡过程的分期

见表 46。

表 46　死亡过程的分期

分期	特点
濒死期	又称临终状态，是死亡过程的**开始阶段**。此期主要特点是中枢神经系统脑干以上部位的功能处于深度抑制状态，而脑干功能依然存在，及时抢救生命可复苏
临床死亡期	又称躯体死亡期或个体死亡期，是临床上判断死亡的标准，延髓处于极度抑制状态。临床表现为心跳、呼吸停止，**各种反射消失，瞳孔散大**。但各种组织细胞仍存在微弱而短暂的代谢活动。此期持续时间一般为 5~6 分钟，若得到及时有效的抢救治疗，生命有复苏的可能。若时间过长，则大脑将发生不可逆的变化
生物学死亡期	生物学死亡期是死亡过程的最后阶段。此期整个中枢神经系统和机体各器官的新陈代谢相继终止，**出现不可逆变化**。会相继出现尸冷、尸斑、尸僵、尸体腐败等。 (1)尸冷：是死亡后**最先发生的尸体现象**，测量尸温常以直肠温度为标准。尸体温度下降规律是：一般死后 10 小时内下降速度为每小时 1℃，10 小时后每小时 0.5℃，大约 24 小时左右，尸温与环境湿度相同 (2)尸斑：一般尸斑出现的时间是死亡后 **2~4 小时**，最易发生于尸体的最低部位。 (3)尸僵：死亡后 **1~3 小时**开始出现。

二、临终患者的躯体状况和身体护理

(一)临终患者的躯体状况

1.循环与呼吸：脉细速、不整，血压下降、呼吸表浅、张口呼吸、潮式呼吸。

2.饮食与排泄：口干、恶心、呕吐、食欲缺乏、腹胀、大小便失禁或便秘、尿潴留。

3.皮肤与骨骼：皮肤苍白湿冷、发绀，肌张力减退或丧失，不能自主活动及维持姿势。

4.面容与知觉：希氏面容，即面部呈铅灰色，眼眶凹陷，下颌下垂，嘴微张，双眼半睁呆滞。视力逐渐减退甚至消失，语言逐渐混乱，**听力通常最后消失**。

5.中枢神经系统：嗜睡、昏睡或昏迷、谵妄及定向力障碍。

6.临近死亡的体征：患者各种反射逐渐消失，肌张力减退、丧失、脉搏快且弱，血压逐渐降低甚至测不到，呼吸困难、急促，出现潮式呼吸、间断呼吸、点头样呼吸.通**常患者呼吸先停止，随后心跳停止**。

(二)临终患者的身体护理

1.改善循环与呼吸功能：舒适体位，如半坐卧位、抬高头肩，仰卧位头偏向一侧，张口呼吸者可用液体石蜡润滑口唇，用湿纱布覆盖。

2.减轻疼痛：药物止痛，如世界卫生组织推荐的三步阶梯疗法；转移注意力。

3.促进患者安全与舒适：做好口腔、眼部、皮肤护理。唇干裂可用棉签湿润或涂液体石蜡；眼睑不能闭合，可涂红霉素软膏或覆盖凡士林纱布。

4.改善营养状况：根据习惯调整饮食，必要时鼻饲或全胃肠外营养。

5.面容及感知觉方面：提供良好的病室环境；用触摸安抚患者；听力往往最后消失，不要窃窃私语，或在床旁讨论病情及失声痛哭。

6.对意识障碍的患者应保障安全，必要时使用保护具。

三、临终患者的心理护理

(一)临终患者的心理反应和护理

见表47。

表 47　临终患者的心理反应和护理

	心理反应	护理
否认期	为最早出现，当患者得知自己病重即将面临死亡时，常常没有思想准备，其心理反应为"不，不可能，不会是我！一定是搞错了！"以此来极力否认，拒绝接受事实。继而会**四处求医**，希望是误诊	1.尊重患者的反应，帮助患者逐步面对现实，医护人员言行一致 2.协助满足心理需要语言交流，坦诚温和非话言交流，认真倾听、经常陪伴
愤怒期	患者通常会生气、愤怒、怨恨、嫉妒，产生"这不公平，为什么是我！"的心理反应。内心的不平衡，使患者常常迁怒于周围的人，向医护人员、家属、朋友等发泄愤怒	允许宣泄，认真倾听，防止意外

续表47

	心理反应	护理
协议期	患者希望尽可能延长生命，以完成未尽心愿，并期望奇迹出现，常常表示"如果能让我好起来，我一定……"。此期患者变得非常和善、宽容，对病情抱有一线希望，能积极配合治疗	主动指导关心患者争取患者的配合 积极引导，减轻压力
抑郁期	治疗已经无望时，患者往往会产生很强烈的失落感，表现为情绪低落、消沉、退缩、悲伤、沉默、哭泣等，甚至有<u>轻</u>生的念头。患者常要求会见亲朋好友，希望有喜爱的人陪伴，并开始交代后事。此期注意预防患者自杀	1. 鼓励宣泄情感 2. 允许家人陪伴 3. 助完成未了心愿
接受期	患者对死亡已有所准备，一切未完事宜均已处理好，因而变得平静、安详。患者因精神和肉体的极度疲劳和衰弱，故常常处于<u>嗜睡</u>状态，情感减退，静等死亡的来临	1. 减少外界干扰 2. 尊重患者信仰 3. 加强生活护理 4. 帮助其平静地离开人世

四、尸体护理

(一)目的

(1)使尸体清洁无渗液；
(2)使尸体姿势良好；
(3)易于尸体鉴别；
(4)安慰家属，减少哀痛。

(二)时间

患者死亡后，应由医生开具<u>死亡诊断书</u>，护士尽快进行尸体护理，以防僵硬。

(三)操作方法

(1)填写三张尸体识别卡，屏风遮挡，劝慰家属暂时离开病房，家属不在应尽快通知。
(2)撤去治疗用物，将床放平，使尸体仰卧，头下垫一枕，防止面部变色。
(3)有伤口者更换敷料。
(4)洗脸，有义齿装上，眼、口未闭者，协助闭上。
(5)脱衣裤，由上至下依次擦洗身体，用棉花填塞口、鼻、耳、阴道、肛门等孔道，以免液体外溢，棉花勿外露，传染患者孔道用1%氯胺溶液填塞。
(6)穿上衣裤，第一张尸体识别卡系于腕部上。
(7)尸单移放平车上，用尸单将尸体包好，第二张识别卡系于尸体腰间的尸单或尸袍上，第三张给太平间工作人员，并将尸体放在停尸屉。

(8)填写死亡通知书,按出院患者护理进行床单位、用物的消毒及文件的处理,体温单上填写死亡时间,并按出院手续办理结账,如死者为传染病,按传染病患者终末消毒处理。

(9)清点遗物交给家属。

重点提示 ▶

1.新的死亡标准:脑死亡,满足①无感受性和反应性;②无运动、无呼吸;③无反射;④脑电波平坦。24小时无改变,并排除体温过低(<32.2℃)及使用中枢神经系统抑制药。

2.临终患者**听力通常最后消失**。

3.临终患者的心理反应:否认期、愤怒期、协议期、忧郁期、接受期,以及各自的表现。

4.尸体护理:在确认患者死亡、医生开具死亡诊断书后应尽快进行;使尸体卧仰,头下垫一枕,防止面部变色。

案例分析

1. 王先生，62 岁，因胃溃疡入院，患者对医院规章制度不熟悉而焦虑，试述作为病区护士，接待患者入院时应采取的主要护理措施。

答题要点：医院规章制度既是对患者行为的指导，又是对患者的一种约束，会对患者产生一定的影响。协助患者熟悉院规，可帮助患者适应环境。

(1) 耐心解释，取得理解。

(2) 让患者对其周围的环境具有一定的自主权。

(3) 满足患者需求。

(4) 提供有关信息与健康教育。

(5) 尊重患者的隐私权。

(6) 鼓励患者自我照顾。

2. 王女士，40 岁，骑电瓶车时不慎摔倒，由 120 送入急诊。医生进行体格检查时见患者神志淡漠，呼之能应，四肢湿冷，血压 90/50 mmHg，脉搏 120 次/分，腹腔穿刺抽出不凝血，诊断为"脾破裂"。经患者家属签字同意后，医生急诊在全麻下行"剖腹探查术"。手术器械采用预真空快速压力蒸汽灭菌，术中输血 800 mL。出院 2 个月后患者感觉乏力不适，食欲下降，诊断为"丙型肝炎"。请问

(1) 如采用预真空快速压力蒸汽灭菌法对手术器械进行灭菌，需注意哪些事项？

(2) 从空气消毒的角度分析，进行"剖腹探查术"的手术室环境属于医院环境的哪一类？如何进行环境空气清洁、消毒？

(3) 按医院用品的危险性分类，血压计、手术器械、术中输注的血液分别属于哪一类？

(4) 患者出院 2 个月后被诊断为"丙型肝炎"，是否属于医院感染？为什么？

答题要点：

(1) ①安全操作；②包装合适，外用化学指示胶带贴封；③装载恰当，物品体积不超过 30 cm×30 cm×50 cm，装填量不得超过 90%，但不小于柜室容量的 10%；④密切观察：灭菌时间 3 分钟，从柜室的温度达到要求时开始计算灭菌时间；⑤灭菌后卸载：从灭菌器卸载取出的物品冷却时间应>30 分钟，温度降至室温时才能移动；检查灭菌是否合格；灭菌后物品尽快使用，不能储存，无有效期；⑥定期监测灭菌效果。

(2) 进行"剖腹探查术"的手术室环境属于 I 类环境。通常选用以下方法净化空气：安装空气净化消毒装置的集中空调通风系统；空气洁净技术；循环风紫外线空气消毒器或静电吸附式空气消毒器；紫外线灯照射消毒；达到 I 类环境空气菌落数要求的其他空气消毒产品。

(3) 按医院用品的危险性分类，血压计属于低度危险性物品；手术器械、术中输注的血

液属于高度危险性物品。

(4)患者出院2个月后被诊断为"丙型肝炎",属于医院感染。因为丙型肝炎与住院时术中输血有直接关系,属于在医院内获得而出院后发生的感染,符合医院感染的定义和诊断标准。

3.李先生,58岁。1个月前突发呕吐、意识模糊急诊入院,诊断为脑出血,予急诊手术,术后脱水补液治疗。现患者神志模糊,右侧肢体偏瘫,近来发热、痰多,为黄脓痰;肺部听诊可闻及细湿啰音。胸部X线检查示右下肺大片状阴影,痰培养和药敏试验为耐万古霉素的金黄色葡萄球菌感染。

(1)患者应采取何种隔离种类?

(2)需采取哪些隔离措施?

答题要点:

(1)患者应采取经接触传播的隔离与预防。

(2)在标准预防的基础上,隔离措施还有:①隔离病室使用蓝色隔离标志。②患者安置在单间或同种病原同室隔离;减少人员出入隔离室,严格限制人员进出隔离室。③加强隔离室物品的消毒处理,患者的生活物品清洁、消毒后方可带出,标本需用密闭容器运送;感染者的医疗废物需用双层防渗漏医疗垃圾袋密闭运送。④医务人员加强手卫生和个人防护,近距离操作如吸痰、插管等需戴防护镜;可能污染工作服时穿隔离衣,护理患者时应穿一次性隔离衣。

4.万先生,35岁,近2周来自觉乏力、食欲减退,间断咳白黏痰,伴有午后低热、夜间盗汗。门诊拟诊断为"肺结核"收住入院。查体:面色苍白,呼吸急促,肺部可闻及细湿啰音。胸部X线检查示"两侧肺野密布粟粒状阴影,急性粟粒性肺结核?"

(1)患者应采取何种隔离种类?

(2)如何告知患者所住病区隔离区域的划分?

(3)需采取哪些隔离措施?

(4)护士给患者输液后应如何进行手卫生?

答题要点:

(1)患者应采取空气传播的隔离与预防。

(2)隔离区域划分:清洁区包括医务人员的值班室、卫生间、男女更衣室、浴室以及储物间、配餐间等;半污染区包括医务人员的办公室、治疗室、护士站、室内走廊等;污染区包括病室、处置室、污物间以及患者入院、出院处理室等。

(3)在标准预防的基础上,隔离措施还包括:①病室使用黄色隔离标志;②可与其他肺结核患者同居一室,尽量使远离其他病室,有条件可使用负压病室,通向走道的门窗须关闭;③当患者病情允许时,应戴外科口罩,定期更换,并限制其活动范围;④为患者准备专用的痰杯,口鼻分泌物需经消毒处理后方可丢弃,被患者污染的敷料应装袋标记后处理;⑤严格空气消毒;⑥医务人员严格按照区域流程,在不同的区域,穿戴不同的防护用品。进入确诊或可疑传染病患者房间时,应戴帽子、医用防护口罩;进行可能产生喷溅的诊疗操作时,应戴防护目镜或防护面罩,穿防护服;当接触患者及其血液、体液、分泌物、排泄物等物质时应戴手套。

(4)护士给患者输液后,应进行卫生手消毒:先按七步洗手法的洗手步骤洗手并干燥;

再将双手涂满消毒剂揉搓至自然干燥。

5. 患者张某，因支气管哮喘急性发作，呼吸极度困难不能平卧而焦虑不安，作为值班护士你认为应帮助其取何种体位？说明患者体位的性质以及采用此种体位的原因及方法。

答题要点：

应取端坐位。

（1）原因：因为此体位可使静脉回流减少，减轻肺部淤血，同时可使膈肌位置下降，胸腔容量扩大，减轻腹腔内脏器对心肺的压力，肺活量增加，有利于气体交换，使呼吸困难的症状得到改善。

（2）方法：床头支架或靠背架将床头抬高 70°~80°，背部放置一软枕，使患者同时能向后倚靠；膝下支架抬高 15°~20°。

6. 患者李某，男，42 岁，在高空作业时不慎坠落，诊断为颈椎骨折，左下肢骨折，行颅骨牵引，左下肢石膏固定，留置导尿，静脉输液，为患者翻身时，应注意什么？

答题要点：

（1）翻身时，护士应注意节力原则；移动患者时动作应轻稳，协调一致，不可拖拉，以免擦伤皮肤；注意为患者保暖并防止坠床。

（2）翻身前应先将导尿管和输液管安置妥当，翻身后仔细检查导管是否有脱落、移位、扭曲、受压，以保持导管通畅。

（3）翻身时不可放松牵引，并使头、颈、躯干保持在同一水平位翻动；翻身后注意牵引方向、位置以及牵引力是否正确。

（4）翻身后注意左下肢局部血运情况，防止受压。

7. 王先生，65 岁，贲门癌引起上腹部疼痛，呕吐、厌食、黑粪，行胃大部切除术后，为患者取什么体位？

答题要点：

胃大部切除术属于腹部手术，应为患者取半坐卧位，因为半坐卧位可引流腹腔渗液至盆腔，减少炎症的扩散和毒物的吸收；减轻切口缝合处的张力，减轻疼痛；使膈肌位置下降，有利于呼吸肌的活动，能增加肺活量，有利于气体交换，改善呼吸困难。

8. 周女士，49 岁，肝硬化伴食管静脉曲张，入院前 4 小时大量呕吐鲜血，总量约 1000 mL，伴头晕、乏力、心悸，出冷汗，由 120 急诊入院。入院后，检查发现患者呼吸 22 次/分，血压 40/20 mmHg，脉细弱。护士应为患者安置什么体位？

答题要点：

由患者的症状可以推断患者出现了休克的症状。此时护士应为其安置中凹卧位，因为抬高头胸部，有利于保持气道通畅，改善通气功能，从而改善缺氧症状；抬高下肢，有利于静脉血回流，增加心排血量而使休克症状得到缓解。

9. 患者王某，女，46 岁，以子宫肌瘤住院准备手术。检验结果显示，HBsAg 阳性，张护士在给患者采血时被针头扎伤，扎伤处出血不止。请问：

（1）张护士应采取怎样的紧急措施处理伤口？

（2）如何加强护士的健康管理？

答题要点：

（1）处理伤口的紧急措施

1)受伤护士要保持镇静，戴手套者按规范迅速脱去手套。

2)处理伤口：①立即用手从伤口的近心端向远心端挤出伤口的血液，但禁止在伤口局部挤压或按压。②用肥皂水清洗伤口，并在流动水下反复冲洗。采用生理盐水反复冲洗皮肤或暴露的黏膜处。③用75%乙醇或0.5%聚维酮碘（碘伏）消毒伤口，并加以包扎。

3)及时填写锐器伤登记表，并尽早报告部门负责人和预防保健科、医院感染管理科。

4)评估锐器伤。根据患者血液中含有病原微生物（如病毒、细菌）的多少和伤口的深度、范围、暴露时间进行评估，并做相应处理。

5)血清学检测与处理。

（2）健康管理

1)建立护士健康档案，定期为护理人员进行体检，并接种相应的疫苗。

2)建立损伤后登记上报制度。

3)建立锐器伤处理流程。

4)建立受伤护士的监控体系，追踪伤者的健康情况。

5)应积极关心受伤护士的心理变化，做好心理疏导，及时有效地采取预防补救措施。

10.吴某，女，急诊外科护士，在给患者测量体温时不慎打破20只汞式体温计。请问：

（1）发生汞泄漏时应该如何处理？

（2）护士在工作中如何预防汞泄漏？

答题要点：

（1）发生汞泄漏时的处理

1)加强管理，完善应对体系：建立汞泄漏化学污染的应急预案，规范汞泄漏的处理流程，备汞泄漏处置包（内有硫黄粉、三氯化铁、小毛笔及收集汞专用的密闭容器等）。有条件者可使用电子体温计和电子血压计。

2)提高护士对汞泄漏危害的认识：应加强对护士的专题培训，提高对汞泄漏的处理能力。

3)规范血压计和体温计的使用。

（2）预防汞泄漏

1)暴露人员管理：一旦发生汞泄漏，室内人员应转移到室外，如果有皮肤接触，立即用水清洗。打开门窗通风，关闭室内所有热源。

2)收集汞滴：穿戴防护用品如戴防护口罩、乳胶手套、防护围裙或防护服、鞋套。用一次性注射器抽吸泄漏的汞滴，也可用纸卷成筒回收汞滴，放入盛有少量水的容器内，密封好并注明"废弃汞"字样，送交医院专职管理部门处理。

3)处理散落的汞滴：对散落在地缝内的汞滴，取适量硫黄粉覆盖，保留3小时，硫和汞能生成不易溶于水的硫化汞。或者用20%三氯化铁5~6 g加水10 mL，使其呈饱和状态，然后用毛笔蘸其溶液在汞残留处涂刷，生成汞和铁的合金，消除汞的危害。

4)处理汞污染的房间：关闭门窗，用碘1 g/m加乙醇点燃熏蒸或用碘0.1 g/m² 撒在地面8~12小时，使其挥发的碘与空气中的汞生成不易挥发的碘化汞，可以降低空气中汞蒸气的浓度。结束后开窗通风。

11.吴先生，64岁，截瘫十余年，入院时骶尾已有压疮。面积2.5 cm×2 cm，深达肌层，创面有脓性分泌物，周围有黑色坏死组织。问题：

（1）该患者骶尾部压疮处于哪个分期？

（2）如何预防此并发症发生？

（3）目前应采取何种护理措施？

答题要点：

（1）该患者骶尾部压疮为坏死溃疡期。

（2）从压疮的预防措施进行阐述。①进行皮肤评估；②采取预防性皮肤护理措施；③进行营养筛查与营养评估；④进行体位变换；⑤选择和使用合适的支撑面；⑥鼓励患者早期活动；⑦预防医疗器械相关压疮；⑧实施健康教育。

（3）进行全身治疗的同时，压疮坏死溃疡期的护理重点是清洁伤口，清除坏死组织，妥善处理伤口渗出液，促进肉芽组织生长，预防和控制感染。具体措施包括：①进行压疮评估和愈合监测；②进行疼痛评估与处理；③使用伤口敷料；④进行伤口护理；⑤进行药物治疗；⑥必要时行手术治疗。

12. 患者刘某，女，20岁，患者于两天前淋雨受凉后高热，最高达40℃，服用退热药后出汗多，体温下降，但不久又升高，并有咳嗽，痰不多，白色黏液，咳时伴胸痛，急诊收入院。查体：体温39.5℃，脉搏96次/分，呼吸21次/分，血压120/80 mmHg，两肺底可闻及干湿啰音，心（－），腹（－）。医嘱：急查血常规，胸部X线片，青霉素皮试，青霉素400万单位静脉滴注 bid。请问：

（1）上述医嘱各属于哪一类？

（2）各类医嘱有何特点？

（3）如何处理各类医嘱？

答题要点：

（1）急查血常规，胸部X线片，青霉素皮试属于临时医嘱；青霉素400万单位静脉滴注 bid 属于长期医嘱。

（2）临时医嘱和长期医嘱的特点

1）临时医嘱：有效时间在24小时以内的医嘱，应在短时间内执行，一般只执行一次。

2）长期医嘱：指自医生开出医嘱起，至医嘱停止，有效时间在24小时以上的医嘱，当医生注明停止时间后医嘱失效。

（3）长期医嘱和临时医嘱的处理

1）长期医嘱处理：医生开出长期医嘱于长期医嘱单上，注明日期和时间，并签上全名。护士将长期医嘱单上的医嘱分别转录至各种执行卡上，转录时须注明执行的具体时间并签全名。定期执行的长期医嘱应在执行卡上注明具体的执行时间。

2）临时医嘱处理：医生开写临时医嘱于临时医嘱单上，注明日期和时间，并签上全名。需立即执行的医嘱，护士执行后，必须注明执行时间并签上全名。有限定执行时间的临时医嘱，护士应及时转录至临时治疗本或交班记录本上。

13 患者，男，66岁，因肝硬化腹水入院，医嘱要求准确记录患者出入液量。请问：

（1）出入液量的记录内容都包括哪些？

（2）如何正确记录出入液量？

答题要点：

（1）记录内容

1)每日摄入量：包括每日的饮水量，食物中的含水量，输液量、输血量等。

2)每日排出量：主要为尿量，还包括大便量、呕吐物量、咯(咳)出物量(咯血、咳痰)、出血量、引流量、创面渗液量等。

(2)记录方法

1)用蓝(黑)钢笔填写眉栏各项，包括患者姓名、科别、床号、住院病历号、诊断及页码。

2)日间 7 时至 19 时用蓝(黑)钢笔记录，夜间 19 时至次晨 7 时用红钢笔记录。

3)记录同一时间的摄入量和排出量，在同一横格上开始记录；对于不同时间的摄入量和排出量，应各自另起一行记录。

4)12 小时或 24 小时就患者的出入量做一次小结或总结。将 24 小时总结的液体出入量填写在体温单相应的栏目上。

14.患者李某，女性，64 岁，因反复咽痛 1 个月，畏寒、高热 4 天入院。体格检查：T39.7℃，P118 次/分，R26 次/分。发育正常，营养良好，应答切题，面色潮红，皮下无出血点，全身浅表淋巴结未触及，咽部充血，双肺未闻干、湿啰音，心脏听诊未闻病理性杂音。患者虚弱无力，倍感不安和烦躁，影响睡眠，迫切希望症状消除，体温下降，了解发热的相关知识。请用 PE 公式做出 5 个现存的护理诊断。

答题要点：

(1)疼痛：与局部炎症有关

(2)体温过高：与呼吸道感染有关

(3)活动无耐力：与高热、身体虚弱有关

(4)焦虑：与烦躁不安、睡眠不良、疼痛、虚弱有关。

(5)睡眠型态紊乱：与疼痛、烦躁、环境改变有关。

(6)知识缺乏：缺乏相关疾病知识。

15.患者王某，女性，30 岁，因心房纤颤而入院。入院时测心率200 次/分，脉搏 100 次/分，且心律完全不规则、心率快慢不一、心音强弱不等。问：

(1)请对患者的脉搏作出判断。

(2)应如何测量脉搏？

(3)测量后如何记录？

答题要点：

(1)判断：脉搏短绌。

(2)测量：应由 2 名护士同时测量，一人听心率，另一人测量脉率，听心率者发出"起"或"停"口令，计时 1 分钟。

3)记录：心率/脉率次/分，如 180/90 次/分。

16.患者赵某，女性，70 岁，因脑外伤而入院。体检：体温 38.6℃，脉搏 90 次/分，呼吸 18 次/分，血压 140/90 mmHg，意识不清，并有痰鸣音且无力咳出。问：

(1)可采用哪项护理措施帮助患者去除分泌物？

(2)此护理措施的目的是什么？

(3)实施时应注意哪些问题？

答题要点：

(1)护理措施：吸痰法。

（2）目的：①清除呼吸道分泌物，保持呼吸道通畅。②促进呼吸功能，改善肺通气。③预防并发症发生，如吸入性肺炎、肺不张、窒息等。

（3）注意：①吸痰前，检查电动吸引器性能是否良好，连接是否正确。②严格执行无菌操作，每次吸痰应更换吸痰管。③每次吸痰时间<15秒，以免造成缺氧。④吸痰动作轻柔，防止呼吸道黏膜损伤。⑤痰液黏稠时，可配合叩击，蒸汽吸入、雾化吸入，提高吸痰效果。⑥贮液瓶内吸出液应及时倒，不得超过 2/3。

17. 患者李某，女性，45岁，自感胸闷不适，嘴唇青紫，呼吸困难，查 PaO_2 40 mmHg，SaO_2 65%。

问：（1）请判断缺氧的程度。

2）患者使用氧疗应如何进行监护？

（3）如何做好用氧安全？

答题要点：

（1）缺氧程度：中度。

（2）监护：①缺氧症状：若由烦躁变安静，生命体征平稳，皮肤色泽由发绀变红润，说明症状改善。②实验室指标：PaO_2、$PaCO_2$、SaO_2。③氧气装置：有无漏气，是否通畅。④氧作用：当氧浓度高于60%、持续时间超过24小时，可出现氧疗副作用。常见的副作用有氧中毒、肺不张、呼吸道分泌物干燥、晶状体后纤维组织增生、呼吸抑制。

（3）用氧安全：做好"四防"，即防震、防火、防热、防油。氧气瓶搬运时要避免倾倒撞击。氧气筒应放阴凉处，周围严禁烟火及易燃品，至少距明火5 m，距暖气1 m，以防引起燃烧。氧气表及螺旋口勿上油，也不用带油的手装卸。

18. 陈先生，48岁，有痔疮史12年。近期痔疮肿大疼痛，大便出血，采用手术治疗。术后医嘱行热水坐浴。如何进行热水坐浴？应注意什么？

答题要点：

（1）遵医嘱按无菌方法配制药液和浴盆等用物，将药液置于浴盆内1/2满，调节水温至40℃～45℃。携用物至患者床旁，核对患者，适当遮挡患者。浴盆置于坐浴椅上，暴露患处。协助患者脱裤子至膝盖部后取坐姿，嘱患者用纱布蘸药液清洗外阴部皮肤，待适应水温后，坐入浴盆中，持续15~20分钟。坐浴过程中密切观察患者，若出现面色苍白、脉搏加快、眩晕、软弱无力，应停止坐浴。坐浴毕，用纱布擦干臀部，协助穿裤，患者取舒适体位，卧床休息。开窗、拉开床帘，整理床单位，对用物正确处理。洗手，记录坐浴的时间、药液、效果、患者反应。

（2）坐浴前先排尿、排便，因热水可刺激肛门、会阴部，易引起排尿排便反射。开始坐浴前用纱布蘸药水在外阴部皮肤上试温，坐浴中应将臀部完全泡入水中。坐浴过程中应随时调节水温，冬季尤其注意室温与保暖。坐浴部位若有伤口，坐浴盆、溶液及用物必须无菌；坐浴后应按无菌技术操作原则处理伤口。

19. 患者男性，65岁，因车祸伤大出血，血压下降，出现休克症状，处理措施包括留置导尿。请问，对该患者留置导尿的主要目的是什么？留置导尿过程中的护理有哪些？

答题要点：

（1）对于该患者安置留置导尿的目的主要是正确记录每小时尿量、测量尿比重，以密切观察患者的病情变化。

（2）留置导尿管过程中的护理包括：

1）防止泌尿系统逆行感染的措施。

①保持尿道口清洁：女患者用消毒棉球擦拭尿道口及外阴，男患者擦拭尿道口、龟头及包皮，每天1~2次。排便后及时清洗肛门及会阴部皮肤。

②集尿袋的更换：注意观察并及时排空集尿袋内尿液，并记录尿量。通常每周更换集尿袋1~2次，若有尿液性状、颜色改变，需及时更换。

③尿管的更换：定期更换导尿管，尿管的更换频率通常根据导尿管的材质决定，一般为1~4周更换1次。

2）留置尿管期间，若病情允许应鼓励患者每日摄入2000 mL/d以上水分（包括口服和静脉输液等）达到冲洗尿道的目的。

3）训练膀胱反射功能，可采用间歇性夹管方式。夹闭导尿管，每3~4小时开放1次，使膀胱定时充盈和排空，促进膀胱功能的恢复。

4）注意患者的主诉并观察尿液情况，发现尿液混浊、沉淀、有结晶时，应及时处理，每周查尿常规1次。

20. 患者李某，阑尾炎术后第4天，出现感冒，T 39℃，咳嗽咳痰。医嘱给予复方新诺明，复方阿司匹林和止咳糖浆。护士发药时应如何指导患者服药？依据是什么？

答题要点：护士发药时指导患者先服复方新诺明和复方阿司匹林，后服止咳糖浆；另外服前两种药物后要多喝水，因为复方新诺明经肾脏排出，尿少时易析出结晶堵塞肾小管；复方阿司匹林具发汗降温作用，多喝水可补充水分，以增强药物疗效。服止咳糖浆后不宜喝水，因为它对呼吸道黏膜起安抚作用，如服后喝水，会冲淡药物，影响疗效。

21. 患者李某，体温38.6℃，脉搏116次/分，咽喉疼痛，诊断为：化脓性扁桃体炎。在做青霉素皮试后约2分钟时，患者突然胸闷气促、面色苍白、脉细弱、出冷汗，血压70/50 mmH，请问：患者发生了什么情况？如何处理？

答题要点：患者出现了过敏性休克，采取措施如下：

（1）立即停药，协助患者平卧，报告医生，就地抢救。

（2）立即皮下注射0.1%盐酸肾上腺素1 mL，小儿剂量酌减。症状如不缓解，可每隔半小时皮下或静脉注射该药0.5 mL，直至脱离危险期。

（3）改善缺氧：①氧气吸入；②口对口人工呼吸，气管切开；③呼吸兴奋剂：尼可刹米、洛贝林；④喉头水肿：气管插管、气管切开。

（4）抗过敏：①根据医嘱静脉注射地塞米松5~10 mg或将氢化可的松琥珀酸钠200~400mg加入5%~10%葡萄糖溶液500 mL内静脉滴注；②应用抗组胺类药物，如肌内注射盐酸异丙嗪25~50 mg或苯海拉明40 mg。

（5）升压：先静脉滴注平衡液或生理盐水扩充血容量，然后用5%~10%葡萄糖溶液，如血压仍不回升，可按医嘱加入多巴胺和间羟胺静脉滴注。

（6）若发生呼吸心脏骤停，立即进行心肺复苏。

（7）观察与记录：①生命体征、尿量；②血压、尿量，做好"病情记录"、保暖；③患者未脱离危险时不宜搬动患者。为进一步处置提供依据。

22. 张某，女，25岁，左脚被钉子刺破，医生吩咐肌内注射破伤风抗毒素，皮试结果阳性。你将如何处理？

答题要点：有两种处理方法。

(1)与医生沟通，改用人破伤风免疫球蛋白注射，不需要做过敏试验。

(2)此患者 TAT 皮试结果为阳性反应，应用脱敏注射。将 TAT 分为四次，即 1 mL、0.2 mL、0.3 mL、0.4 mL，每次都用生理盐水稀释至 1 mL，用肌内注射方法给药，每次观察 20 分钟，无反应即注射下一次。如有反应，反应轻微则减少每一次 TAT 注射的药量，增加注射次数；反应重者，即出现过敏性休克症状者，即停止注射 TAT，并按过敏性休克抢救。

23. 王先生因支气管哮喘发作，医嘱给予手压式雾化器雾化吸入支气管解痉药。护士应如何正确指导患者进行雾化吸入？

答题要点：

(1)使用前检查雾化器各部件是否完好，有无松动、脱落等异常情况。

(2)使用前取下雾化器，充分摇匀药液。

(3)将雾化器倒置，接口端放入口中，平静呼气。

(4)吸气开始时，按压气雾瓶顶部，使之喷药，然后深吸气，药物经口吸入，吸气末尽可能延长屏气时间，再呼气，反复 1~2 次。

(5)喷雾器使用后放在阴凉处(30℃以下)保存。

(6)其塑料外壳应定期用温水清洁。

(7)每次 1~2 喷，两次使用间隔时间不少于 3~4 小时。

24. 当你为患者做青霉素皮肤试验时，发现皮肤试验阳性，你如何与患者作解释并提供哪些有关方面的知识？

答题要点：

(1)向患者说明其青霉素皮试阳性，表示将立即与医生联系，及时更改用药方案，以获得较好的疗效。

(2)简要通俗地介绍青霉素过敏反应的机制以及对机体的危害性，引起患者的重视；同时讲解青霉素试验的作用是为了防止过敏反应，试验本身对人体无害，从而消除患者的疑虑。

(3)慎重告诫患者今后不能使用青霉素，任何给药途径(如注射、口服、外用等)，任何剂量和任何剂型均可发生过敏反应。指出门诊卡上已注明的阳性标记，日后就医时应主动提供药物过敏史。应让患者的家属也了解患者青霉素过敏试验阳性，高度重视并积极预防过敏反应的发生。

25. 一位胆囊炎术后的患者，需静脉补液。液体总量为 1200 mL，输液的速度为 60 滴/分。请问：如果护士从早上 9 点开始为患者输液，那么，这位患者何时可以结束输液(滴注系数为 15)

答题要点：先求出 1200 mL 液体的滴数：1200×15＝18000 滴；再求出 1200 mL 液体需要多少分钟滴完：18000/60＝300 分钟；再算出 300 分钟相当于几小时：300/60＝5 小时。即：所需时间＝1200×15/60/60＝5 小时。则这位患者将在下午 2 点滴完全部液体。

26. 在静脉输液过程中，患者出现了突发性的胸闷、胸骨后疼痛、眩晕、低血压，随即出现呼吸困难、严重发绀，并且患者有濒死感，听诊心脏有杂音，请问此患者出现了什么问题？如何急救处理？为什么？

答题要点：此患者发生了空气栓塞的并发症。应立即使患者取左侧卧位进行急救。因为左侧卧位有利于气体浮向右心室尖部，避免阻塞肺动脉入口，随着心脏舒缩将空气混成泡沫，分次小量进入肺动脉内，以免发生阻塞。

27. 患者，男，65岁，为明确诊断，需查肝功能、空腹血糖、尿糖定量检查以及做血培养，请问护士应如何正确留取这些检测标本？

答题要点：

（1）评估患者并解释。评估患者病情及其他情况；向患者及家属解释静脉血标本以及24小时尿标本采集的目的、方法、临床意义、注意事项及配合要点。

（2）患者准备：身体准备、心理准备。抽血前晚10时后至次晨抽血前禁食。血培养标本最好在抗生素使用前采集。

（3）用物准备：根据检验目的准备相应的标本容器［如肝功能与血糖测定准备干燥真空采血标本；血培养准备无菌血培养瓶；尿糖定量检查准备集尿瓶（容量3000~5000 mL）以及防腐剂甲苯］并贴上标签或条形码，注明起止时间，以及其他所需用物。

（4）正确采集血液标本：空腹采血，各种血液标本注入标本容器的顺序及方法正确［血培养→无添加剂管（肝功能测定）→凝血管（血糖测定）］。

（5）正确采集24小时尿液标本（尿糖定量检查）：嘱患者于7am排空膀胱后，开始留取尿液，至次晨7am留取最后一次尿液。于第一次尿液倒入后添加防腐剂甲苯（第一次尿量倒入后，每100 mL尿液中加甲苯0.5 mL，即甲苯浓度为5~20m/L）。

（6）明确采集静脉血标本及尿液标本的注意事项。

（7）操作后处理符合消毒隔离原则。

28. 患者，男，67岁，退休教师，诊断"肺癌晚期"入院治疗，入院后患者诉说胸痛难以忍受，沉默寡言，眉头紧锁，咳嗽频繁并有气喘，难以交流。请问作为主管护士：

（1）你选用哪种评估工具评估该患者的疼痛程度？

（2）如何给该患者进行心理护理？

答题要点：

（1）选用视觉模拟评分法。

（2）主要心理护理措施

1）减轻心理压力：紧张、忧郁和焦虑均可加重疼痛的程度，而疼痛的加剧反过来又会影响情绪，形成不良循环。情绪稳定、心境良好、精神放松，可以增强对疼痛的耐受性。护士应以同情、安慰和鼓励的态度支持患者，与患者建立相互信赖的友好关系。护士应鼓励患者表达疼痛时的感受及其对适应疼痛所作的努力，尊重患者对疼痛的行为反应，并帮助患者及家属接受其行为反应。

2）控制注意力和放松练习：转移患者对疼痛的注意力和放松可减少其对疼痛的感受强度，常采用的方法有：①参加活动：组织患者参加其感兴趣的活动，能有效地转移其对疼痛的注意力。②音乐疗法：运用音乐分散患者对疼痛的注意力是有效的方法之一。③有节律按摩：嘱患者双眼凝视一个定点，引导患者想象物体的大小、形状、颜色等，同时在患者疼痛部位或身体某一部位作环形按摩。④深呼吸：指导患者进行有节律的深呼吸，用鼻深吸气，然后慢慢从口中呼气，反复进行。⑤指导想象：指导想象是通过对某特定事物的想象以达到特定的正向效果。让患者集中注意力想象自己置身于一个意境或一处风景中，能起到松弛和减轻疼痛的作用。在作诱导性想象之前，先作规律性的深呼吸运动和渐进性的松弛运动效果更好。

29. 患者小芳，女，22岁，因感情受挫服了安眠药，被同屋室友发现，立即将昏迷不醒的小芳送往医院，护士及时实施抢救工作。请问：

(1)护士为患者选择哪种合适的洗胃溶液？

(2)在洗胃过程中，护士应重点观察哪些方面？

(3)洗胃过程中若有血性液体流出，护士应采取何种护理措施？

答题要点：

(1)1:15000~1:20000 高锰酸钾液。

(2)洗胃过程中应随时观察：①患者的面色、生命体征、意识、瞳孔变化，口、鼻腔黏膜情况及口中气味等；②洗出液的性质、颜色、气味、量等。

(3)如洗出液呈血性，应立即停止洗胃，并采取相应的急救措施。

30.患儿，男，6岁，在一家游泳馆学游泳，不料溺水，呼吸、心跳骤停。救生员立即对其实施心肺复苏术。请问：

(1)如何正确实施心肺复苏术？

(2)在实施心肺复苏术过程中，应注意哪些问题？

(3)如何判断心肺复苏术是否有效？

答题要点：

(1)实施心肺复苏术的步骤：①检查患儿，判断意识及大动脉搏动。②立即呼救。③患儿仰卧位于地上，去枕、头后仰；解开衣领口、领带、围巾及腰带。④实施胸外心脏按压术。⑤打开气道。⑥人工呼吸。⑦注意在进行急救时各步骤之间的配合。

(2)注意事项：①患者仰卧，争分夺秒就地抢救。②按压部位要准确，用力合适，以防止胸骨、肋骨压折。严禁按压胸骨角、剑突下及左右胸部。按压力要适度，儿童至少为胸部前后径的三分之一，并保证每次按压后胸廓回弹。姿势要正确，注意两臂伸直，两肘关节固定不动，双肩位于双手的正上方。为避免心脏按压时呕吐物逆流至气管，患者头部应适当放低并略偏向一侧。③清除口咽分泌物、异物，保证气道通畅。人工呼吸频率8~10次/分钟，避免过度通气。与胸外按压不同步，每次呼吸超过1秒，应有明显的胸廓隆起。④人工呼吸和胸外心脏按压同时进行，单人施救按压与呼吸比为30:2；双人施救15:2；按压间断不超过10秒，检查脉搏不应超过10秒。

(3)判断心肺复苏术有效的指标：①能扪及大动脉(股、颈动脉)搏动，血压维持在8 kPa(60 mmHg)以上；②口唇、面色、甲床等颜色由发绀转为红润；③室颤波由细小变为粗大，甚至恢复窦性心律；④瞳孔随之缩小，有时可有对光反应；⑤呼吸逐渐恢复；⑥昏迷变浅，出现反射或挣扎。

31.王先生，68岁，肺癌晚期，入院了解到病情后，情绪异常，抱怨家人不关心，指责医护人员不尽力，在治疗护理中配合差。请问：

(1)患者的心理属于哪个阶段？

(2)针对患者的特殊心理反应，护士应如何护理？

答题要点：

(1)患者的心理属于愤怒期阶段。

(2)护士应切记患者的愤怒是发自内心的恐惧与绝望。不宜回避，要尽量让患者表达其愤怒，以宣泄内心的不快，充分理解患者的痛苦，加以安慰和疏导，多陪伴患者，并注意保护其自尊心。

评分标准

实训项目一　铺床法(备用床为例)评分标准

操作项目	操作流程	技术要求	分值	扣分及说明	备注
铺床备用 (85分)	评估 备物 (5分)	1. 仪表端庄, 衣帽整齐 2. 六步洗手, 戴口罩 3. 用物备齐全, 放置有序合理	1 3 1		
	操作 过程 (75分)	1. 移开床旁桌, 距床约 20 cm, 移椅至床尾 2. 置用物于床尾椅上 3. 将床褥齐床头平放于床垫上, 下拉至床尾, 铺平, 床单中线与床中线对齐床褥 4. 将大单横、纵中线对齐床头中线放于床褥上, 先铺近侧床头, 一手托起床垫角, 另一手伸过床头中线, 将大单平整塞入床垫下 5. 在距床头约 30 cm 处向上提起大单边缘, 使其与床沿垂直, 呈一等腰三角形。以床沿为界将三角形分为上下两部分, 将上半部置于床垫上, 下半部分平整塞入床垫下; 再将上半部翻下平整塞入床垫下 6. 同法铺好床尾大单 7. 双手同时拉平拉紧大单中部边缘, 平整塞入床垫下 8. 转至对侧, 同法铺好对侧大单 将被套齐床头放置, 分别向床尾、床两侧打开, 开口向床尾, 中缝与床中线对齐。将被套开口端上层打开至 1/3 处, 将折好的"S"形棉胎放于开口处, 拉棉胎上缘至被套封口处, 分别套好两上角, 使棉胎两侧与被套侧缘平齐, 于床尾处拉平棉胎及被套, 系好带子 9. 将盖被左右侧边缘向内折叠与床沿齐, 将尾端向内折叠, 与床尾平齐 10 于床尾处套好枕套, 系带, 开口背门, 横放于床尾, 再平拖至床头 11. 将床旁桌椅移回原处	5 3 5 6 8 10 5 15 8 5 5		
	整理记 录(5分)	(1)整理用物 (2)洗手	2 3		

续上表

操作项目	操作流程	技术要求	分值	扣分及说明	备注
综合评价（15分）	规范熟练（5分）	1. 程序正确，操作规范，动作熟练 2. 注意保护患者安全和职业防护	3 2		
	关键环节（10分）	1. 按时完成 2. 大单平紧，中线对齐，每个角紧正 3. 被套中线对齐，毛毯平整，被头不空虚 4. 枕套四角不空虚，不歪不斜 5. 操作中应用节力原则，姿势美观 6. 操作熟练，手法正确 7. 时间为8分钟	2 1 1 1 1 2 2		
操作时间		＿＿＿＿＿分钟			
总分		100			
得分					

实训项目二　平车运送法评分标准

操作项目	操作流程	技术要求	分值	扣分及说明	备注
平车运送（83分）	评估解释（7分）	1. 仪表端庄，衣帽整齐 2. 向患者解释清楚，评估患者的病情等 3. 六步洗手，戴口罩 4. 用物备齐全，放置有序合理	1 2 3 1		
	操作过程（66分）	1. 携用物至床旁，核对床号、姓名，向患者解释 2. 检查平车安全后，车上放好枕头、铺上大单与毛毯 3. 移开床旁桌椅，将平车的头端与床尾成钝角（四人搬运与床平行），关闸制动 4. 搬运患者：松开盖被，协助患者穿好衣服，根据患者病情与体重，护士采取合适的搬运方法 （1）一人搬运法：将患者扶起坐在床上，护士一只手臂自患者近侧腋下伸至对侧肩部，另一只手臂伸入患者同侧股下，患者双手紧握于护士颈后。护士抱起患者，移步，将其轻轻放在平车上	2 5 5 5 35		

续上表

操作项目	操作流程	技术要求	分值	扣分及说明	备注
平车运送（83分）	操作过程（66分）	（2）二人搬运法：护士甲、乙二人站在床的同一侧，将患者移至床边，两手交叉于腹前。甲一手抬起患者头、颈、肩部，一手托起腰部；乙一手抬起患者臀部，一手托住腘窝。二人同时抬起，使患者身体稍微向护士倾斜，移步，将患者放于平车上	35		
		（3）三人搬运法：将患者移至床边，甲护士托住患者的头、颈、肩及胸部；乙护士托住患者的腰和臀部；丙护士托住患者的腘窝和小腿。三人同时抬起，使患者身体稍微向护士倾斜，移步，将患者放于平车上	35		
		（4）四人搬运法：先将帆布兜或中单铺在患者身下，使平车与床平行并紧靠床边。甲护士站在床头，托住患者的头及颈肩部；乙护士站在床尾，托住患者的双腿；丙、丁护士分别站在病床及平车两侧，紧紧握住帆布兜或中单的四角，四人同时抬起，将患者轻放于平车上	35		
		5.安置患者于舒适位置，用盖被包裹患者，先盖脚部，后盖两侧，两侧头部盖被边角向外折叠，露出头部	6		
		6.松开车闸推送患者，至指定地点	6		
	整理记录（10分）	1.整理床单位铺成暂空床	2		
		2.整理用物	2		
		3.洗手六步洗手，取下口罩	3		
		4.记录搬运过程中患者的反应	3		
综合评价（17分）	规范熟练（5）分）	1.程序正确，操作规范，动作熟练	1		
		2.注意保护患者安全和职业防护	2		
		3.按时完成，时间8分钟	2		
	关键环节（8分）	1.搬运患者时动作轻稳，协调一致，确保患者舒适、安全	1		
		2.注意节力原则的应用	1		
		3.推行时，推行者应站于患者头侧；车速适宜，上下坡时，患者头部应位于高处。如平车一端为小轮，则以大轮端为头端。	1		
		4.根据病情，妥善安置患者	1		
		5.多人搬运时较高者搬运患者的上身	2		
		6.进出门时应先将门打开，不可用车撞门，以免震动患者及损坏设施	2		
	护患沟通（4分）	1.关心患者，患者感到满意	2		
		2.护患沟通有效、充分体现人文关怀	1		
		3.语言流畅，态度和蔼，面带微笑	1		
操作时间		_____分钟			
总分		100			
得分					

实训项目三　无菌技术评分标准

操作项目	操作流程	技术要求	分值	扣分及说明	备注
无菌技术操作过程（81分）	评估、准备（8分）	1.仪表端庄，衣帽整齐 2.六步洗手，戴口罩 3.用物备齐全，放置有序合理	1 2 5		
	打开无菌治疗巾包（16分）	1.查看名称、灭菌日期、有效期及包布内面是否外露 2.解开系带卷好，打开左右、内角 3.用无菌钳夹取治疗巾1块，放于治疗盘内 4.将包按原折痕包好，注明开包日期、时间、有效期	4 4 4 4		
	铺无菌盘及取无菌溶液（35分）	1.铺无菌治疗巾 (1)双手握住治疗巾中部边缘的外面，双折铺于治疗盘上，上面一层向远端呈扇形三折，开口边缘向外 (2)取无菌物品于无菌盘内(打开治疗碗包取一个治疗碗、打开无菌容器取纱布) 2.取无菌溶液 (1)核对瓶签，检查溶液质量、用纱布擦试瓶上灰尘 (2)打开瓶盖，方法正确、不污染 (3)倒取溶液不外溅，盖瓶塞不污染 3.覆盖无菌治疗巾 (1)将上层治疗巾盖于物品上，边缘对齐，开口处向上翻折两次，两侧边缘向下翻1次 (2)注明铺盘日期、时间、有效期	5 5 5 5 5 5 5		
	戴无菌手套及开盘（20分）	1.核对手套号码及灭菌日期、有效期(放置于治疗盘内) 2.携用物于患者床旁，为患者治疗(可口述) 3.先开盘1/3 4.打开手套包，取滑石粉擦手(一次性手套不用)、戴手套 5.开盘 6.脱手套	2 1 2 9 2 4		
	整理记录（6分）	1.手套和用完包布处理 2.整理用物 3.洗手，脱口罩	1 1 4		

续上表

操作项目	操作流程	技术要求	分值	扣分及说明	备注
综合评价（19分）	规范熟练（5分）	1.程序正确，操作规范，动作熟练 2.注意保护患者安全和职业防护 3.按时完成，7分钟	1 2 2		
	关键环节（10分）	1.正确使用无菌持物钳：取、拿、放 2.无菌观念强：无菌区、有菌区概念明确 3.无菌包按原折痕包得很好，方法正确 4.无菌盘铺好后平整，美观 5.操作中动作轻稳 6.操作熟练，准确	2 2 1 2 1 2		
操作时间	_____分钟				
总分	100分				
得分					

评委签字：

实训项目四　隔离技术评分标准

操作项目	操作流程	技术要求	分值	扣分及说明	备注
隔离技术（85分）	评估解释（7分）	1.仪表端庄，衣帽整齐，洗手、戴口罩 2.取下手表，卷袖过肘 3.用物备齐，放置有序	5 1 1		
	穿脱隔离衣（70分）	穿隔离衣 1.手持衣领取下隔离衣，清洁面向自己 2.衣领反折，肩缝对齐露出袖筒 3.右手持衣领左手伸入袖筒；左手持衣领右手伸入袖筒 4.两手持衣领，系好领带，再系袖带 5.双手分别将隔离衣后缘向前拉，捏取边缘对齐，向一侧折叠 6.腰带在背后交叉，回到前边打结	 3 3 6 6 6 6		

续上表

操作项目	操作流程	技术要求	分值	扣分及说明	备注
隔离技术（85分）	穿脱隔离衣（70分）	脱隔离衣 1. 解腰带，在前面打结 2. 解袖带，将部分衣袖，塞入工作服下 3. 刷手：开水龙头不污染 (1) 刷子蘸肥皂液不污染 (2) 按前臂、腕部、手背、手掌、手指、指缝、指甲顺序刷洗，每只手一次刷半分钟，刷两次，共刷两分钟 4. 擦干手，解领带，右手反插入左手衣袖内拉袖过左手，用遮盖着的左手，拉下右手衣袖，两手在袖内轮换拉下袖子，退至衣肩处，使肩缝对齐，脱出隔离衣 5. 两手握住隔离衣领，将边缘对齐挂好（口述所挂区域）	3 4 3 3 10 10 7		
	整理记录（8分）	1. 整理用物 2. 卫生洗手法洗手，脱口罩、帽子	3 5		
综合评价（15分）	规范熟练（5分）	1. 程序正确，操作规范，动作熟练 2. 注意保护患者安全和职业防护 3. 按时完成，时间为7分钟	2 2 1		
	关键环节（10分）	1. 穿隔离衣时避免污染清洁物 2. 穿隔离衣系领带时勿使衣袖触及面部衣领工作帽 3. 穿隔离衣内面及衣领为清洁面，避免污染 4. 穿隔离衣后面边缘对齐，遮盖严密 5. 操作熟练、准确、程序清楚	2 2 3 2 1		
操作时间	_____分钟				
总分	100分				
得分					

评委签字：

实训项目五 口腔护理技术评分标准

操作项目	操作流程	技术要求	分值	扣分及说明	备注
口腔护理技术（82分）	评估解释（8分）	1.仪表端庄，衣帽整齐 2.向患者解释清楚、合理 3.六步洗手，戴口罩 4.用物备齐全，放置有序合理	1 1 5 1		
	口腔护理操作（64分）	1.铺治疗巾，置弯盘 2.协助患者头偏向护士一侧 3.湿润口唇 4.协助患者漱口，吐至弯盘内 5.清点棉球数，一手持镊夹取棉球，另一手持钳协助绞干棉球 6.嘱患者咬合上下齿，压舌板撑开左侧颊部，纵形由内向外擦牙外侧面 7.同法擦右侧 8.嘱患者张口，擦左上内侧面→左上咬合面→左下内侧面→左下咬合面→左侧颊部 9.同法擦右侧 10擦硬腭、舌上面、舌下面 11.检查口腔 12.协助患者漱口，擦净口唇，酌情涂药于患处 13.撤弯盘、治疗巾，协助患者取舒适体位，整理床单位 14.清点污棉球	3 3 3 4 5 3 3 13 5 6 7 5 3 2		
	安置整理（5分）	1.撤弯盘、治疗巾，协助患者取舒适体位，整理床单位 2.清点污棉球 3.整理用物	2 2 1		
	洗手记录（5分）	1.六步洗手，取下口罩 2.记录口腔黏膜情况和护理后患者反应	3 2		
综合评价（18分）	规范熟练（7分）	1.程序正确，操作规范，动作熟练 2.注意保护患者安全和职业防护 3.按时完成，时间10分钟	3 2 2		
	关键环节（7分）	1.昏迷患者开口器使用正确 2.棉球湿度适宜	3 4		
	护患沟通（4分）	1.关心患者，患者感到满意 2.护患沟通有效、充分体现人文关怀 3.语言流畅，态度和蔼，面带微笑	2 1 1		
操作时间	_____分钟				
总分	100分				
得分					

实训项目六　床上擦浴评分标准

操作项目	操作流程	技术要求	分值	扣分及说明	备注
床上擦浴 (85分)	评估解释 (8分)	1. 仪表端庄,衣帽整齐 2. 向患者解释清楚、合理 3. 六步洗手,戴口罩 4. 用物备齐全,放置有序合理	1 1 5 1		
	操作过程 (67分)	1. 查对患者、腕带,评估病情,确定擦浴时间 · 向患者或家属解释目的和配合方法 · 询问患者是否需使用便器,需要时给予协助 2. 倒水调温 · 将面盆放于床旁桌上,倒入温水至2/3盆,调试温度 · 根据病情放平床头及床尾支架,松开床尾盖被 3. 洗脸擦颈 · 将微湿小毛巾包在右手上,为患者洗脸及颈部,再用较干毛巾依次擦洗一遍 4. 脱衣垫巾 · 按更衣术协助患者脱下衣服,在擦洗部位下铺大毛巾 5. 擦洗上肢 · 换毛巾 · 由远心端向近心端擦洗上肢 · 洗净患者双手 6. 擦胸腹部 · 擦洗乳头应环行用力 · 腹部以脐为中心,顺结肠走向擦洗 7. 擦背臀部 · 协助患者侧卧,背向护士,依次擦洗后颈部、背臀部;根据病情给予按摩或拍背 · 擦洗后进行背部按摩,穿好上衣 8. 擦洗下肢 · 嘱患者平卧,协助其脱裤,擦洗下肢 · 洗净双足 9. 擦洗会阴 · 换水、换盆、换毛巾 擦洗会阴后穿好裤子	8 6 4 4 8 8 10 10 8		
	安置整理 (10分)	· 根据需要修剪指(趾)甲,为患者梳发 · 整理床单位,安置患者于舒适体位,观察并询问感受,开窗通风 · 洗手	4 2 4		

续上表

操作项目	操作流程	技术要求	分值	扣分及说明	备注
综合评价（15分）	规范熟练（5分）	1.程序正确,操作规范,动作熟练, 2.注意保护患者安全和职业防护 3.按时完成,时间15分钟	1 2 2		
	关键环节（6分）	1.动作敏捷轻稳,不宜过多翻动和暴露患者,以免疲劳及受凉 2.顺序操作合理,每超时30秒至1分,累计扣分 3.有计划性	2 2 2		
	护患沟通（4分）	1.关心患者,患者感到满意 2.护患沟通有效、充分体现人文关怀 3.语言流畅,态度和蔼,面带微笑	2 1 1		
操作时间		_____分钟			
总分		100分			
得分					

实训项目七　卧床患者床单更换评分标准

操作项目	操作流程	技术要求	分值	扣分及说明	备注
卧床患者床单更换（90分）	评估准备（13分）	1.核对患者信息,向患者解释并取得合作 2.仪表端庄,衣帽整齐 3.用物备齐,放置有序合理 4.六步洗手,戴口罩	3 3 3 4		
	核对解释（5分）	携用物至床旁,向患者解释,评估需要,酌情关门窗,移开床旁桌椅,如病情许可,放平床头及床尾支架。清洁被服按顺序放椅上	5		
	安置体位（5分）	协助患者侧卧于床的对侧,枕头移向对侧置于患者头下	5		

续上表

操作项目	操作流程	技术要求	分值	扣分及说明	备注
卧床患者床单更换（90分）	评估准备卧床患者床单更换（57分）	1. 松开近侧各单，将污中单卷入患者身下，扫净橡胶中单后搭于患者身上。将污大单向上卷入患者身下，从床头至床尾扫净褥垫	10		
		2. 铺清洁大单：将清洁大单的中线和床中线对齐，对侧半幅向内卷（正面朝里）塞于患者身下，近侧半幅按床头、床尾、中间先后展平拉紧，折成斜角或直角塞入床垫下，放平橡胶中单，铺清洁中单，连同橡胶中单一起塞入床垫下	10		
		3. 移枕至近侧，协助患者翻身，面向护士。转至对侧松开各层单，撤出污中单卷至床尾，扫净橡胶中单，搭于患者身上，将污大单由床头卷至床尾撤出与中单一起投入污物袋，扫净褥垫，依次将清洁大单、橡胶中单、中单逐层拉平铺好	10		
		4. 更换被套：协助患者仰卧，解开被套端带子，从开口处将棉胎一侧纵行向上折叠1/3，同法折叠对侧棉胎，手持棉胎前端，呈"S"形折叠拉出，身体不接触棉胎，放于椅上。将清洁被套正面向外铺在污被套上，同备用床法套好被套，封口端与被头平齐，同时撤出污被套，系被尾带子，叠成被筒为患者盖好。	11		
		5. 更换枕套：一手托起患者头部，另一手迅速取出枕头，取下污枕套，拍松枕芯，换清洁枕套，置于患者头下	8		
		6. 根据需要支起床头、床尾支架，协助患者取舒适卧位，移回床旁桌椅，整理床单位，清理用物，污被单送洗	8		
综合评价（10分）	规范熟练（4)分）	1. 程序正确，操作规范，动作熟练， 2. 注意保护患者安全和职业防护 3. 按时完成	1 1 2		
	关键环节（4分）	1. 动作敏捷轻稳，不宜过多翻动和暴露患者，以免疲劳及受凉 2. 注意观察病情及患者的皮肤有无异常改变，导管和输液管应安置好，要防止管子扭曲受压或脱落 3. 应运用人体力学原理，以省力省时，提高工作效率 4. 时间：9分钟完成	1 1 1 1		
	护患沟通（2分）	1. 关心患者，患者感到满意 2. 护患沟通有效、充分体现人文关怀 3. 语言流畅，态度和蔼，面带微笑	2		
操作时间		_____分钟			
总分		100			
得分					

评委签字：

实训项目八　鼻饲法评分标准

操作项目	操作流程	技术要求	分值	扣分及说明	备注
鼻饲法（87分）	评估解释（6分）	1. 评估患者鼻腔情况、病情、意识状态、既往插管经历	3		
		2. 向患者解释并取得合作；洗手（口述）	3		
	操作过程（73分）	1. 协助患者选择合适的体位（抬高床头30°～40°，持续20～30分钟）	3		
		2. 将治疗巾铺于患者颌下并放好弯盘	2		
		3. 选择通畅一侧鼻腔，并清洁到位	2		
		4. 检查胃管，测量插入长度	5		
		5. 润滑胃管前端（15～20cm），处理胃管末端	3		
		6. 自鼻孔轻轻插入至咽喉部（10～15cm）时，嘱患者吞咽，继续插入至预定长度	10		
		7. 口述呛咳、呼吸困难、紫绀等问题的处理	6		
		8. 检查口腔内有无胃管盘曲	3		
		9. 初步固定胃管于鼻翼两侧	3		
		10. 检查胃管是否在胃内：示范抽吸胃液法	3		
		11. 再次固定胃管于面颊部	3		
		12. 处理胃管末端、妥善固定	4		
		13. 整理床单位，安置患者，观察患者	5		
		14 洗手（口述），记录置管时间和日期	6		
		报告：根据医嘱，拔出胃管			
		15. 核对解释	3		
		16. 将治疗巾铺于患者颌下并放好弯盘，去胶布	6		
		17. 抓紧胃管末端，戴手套，在患者呼气末拔出，至咽喉处快速拔出	3		
		18. 摇平病床	3		
	安置整理（4分）	协助患者取舒适体位，整理床单位	1		
		整理用物	2		
		清洁患者口鼻、面部，擦去胶布痕迹	1		
	洗手记录（4分）	六步洗手，取下口罩	2		
		记录拔管时间和患者反应	2		

续上表

操作项目	操作流程	技术要求	分值	扣分及说明	备注
综合评价(13分)	规范熟练(5)分)	1. 程序正确，操作规范，动作熟练， 2. 注意保护患者安全和职业防护 3. 按时完成时间10分钟	2 1 2		
	关键环节(5分)	1. 一次插管成功 2. 查对到位	3 2		
	护患沟通(3分)	1. 关心患者，患者感到满意 2. 护患沟通有效、充分体现人文关怀 3. 语言流畅，态度和蔼，面带微笑	1 1 1		
操作时间		_____分钟			
总分		100分			
得分					

实训项目九　生命体征的评分标准

操作项目	操作流程	技术要求	分值	扣分及说明	备注
操作过程(74分)	评估解释(12分)	1. 核对患者信息，向患者解释并取得合作 2. 评估患者患者的意识、病情、治疗等情况 3. 六步洗手，戴口罩 4. 用物备齐，按使用顺序放置	4 2 4 2		
	测量体温(14分)	1. 取体温计、纱布擦干，甩表至35℃以下(测口温) 2. 向患者解释 3. 测量部位正确、方法正确、读表正确 4. 根据测量方法，准确掌握测量时间(口述)	4 3 4 3		
	测量脉搏(14分)	1. 取坐位、手臂放置舒适正确 2. 食指、中指、无名指的指端按在桡动脉表面 3. 摸清桡动脉搏动 4. 测量时间正确(口述半分钟乘2)	3 3 5 3		
	测量呼吸(14分)	1. 测完脉搏手仍按在患者手腕上 2. 观察胸腹部起伏 3. 以一起一伏为一次(口述) 4. 测量时间正确(口述)	3 5 3 3		

续上表

操作项目	操作流程	技术要求	分值	扣分及说明	备注
操作过程（74分）	测量血压（20分）	1.取坐位,肱动脉与心脏在一水平面	3		
		2.衣袖卷至肩部,伸直肘部、手掌向上	3		
		3.缠袖带:平整无折、松紧适宜,下缘距肘窝 2~3 cm	3		
		4.在肘窝内摸到肱动脉搏动点	2		
		5.一手固定听诊器,另一手打气至搏动消失,再升高 20~30 mmHg	2		
		6.放气,注意观察汞柱所指刻度,会听,口述血压正确	3		
		7.测量完毕,整理血压计	2		
		8.放下患者衣袖,整理用物	2		
操作后（12分）	安置整理（4分）	1.整理床单位,协助患者取舒适体位	2		
		2.整理用物	2		
	洗手记录（8分）	1.六步洗手,取下口罩	4		
		2.取表擦净,读数,甩水银至 35℃以下	2		
		3.将体温、脉搏、呼吸、血压记录于本上	2		
综合评价（14分）	关键环节（12分）	1.体温、脉搏、呼吸、血压四项连贯操作合理	2		
		2.测血压打气、放气平稳,读数正确	2		
		3.测量准确,误差范围:脉搏<±4 次/分,呼吸<±2 次/分,血压<±10mmHg	3		
		4.程序正确,操作规范,动作熟练	1		
		5.按时完成,时间 12 分钟	2		
		6.注意保护患者安全和职业防护	2		
	护患沟通（2分）	沟通有效、充分体现人文关怀	2		
操作时间		＿＿＿＿＿分钟			
总分			100		
得分					

评委签字:

实训项目十　体温单绘制的评分标准

操作项目	操作流程	技术要求	分值	扣分及说明	备注
体温单绘制法操作过程（85分）	眉栏（5分）	用蓝黑钢笔正确填写姓名、性别、年龄、科室、病室、床号、住院病历号、页码；清晰、无漏项	5		
	书写质量（35分）	1.住院日期：每页第一日填写年、月、日，中间以"—"隔开；其余六日只填写日，如跨月份（年度）时应填写月、日或年、月、日	4		
		2.住院日数用阿拉伯数字填写，自住院日起为"1"连续书写至出院	2		
		3.手术（分娩）次日为手术后第一日，依次填写至第14日止；如在14日内再做手术，则第2次手术日数作为分子，第1次手术日数作为分母填写	8		
		4.在42℃~40℃之间的相应时间栏内，用红钢笔顶格纵写入院、手术、转入、分娩、出院、死亡等时间。除手术不写具体时间外，其他一律用阿拉伯数字按24小时制填写某时某分，竖破折号占两个小格。手术应写在患者离开病房入手术室相应时间栏内；转科患者由转入科室填写转入时间	8		
		5.一般患者每日测一次体温；新入院、手术后患者每日测4次，连测3天；体温在37.5℃以上者每日测4次，39℃以上者每4小时测一次，待体温正常三天后改为每日一次；脉搏、呼吸测量次数一般同体温测量次数。特殊情况遵照医嘱执行	8		
		6.患者临时外出2小时内一律补测体温，体温不升应在35℃以下相应时间栏内用蓝黑笔顶格纵写"T不升"，不与相邻的温度相连	5		

续上表

操作项目	操作流程	技术要求	分值	扣分及说明	备注
体温单绘制法操作过程（85分）	绘制要求（25分）	1.体温：①口腔温度（口温）以蓝点表示，直肠温度（肛温）以篮圈表示，腋下温度以蓝叉表示；相邻两次体温用蓝线相连；②行物理降温半小时后测得的体温用红圈表示，并用红色虚线与降温前的体温相连，下次体温与物理降温前的体温相连	8		
		2.脉搏：①脉搏以红点表示，心率以红圈表示，相邻两次脉搏或心率用红线相连；②脉搏短绌时应分别测量心率和脉率并记录，各以红线相连，在两线之间用红笔划斜线填满	8		
		3.呼吸：呼吸用蓝黑钢笔或碳素墨水笔以阿拉伯数字填写在相应的呼吸格内，表述每分钟呼吸次数；如每日记录呼吸两次以上，应在相应的呼吸格内，上下交错记录，第一次呼吸应记在上方。使用呼吸机患者的呼吸以 R 表示	6		
		4.脉搏与体温重叠时，先划体温符号，再用红铅笔在体温符号外划圈	3		
	特殊项目栏（20分）	1.血压（mmHg）：用数字表示。新入院当日和每周测一次血压并记录；特殊情况遵医嘱或护理常规测量，记录方式：收缩压／舒张压	2		
		2.出入量（mL）：记录24小时出、入总量，填入前一日栏内，不足24小时者按实际时数记录	2		
		3.小便：记录前一日下午至当日下午24小时的小便数或小便量，填入相应日期内。不足24小时者按实际时数记录，尿失禁和留置尿管用"*"表示	2		
		4.大便次数：记录前一日下午至当日下午24小时的大便次数，连续三日未解大便应采取措施（特殊情况例外），灌肠后大便次数按规定表示；大便失禁、人造肛门用"*"表示	2		
		5.体重：新入院当日和每周测一次体重并记录，因病情等原因不能测体重者此栏内按患者情况记录"平车"或"卧床"，根据科室具体安排客观记录	2		
		6.身高：新入院患者当日应测量身高并记录	2		
		7.药物过敏：药物皮试阳性者用黑蓝水笔写药物全名及括号，用红水笔写"+"填于括号内；住院前存在的过敏药物及物质用红笔全称注明"XXX过敏"	5		
		8.特殊治疗：记录特殊药物的治疗用量及特殊治疗等，由医师填写	3		

续上表

操作项目	操作流程	技术要求	分值	扣分及说明	备注
综合评价（15分）	规范熟练（4分）	书面整洁，字迹工整，无刮、涂、粘、贴等现象	4		
	关键环节（8分）	测量和绘制数据准确，原始记录保存一周，三测单与患者情况相符，完成时间18分钟	8		
	质量评估（3分）	点圆线直、点线分明，连线到位，粗细均匀	3		
操作时间		分钟			
总分		100分			
得分					

评委签字：

实训项目十一　女性患者导尿术评分标准

操作项目	操作流程	技术要求	分值	扣分及说明	备注
女性患者导尿术（86分）	评估解释（13分）	1. 核对患者信息，向患者解释并取得合作 2. 患者的年龄、病情、临床诊断、导尿的目的等 3. 六步洗手，戴口罩	5 5 3		
	安置体位（12分）	1. 关闭门窗、调节室温、屏风遮挡 2. 清洗外阴（口述） 3. 脱对侧裤盖近侧腿 4. 屈膝仰卧，两腿略外展，暴露外阴 5 臀下铺橡胶单及治疗巾	2 2 3 3 2		
	导尿（46分）	1. 初次会阴消毒 2. 消毒毕，用物置床尾 （1）治疗车上打开导尿包外层包布，内层包布置患者两腿间打开 （2）倒消毒液于小药杯内，湿润棉球 （3）戴手套、铺洞巾、排列用物 （4）润滑导尿管，左手分开固定小阴唇 （5）再次会阴消毒（自上而下，内-外-内）尿道口→小阴唇→尿道口 （6）消毒毕，左手分开固定小阴唇 （7）右手持止血钳插管（插入4~6 cm，见尿液流出再插1 cm） （8）左手下移固定导尿管，按需留取尿标本 （9）导尿毕，拔管	6 3 4 3 2 10 3 7 4 4		

续上表

操作项目	操作流程	技术要求	分值	扣分及说明	备注
女性患者导尿术（86分）	安置整理（8分）	（1）协助患者穿裤，取舒适体位 （2）整理床单位，清理用物 （3）标本送检	3 3 2		
	洗手记录（7分）	1.六步洗手，取下口罩 2.记录导尿的时间及患者反应 报告操作完毕	3 4		
综合评价（14分）	规范熟练（5分）	1.程序正确，操作规范，动作熟练 2.注意保护患者安全和职业防护 3.按时完成，时间10分钟	2 1 2		
	关键环节（5分）	1.插管动作轻柔 3.置管顺利 4.未引起尿道感染	1 2 2		
	护患沟通（4分）	1.关心患者，患者感到满意 2.护患沟通有效、充分体现人文关怀 3.语言流畅，态度和蔼，面带微笑	2 1 1		
操作时间		_____分钟			
总分		100分			
得分					

评委签字：

实训项目十二　保留灌肠评分标准

保留灌肠	操作流程	技术要求	分值	扣分及说明	备注
操作过程（77分）	评估解释（13分）	1.核对患者信息，向患者解释并取得合作 2.患者的年龄、病情、临床诊断等 3.六步洗手，戴口罩	5 3 5		
	安置体位（12分）	1.关闭门窗、调节室温、屏风遮挡 2.嘱患者先排便、排尿 3.根据病情安置不同卧位，垫好治疗巾，臀部抬高10 cm	4 3 5		

续上表

保留灌肠	操作流程	技术要求	分值	扣分及说明	备注
操作过程（77分）	灌肠（52分）	1. 将弯盘置于患者臀边，润滑肛管前端	4		
		2. 挂灌肠筒	4		
		3. 连接、润滑肛管	4		
		4. 排气夹管	4		
		5. 用左手分开肛门，嘱患者张口呼吸，右手将肛管轻轻插入直肠 15~20 cm	6		
		6. 固定肛管	4		
		7. 观察液体流入情况	4		
		8. 注入温开水 5~10 mL，抬高肛管末端，将管内溶液全部灌入	5		
		9. 灌毕，夹紧肛管拔出	4		
		10. 如用小容量灌肠筒灌肠，筒内液面距肛门的高度应小于 30 cm	4		
		11. 为保留溶液，应做到肛管细、插入深、液量少、流速慢	5		
		12. 用卫生纸包住肛管，左手持卫生纸抵住肛门，右手轻轻拔出肛管放于弯盘内，擦净肛门	4		
操作后（11分）	安置整理（6分）	1. 嘱患者卧床休息，尽可能忍耐，使药液保留 1h 以上	3		
		2. 整理床单位，清理用物	3		
	洗手记录（5分）	1. 六步洗手，取下口罩	3		
		2. 记录灌肠的时间及患者反应	2		
综合评价（12分）	规范熟练（4分）	1. 程序正确，操作规范，动作熟练	2		
		2. 注意保护患者安全和职业防护	1		
		3. 按时完成，操作时间 8 分钟	1		
	关键环节（4分）	1. 插管动作轻柔	2		
		3. 插管长度正确	2		
	护患沟通（4分）	1. 关心患者，患者感到满意	2		
		2. 护患沟通有效、充分体现人文关怀	1		
		3. 语言流畅，态度和蔼，面带微笑	1		
操作时间		＿＿＿＿＿分钟			
总分		100			
得分					

实训项目十三 口服给药评分标准

操作项目	操作流程	技术要求	分值	扣分及说明	备注
口服给药法操作过程（88分）	评估解释（13分）	1. 核对患者信息，向患者解释并取得合作	5		
		2. 患者的年龄、病情、临床诊断等	3		
		3. 六步洗手，戴口罩	5		
	发药（64分）	1. 核对药卡与服药本，插药卡，放药杯	3		
		2. 按照"七对"进行配药	10		
		3. 取药（固体）	5		
		4. 取药（液体）	10		
		5. 按规定时间发药并备温开水，发药前七对	10		
		6. 同一患者一次性取药，协患者取舒适卧位并解释	6		
		7. 亲视患者服药，必要时协助	6		
		8. 如患者有疑问应认真听取并耐心解释	2		
		9. 如患者不在或暂不能服药，应取回保管并交班	3		
		10 处理药杯	7		
		11. 清洁药盘	2		
	安置整理（6分）	1. 协助患者取舒适卧位	3		
		2. 整理床单位	3		
	洗手记录（5分）	1. 六步洗手，取下口罩	3		
		2. 记录服药后反应	2		
综合评价（12分）	规范熟练（4分）	1. 程序正确，操作规范，动作熟练	2		
		2. 注意保护患者安全和职业防护	1		
		3. 按时完成，时间5分钟	1		
	关键环节（4分）	严格三查七对	4		
	护患沟通（4分）	1. 关心患者，患者感到满意	2		
		2. 护患沟通有效、充分体现人文关怀	1		
		3. 语言流畅，态度和蔼，面带微笑	1		
操作时间	_____分钟				
总分	100分				
得分					

评委签字：

实训项目十四　超声雾化吸入法操作评分标准

操作项目	操作流程	技术要求	分值	扣分及说明	备注
超声雾化吸入操作过程（88分）	评估解释（6分）	1.核对患者信息，向患者解释并取得合作 2.患者的年龄、病情、临床诊断等 3.衣帽整齐、六步洗手、戴口罩	2 2 2		
	用物准备（9）	1 物品齐全：治疗车上置超声雾化器1台、一次性使用无菌螺纹管、一次性口含嘴（或面罩）、纱布2块（或治疗巾）。根据医嘱备药 2.检查超声雾化器各部件是否完好，有无松动脱落等异常情况，水槽有无漏水。连接雾化器各部件，水槽内加入冷蒸馏水至浸没雾化罐底部透声膜 3.核对医嘱无误后，将药液用生理盐水稀释至30~50 mL倒入雾化罐内，将盖旋紧，检查无漏水后，将雾化罐放入水槽，盖紧水槽盖	3 3 3		
	核对解释（5分）	核对携用物至患者床旁，核对患者床号、姓名	5		
	超声雾化吸入（62分）	1.将用物推至患者床旁，核对床号、姓名，评估患者呼吸情况、自理能力及用药情况，说明目的、方法（未做不得分，少一项扣1分）	6		
		2.协助患者取合适体位；铺治疗巾于颌下（少一项扣1分）	4		
		3.接通电源，打开电源开关，预热3~5 min（未做不得分）	4		
		4.连接螺纹管，调整定时开关至15~20 min，打开雾化器开关，根据需要调节雾量（程序不对不得分，错一项扣3分）	12		
		5.协助患者将口含嘴或面罩放好，指导其用口吸气、鼻呼气，治疗中注意观察患者反应，发现异常及时处理（一项未做扣4分）	16		
		6.治疗毕，取下口含嘴或面罩，关闭电源开关（未做不得分）	6		
		7.擦干患者面部，协助取舒适卧位，整理床单位（一项未做扣2分）	6		
		8.清理用物，使用后一次性螺纹管及口含嘴（或面罩）置医疗废物袋内，规范洗手（未做不得分）	6		
		9.观察并记录治疗效果与反应（未做不得分）	2		
	安置整理（4分）	1.协助取舒适卧位，整理床单位 2.清理用物	2 2		
	洗手记录（2分）	六步洗手，取下口罩	2		

续上表

操作项目	操作流程	技术要求	分值	扣分及说明	备注
综合评价(12分)	规范熟练(4分)	操作有序,方法正确、轻稳(不符合要求不得分) 操作时间10分钟	4		
	关键环节(4分)	雾量大小适宜,时间符合要求(不符合要求不得分) 加入水槽内的水湿及量符合要求(做不到不得分)	4		
	护患沟通(4分)	1. 关心患者,患者感到满意 2. 护患沟通有效、充分体现人文关怀 3. 语言流畅,态度和蔼,面带微笑	2 1 1		
操作时间		_____分钟			
总分		100 分			
得分					

评委签字:

实训项目十五　药物抽吸评分标准

操作项目	操作流程	技术要求	分值	扣分及说明	备注
药物抽吸操作过程(90分)	职业规范(2分)	符合护士职业规范要求	2		
	核对(2分)	查对医嘱	2		
	评估(14分)	1. 护士洗手,戴口罩、核对 2. 检查药物(药名、浓度、剂量、用法、有效期),检查瓶口有无松动,瓶身有无裂痕;检查药液是否浑浊、沉淀或有无絮状物 3. 所配药液的配伍要求	6 4 4		
	准备(16分)	1. 护士:洗手、戴口罩 2. 用物:检查备齐用物,放置合理 3. 药物:按医嘱备好药物 4. 环境:符合无菌操作要求,整洁、安全	2 4 6 4		

续上表

操作项目	操作流程	技术要求	分值	扣分及说明	备注
药物抽吸操作过程（90分）	操作（56分）	（1）查对 （2）吸取药液 ①自安瓿内吸取药液（40分） 消毒及折断安瓿：将安瓿顶端药液弹至体部；消毒颈部后划一锯痕，再次消毒或折断 抽吸药液：持注射器，将枕头斜面向下置入安瓿瓶内的液面下，持活塞柄，抽动活塞，吸取药液 ②密封瓶内吸取药液（40分） 除去铝盖中心部分，常规消毒瓶塞待干 注射器内吸入与所吸药液等量的空气，将针头插入瓶内，注入空气 倒转药瓶，使针尖在液面以下吸取所需药液，固定针栓，拔出针头 ③粉剂药的吸取（40分） 用无菌生理盐水、注射用水或专用溶媒将结晶或粉剂充分溶解或吸取。其余步骤同上 （3）排气，应避免药液浪费 （4）保持无菌排气毕，将安瓿或药瓶套在针头上核对。注明患者及药液信息，置于无菌盘内备用	6 40 4 6		
综合评价（10分）	处置（4分）	用物、生活垃圾及医疗废弃物分类正确处置	4		
	洗手（2分）	流动水、七步洗手	2		
	评价（4分）	1. 符合无菌技术、标准预防、安全给药原则 2. 操作规范、熟练、节力 3. 操作时间8分钟	2 1 1		
操作时间		_____分钟			
总分		100分			
得分					

评委签字：

实训项目十六　青霉素皮试液配置评分标准

操作项目	操作流程	技术要求	分值	扣分及说明	备注
青霉素皮试液配置操作过程(90分)	准备(6分)	1.护士：着装规范、整洁，洗手、戴口罩 2.用物：基础治疗盘、青霉素(80万单位)、无菌生理盐水、启瓶器、一次性注射器(1 mL、5 mL各1支)、胶布、笔、治疗巾(缺一件扣1分)	2 4		
	评估(4分)	1.环境：评估注射盘内用物是否齐全，一次性注射器的包装、批号、有效期(2分) 2.环境：清洁、安静、宽敞(2分)	2 2		
	实施步骤(80分)	1.认真查对药液、液体	4		
		2.取青霉素一瓶，启盖，正确使用无菌镊夹取棉签，正确消毒瓶塞至瓶颈，棉签无倒置，沾消毒液适量、无污染、未跨越无菌区，检查注射器有效日期、有无破损	14		
		3.检查注射器有效日期、有无破损	4		
		4.抽取4 mL空气注入无菌生理盐水瓶内，再吸取生理盐水4 mL，抽吸方法正确、药瓶标签朝向操作者，不污染活塞和针头，抽取液体量准确、无气泡	10		
		5.将无菌生理盐水注入青霉素瓶内，然后抽出等量气体，将药液摇匀，口述每毫升含青霉素20万单位，取出1毫升注射器，正确更换针头，无污染取青霉素药液0.1毫升加生理盐水至1毫升，充分摇匀药液，口述每毫升含青霉素2万单位，摇匀药液时，方法得当，排尽空气，不浪费药液	20		
		6.弃去0.9 mL药液，再加生理盐水至1 mL，充分摇匀药液，口述每毫升含青霉素2000单位；弃去0.9 mL药液，再加生理盐水至1 mL，充分摇匀药液，口述每毫升含青霉素200单位；更换针头，标签写上日期及时间贴于注射器外面，贴在远离针头部位，勿遮盖注射器刻度	20		
		7.将配好的皮试液放于准备好的治疗巾中，备用	4		
		8.正确处理用物，洗手	4		
综合评价(10分)		1.严格执行三查七对及无菌操作原则	5		
		2.操作规范、熟练，剂量准确，物品放置合理，省时省力	5		
		操作时间：6分钟完成(从核对医嘱开始至拔针)，每超过30分扣1分			
操作时间		_____分钟			
总分		100分			
得分					

评委签字：

实训项目十七　皮内注射

操作项目	操作流程	技术要求	分值	扣分及说明	备注
皮内注射操作过程（88分）	评估解释（8分）	1. 核对患者信息，向患者解释并取得合作 2. 患者的年龄、病情、临床诊断等 3. 六步洗手，戴口罩	3 2 3		
	核对备药（12分）	1. 查对药物的有效期、名称，浓度，剂量，用法 2. 双人核对医嘱 3. 消毒药瓶，抽吸药液，排净空气，套上安瓿或药瓶后置于治疗巾内（做药物过敏试验者，按要求配置皮试液）	4 2 6		
	核对解释（5分）	核对，携用物至患者床旁，核对患者床号、姓名	5		
	注射（52分）	1. 将用物推至患者床旁，核对床号，姓名，询问有无药物过敏史，向患者说明操作的目的等 2. 协助患者取合适体位，评估注射局部情况，选择合适准确的注射部位 3. 进行手消毒，常规消毒注射部位皮肤 4. 取出注射器，再次查对，排尽空气 5. 左手绷紧前臂内侧皮肤，右手持注射器，针尖斜面向上与皮肤成5°角刺入皮内，待针头斜面完全进入皮内后，放平注射器 6. 用左手拇指固定针栓，右手轻轻推注药液0.1 mL，使局部隆起呈一半球状皮丘，拔出针头 7. 再次核对，做药物过敏试验者记录时间 8. 协助患者取舒适体位，整理床单位，向患者交待注意事项，并致谢（未交待注意事项不得分） 9. 清理用物，规范洗手 10. 做药物过敏试验者，20分钟判断结果，并记录	4 10 3 3 4 4 6 6 6 6		
	安置整理（6分）	1. 协助取舒适卧位，整理床单位 2. 清理用物	3 3		
	洗手记录（5分）	1. 六步洗手，取下口罩 2. 如做过敏试验者，根据不同药物按规定时间判断试验结果，必要时由两人观察，进一步确定	3 2		

续上表

操作项目	操作流程	技术要求	分值	扣分及说明	备注
综合评价（12分）	规范熟练（4分）	1. 程序正确，操作规范，动作熟练 2. 注意保护患者安全和职业防护 3. 按时完成，时间15分钟	2 1 1		
	关键环节（4分）	1. 态度认真，无菌观念强，无污染 2. 严格"三查七对"	2 2		
	护患沟通（4分）	1. 关心患者，患者感到满意 2. 护患沟通有效、充分体现人文关怀 3. 语言流畅，态度和蔼，面带微笑	2 1 1		
操作时间		＿＿＿＿＿＿分钟			
总分		100分			
得分					

评委签字：

实训项目十八　皮下注射操作评分标准

皮下注射	操作流程	技术要求	分值	扣分及说明	备注
操作过程（88分）	评估解释（8分）	1. 核对患者信息，向患者解释并取得合作 2. 患者的年龄、病情、临床诊断等 3. 六步洗手，戴口罩	3 2 3		
	核对备药（12分）	1. 检查药物质量，注意有无过期、密封情况；安瓿有无裂缝、药液的颜色、澄明度 2. 消毒安瓿或密封瓶，掰开 3. 检查注射器后打开，吸药液至所需要的量 4. 回抽活塞，排尽空气，将安瓿套于针头上 5. 再次核对注射卡、安瓿，置于无菌盘内，洗手	2 2 2 3 3		

续上表

皮下注射	操作流程	技术要求	分值	扣分及说明	备注
操作过程（88分）	核对解释（5分）	核对，携用物至患者床旁，核对患者床号、姓名	5		
	皮下注射（52分）	1. 根据注射目的选择部位：常选用上臂三角肌下缘，也可选用两侧腹壁、后背、大腿前侧和外侧 2. 常规消毒，待干 3. 再次核对药液，排尽注射器内空气 穿刺：一手绷紧局部皮肤，一手持注射器，以示指固定针栓，针头斜面向上，与皮肤呈30°～40°，快速刺入皮下，一般将针梗的1/2～2/3刺入皮下 4. 推药：松开绷紧皮肤的手，抽动活塞，如无回血，缓慢推注药液 5. 注射毕，用无菌干棉签轻压针刺处，快速拔针后按压片刻 6. 拔针后再次核对，交代注意事项	6 10 15 8 6 7		
	安置整理（6分）	1. 协助取舒适卧位，整理床单位 2. 清理用物	3 3		
	洗手记录（5分）	1. 六步洗手，取下口罩 2. 记录皮下注射的时间及患者反应	3 2		
综合评价（12分）	规范熟练（4分）	1. 程序正确，操作规范，动作熟练 2. 注意保护患者安全和职业防护 3. 按时完成，操作时间6分钟	2 1 1		
	关键环节（4分）	1. 态度认真，无菌观念强，无污染 2. 严格"三查七对"	2 2		
	护患沟通（4分）	1. 关心患者，患者感到满意 2. 护患沟通有效、充分体现人文关怀 3. 语言流畅，态度和蔼，面带微笑	2 1 1		
操作时间		_____分钟			
总分		100分			
得分					

实训项目十九　肌内注射评分标准

操作项目	操作流程	技术要求	分值	扣分及说明	备注
肌内注射操作过程（88分）	评估解释（8分）	1. 核对患者信息，向患者解释并取得合作 2. 患者的年龄、病情、临床诊断等 3. 六步洗手，戴口罩	3 2 3		
	核对备药（12分）	1. 检查药物质量，注意有无过期、密封情况；安瓿有无裂缝、药液的颜色、澄明度 2. 消毒安瓿或密封瓶，掰开 3. 检查注射器后打开，吸药液至所需要的量 4. 回抽活塞，排尽空气，将安瓿套于针头上 5. 再次核对注射卡、安瓿，置于无菌盘内，洗手	2 2 2 3 3		
	核对解释（5分）	核对，携用物至患者床旁，核对患者床号、姓名	5		
	肌内注射方式（52分）	1. 协助患者取合适体位，选择注射部位 2. 常规消毒皮肤，待干 3. 二次核对，排尽空气 4. 穿刺：一手拇、示指绷紧局部皮肤，一手持注射器，中指固定针栓，将针头迅速垂直刺入，推药松开绷紧皮肤的手，抽动活塞。如无回血，缓慢注入药液 注射毕，用干棉签轻压进针处，快速拔针，按压片刻 5. 操作后查对	8 6 6 28 4		
	安置整理（6分）	1. 协助取舒适卧位，整理床单位 2. 清理用物	3 3		
	洗手记录（5分）	1. 六步洗手，取下口罩 2. 记录皮下注射的时间及患者反应	3 2		
综合评价（12分）	规范熟练（4分）	1. 程序正确，操作规范，动作熟练 2. 注意保护患者安全和职业防护 3. 按时完成，时间10分钟	2 1 1		
	关键环节（4分）	1. 态度认真，无菌观念强，无污染 2. 严格"三查七对"	2 2		
	护患沟通（4分）	1. 关心患者，患者感到满意 2. 护患沟通有效、充分体现人文关怀 3. 语言流畅，态度和蔼，面带微笑	2 1 1		

续上表

操作项目	操作流程	技术要求	分值	扣分及说明	备注
	操作时间	＿＿＿＿＿分钟			
	总分	100			
	得分				

评委签字：

实训项目二十　静脉注射评分标准

操作项目	操作流程	技术要求	分值	扣分及说明	备注
静脉注射操作过程（88分）	评估解释（8分）	1.核对患者信息，向患者解释并取得合作 2.评估患者一般情况，穿刺部位血管情况，是否符合注射条件 3.六步洗手，戴口罩	3 2 3		
	核对备药（12分）	1.检查药物质量，注意有无过期、密封情况；安瓿有无裂缝、药液的颜色、澄明度 2.消毒安瓿或密封瓶，掰开 3.检查注射器后打开，吸药液至所需要的量 4.回抽活塞，排尽空气，将安瓿套于针头上 5.再次核对注射卡、安瓿，置于无菌盘内，洗手	2 2 2 3 3		
	核对解释（5分）	核对，携用物至患者床旁，核对患者床号、姓名	5		
	静脉注射方式（52分）	1.核对、解释，助患者取舒适体位 2.选择合适静脉，穿刺部位下铺垫巾，扎止血带 3.常规消毒皮肤，待干 4.二次核对，排尽空气 5.握拳，进针角度深度适宜，见回血后再推进少许 6.操作过程遵循无菌原则、一针见血 7.松止血带，松拳，正确固定针头 8.缓慢注入药液 9.注射过程中观察患者情况及有无药物反应 10.注射完毕拔针，指导患者正确按压穿刺点 11.操作后核对，观察患者用药后反应	4 5 5 5 9 4 4 4 4 4 4		

续上表

操作项目	操作流程	技术要求	分值	扣分及说明	备注
静脉注射操作过程（88分）	安置整理（6分）	1. 协助取舒适卧位，整理床单位 2. 清理用物	3 3		
	洗手记录（5分）	1. 六步洗手，取下口罩 2. 记录皮下注射的时间及患者反应	3 2		
综合评价（12分）	规范熟练（4分）	1. 程序正确，操作规范，动作熟练 2. 注意保护患者安全和职业防护 3. 按时完成，时间10分钟	2 1 1		
	关键环节（4分）	1. 态度认真，无菌观念强，无污染 2. 严格"三查七对"	2 2		
	护患沟通（4分）	1. 关心患者，患者感到满意 2. 护患沟通有效、充分体现人文关怀 3. 语言流畅，态度和蔼，面带微笑	2 1 1		
操作时间		_____分钟			
总分		100			
得分					

评委签字：

实训项目二十一 静脉输液技术评分标准

操作项目	操作流程	技术要求	分值	扣分及说明	备注
操作过程（66分）	评估解释（7分）	1. 核对患者信息 2. 向患者解释输液目的并取得合作 3. 评估患者皮肤、血管、肢体活动情况 4. 六步洗手、戴口罩	3 1 1 2		
	核对检查（7分）	1. 二人核对医嘱、输液卡和瓶贴 2. 核对药液标签 3. 检查药液质量 4. 贴瓶贴	4 1 1 1		

续上表

操作项目	操作流程	技术要求	分值	扣分及说明	备注
操作过程（66分）	准备药液（6分）	1. 启瓶盖	1		
		2. 消毒瓶塞至瓶颈	2		
		3. 检查输液器包装、有效期与质量	2		
		4. 将输液器针头插入瓶塞	1		
	核对解释（5分）	备齐用物携至患者床旁，核对患者信息（床号、姓名、住院号），向患者解释并取得合作	5		
	初步排气（6分）	1. 关闭调节夹，旋紧头皮针连接处	2		
		2. 再次检查药液质量后挂输液瓶于输液架上	1		
		3. 排气（首次排气原则不滴出药液）	2		
		4. 检查有无气泡	1		
	皮肤消毒（8分）	1. 协助患者取舒适体位；垫小垫枕与治疗巾	2		
		2. 选择静脉，扎止血带（距穿刺点上方6~10 cm）	2		
		3. 消毒皮肤（直径大于5 cm；2次消毒或遵循消毒剂使用说明书）	4		
	静脉穿刺（12分）	1. 再次核对	3		
		2. 再次排气至有少量药液滴出	1		
		3. 检查有无气泡，取下护针帽	1		
		4. 固定血管，嘱患者握拳，进针	3		
		5. 见回血后再将针头沿血管方向潜行少许	4		
	固定针头（6分）	1. 穿刺成功后，松开止血带，打开调节器，嘱患者松拳	3		
		2. 待液体滴入通畅后用输液贴固定	3		
	调节滴速（9分）	1. 根据患者的年龄、病情和药物性质调节滴速（口述）	1		
		2. 调节滴速时间至少15秒，并报告滴速	1		
		3. 实际调节滴数与报告一致	2		
		4. 操作后核对患者	3		
		5. 告知注意事项	2		

续上表

操作项目	操作流程	技术要求	分值	扣分及说明	备注
操作后(7分)	整理记录(7分)	1. 安置患者于安全舒适体位, 放呼叫器于易取处 2. 整理床单位及用物 3. 六步洗手 4. 记录输液执行记录卡 5. 15~30分钟巡视病房一次(口述)	2 1 2 1 1		
停止输液(9分)	拔针按压(4分)	1. 核对解释 2. 揭去输液贴, 轻压穿刺点上方, 关闭调节夹, 迅速拔针 3. 嘱患者按压至无出血, 并告知注意事项	2 1 1		
	安置整理(2分)	1. 协助患者取安全舒适体位, 询问需要 2. 清理治疗用物, 分类放置	1 1		
	洗手记录(3分)	1. 六步洗手, 取下口罩 2. 记录输液结束时间及患者反应	2 1		
综合评价(18分)	规范熟练(4分)	1. 程序正确, 操作规范, 动作熟练 2. 注意保护患者安全和职业防护 3. 按时完成, 时间15分钟	2 1 1		
	关键环节(10分)	1. 查对到位 2. 无菌观念强 3. 一次排气成功 4. 一次穿刺成功, 皮下退针应减分	2 3 3 2		
	护患沟通(4分)	1. 关心患者, 患者感到满意 2. 护患沟通有效、充分体现人文关怀 3. 语言流畅, 态度和蔼, 面带微笑	2 1 1		
操作时间		_____分钟			
总分		100分			
得分					

评委签字：

实训项目二十二　静脉留置针输液技术评分标准

操作项目	操作流程	技术要求	分值	扣分及说明	备注
静脉留置针输液操作过程（66分）	评估解释（6分）	1. 核对患者信息 2. 向患者解释输液目的、注意事项及使用静脉留置针的优点 3. 评估患者皮肤、血管、肢体活动情况 4. 六步洗手、戴口罩	1 1 2 2		
	核对检查（4分）	1. 二人核对医嘱、输液卡和瓶贴 2. 核对药液标签 3. 检查药液质量 4. 贴瓶贴	1 1 1 1		
	准备药液（6分）	1. 启瓶盖 2. 消毒瓶塞至瓶颈 3. 检查输液器包装、有效期与质量 4. 将输液器针头插入瓶塞	1 2 2 1		
	核对解释（5分）	备齐用物携至患者床旁，核对患者信息（床号、姓名、住院号），向患者解释并取得合作	5		
	初步排气（6分）	1. 关闭调节夹，旋紧头皮针连接处 2. 再次检查药液质量后挂输液瓶于输液架上 3. 排气（首次排气原则不滴出药液） 4. 检查有无气泡	2 1 2 1		
	皮肤消毒（8分）	1. 协助患者取舒适体位；垫小垫枕与治疗巾 2. 选择静脉，扎止血带（距穿刺点上方6~10 cm） 3. 消毒皮肤（直径大于5 cm；2次消毒或遵循消毒剂使用说明书）	2 2 4		
	静脉穿刺（22分）	血管钳夹住针柄，针头向上挂好 1. 距离穿刺点10 cm扎止血带，选择静脉 2. 消毒皮肤2遍，消毒范围≥8 cm×8 cm，第二遍消毒面积小于第一遍，自然待干，扎止血带 3. 再次排气，确认无气泡，再次核对患者及药物	1 2 2		

续上表

操作项目	操作流程	技术要求	分值	扣分及说明	备注
静脉留置针输液操作过程 66分	静脉穿刺（22分）	4.进针固定 （1）转动针芯，松动外套管 （2）一手固定皮肤，一手持针，15°～30°进针，进针速度宜慢，见回血后降低角度再进少许 （3）将针芯退出 2 mm，连针带管送入血管 （4）穿刺成功，松开止血带，打开调节器，嘱患者松拳 （5）按住针柄，拔出针芯 （6）一条输液贴固定针柄,再以透明贴膜以穿刺点为中心固定，一条输液贴固定软管，做到牢固、美观，在贴膜上注明留置时间和操作人姓名 5.再次核对患者的床号、姓名、药名、浓度、剂量	16 1		
	调节滴速（9分）	1.根据患者的年龄、病情和药物性质调节滴速（口述） 2.调节滴速时间至少15秒，并报告滴速 3.实际调节滴数与报告一致 4.操作后核对患者 5.告知注意事项	1 1 2 3 2		
操作后（7分）	整理记录（7分）	1.安置患者于舒适卧位，交待注意事项，填写观察卡并记录，放呼叫器于易取处 2.整理床单位及用物 3.六步洗手 4.记录输液执行记录卡 5.15～30分钟巡视病房一次（口述）	2 1 2 1 1		
停止输液（9分）	拔针按压（4分）	1、输液完毕洗手，核对患者，检查封管液，脉冲式冲洗导管 2.封管：封管液边推边拔针头，给予正压，小夹子推至延长管底部夹紧，确保留置导管内全是封管液	2 2		
	安置整理（2分）	1.协助患者取安全舒适体位，询问需要，交待带管注意事项 2.清理治疗用物，分类放置	1 1		
	洗手记录（3分）	1.六步洗手，取下口罩 2.记录输液结束时间及患者反应	2 1		

续上表

操作项目	操作流程	技术要求	分值	扣分及说明	备注
综合评价（18分）	规范熟练（4分）	1. 程序正确，操作规范，动作熟练 2. 注意保护患者安全和职业防护 3. 按时完成，时间15分钟	2 1 1		
	关键环节（10分）	1. 查对到位 2. 无菌观念强 3. 一次排气成功 4. 一次穿刺成功，皮下退针应减分	2 3 3 2		
	护患沟通（4分）	1. 关心患者，患者感到满意 2. 护患沟通有效、充分体现人文关怀 3. 语言流畅，态度和蔼，面带微笑	2 1 1		
操作时间		_____分钟			
总分		100分			
得分					

评委签字：

实训项目二十三　冰袋的使用评分标准

操作项目	操作流程	技术要求	分值	扣分及说明	备注
冰袋的使用（86分）	评估解释（13分）	1. 核对患者信息，向患者解释并取得合作 2. 患者的年龄、病情、临床诊断、冷疗的目的等 3. 六步洗手，戴口罩	5 5 3		
	备冰袋（20分）	1. 备齐所需用物，检查冰袋有无破损漏气 2. 将冰块装入帆布袋，用木槌敲成核桃大小，放入盆内用冷水冲去棱角。用漏勺将小冰块装入冰袋1/2~2/3满，驱出袋内空气，夹紧袋口。用毛巾擦干冰袋，倒提抖动检查无漏水后套上布套	5 15		

续上表

操作项目	操作流程	技术要求	分值	扣分及说明	备注
冰袋的使用（86分）	冰袋的使用（38分）	1.将冰袋携至病床旁，认真核对患者，并做好解释	10		
		2.将冰袋置于冷敷部位（或将冰袋悬挂吊起，仅底部与治疗部位皮肤接触）	8		
		（1）高热人降温时冰袋置于患者前额或头顶（冰囊可置于体表大血管分布处）	5		
		（2）鼻出血者将冰囊置于鼻部	5		
		（3）扁桃体摘除术后将冰囊置于颈前颌下	5		
		3.30分钟后撤除冰袋	5		
	安置整理（8分）	1.协助患者舒适卧位，整理病床单位	4		
		2.清理用物	4		
	洗手记录（7分）	1.六步洗手，取下口罩	3		
		2.记录用冰袋的时间及患者反应	4		
综合评价（14分）	规范熟练（5分）	1.程序正确，操作规范，动作熟练，	2		
		2.注意保护患者安全和职业防护	1		
		3.按时完成，时间8分钟	2		
	关键环节（6分）	1.无冻伤	2		
		2.严格控制用冷时间	4		
	护患沟通（3分）	1.关心患者，患者感到满意	1		
		2.护患沟通有效、充分体现人文关怀	1		
		3.语言流畅，态度和蔼，面带微笑	1		
操作时间		_____分钟			
总分		100			
得分					

评委签字

实训项目二十四　热水袋使用评分标准

操作项目	操作流程	技术要求	分值	扣分及说明	备注
热水袋使用 (86分)	评估解释 (13分)	1. 核对患者信息，向患者解释并取得合作	5		
		2. 患者的年龄、病情、临床诊断、热疗的目的等	5		
		3 六步洗手，戴口罩	3		
	备热水袋 (20分)	1. 检查热水袋有无破损、漏气	5		
		2. 用水温计测量水温，调节水温在60℃~70℃	5		
		3. 旋开塞子，放平热水袋，一手持热水袋口缘，另一手向袋内灌水至1/2~2/3满	5		
		4. 将热水袋口逐渐放平，驱出袋内空气。旋紧塞子，擦干热水袋外壁水迹，倒提并轻轻抖动，检查无漏水后装入布套内	5		
	热水袋的使用 (38分)	1. 将热水袋携至床旁，再次核对患者	10		
		2. 置热水袋于所需部位	8		
		3. 注意观察局部皮肤及患者反应，倾听患者主诉	6		
		4. 用热30分钟后撤去热水袋	4		
		5. 倒空热水袋，倒挂晾干，吹入少量空气后旋紧塞子，置阴凉处备用；布套清洁后晾干备用	10		
	安置整理 (8分)	1. 协助患者舒适卧位，整理病床单位	4		
		2. 清理用物	4		
	洗手记录 (7分)	1. 六步洗手，取下口罩	3		
		2. 记录用热水袋的时间及患者反应	4		
综合评价 (14分)	规范熟练 (5分)	1. 程序正确，操作规范，动作熟练	2		
		2. 注意保护患者安全和职业防护	1		
		3. 按时完成时间8分钟	2		
	关键环节 (6分)	1. 无烫伤	2		
		2. 持续用热及时更换热水	4		
	护患沟通 (3分)	1. 关心患者，患者感到满意	1		
		2. 护患沟通有效、充分体现人文关怀	1		
		3. 语言流畅，态度和蔼，面带微笑	1		
操作时间		＿＿＿＿＿分钟			
总分		100			
得分					

评委签字：

实训项目二十五　酒精擦浴评分标准

操作项目	操作流程	技术要求	分值	扣分及说明	备注
酒精擦浴操作过程（86分）	评估解释（10分）	1. 核对患者信息，向患者解释并取得合作 2. 患者的年龄、病情、临床诊断、酒精擦浴的目的等 3. 六步洗手，戴口罩	3 2 5		
	备物核对（10分）	1. 备齐用物，用物齐全，摆放有序 2. 携用物至床旁，再次核对患者，了解患者身体状况	6 4		
	酒精擦浴操作过程（53分）	1. 核对医嘱，核对患者后，关闭门窗，保证室内温度适宜，为患者遮挡 2. 向患者解释，取仰卧位，取得患者配合 3. 以大毛巾垫擦拭部位下，小毛巾浸入温水或乙醇中，拧至半干，缠于手上成收套状，以离心方式拭浴 4. 顺序：①双上肢：颈外侧→上臂外侧→手背、侧胸→腋窝→上臂内侧→手心；②腰背部：患者侧卧位，从颈下肩部→臀部，擦浴毕穿好裤子，a. 外侧：髂骨→大腿外侧→足背，b. 内侧：腹股沟→大腿内侧→内踝，c. 后侧：臀下→大腿后侧→腘窝→足跟 5. 时间：每侧（四肢、背腰部）3分钟，全过程20分钟 6. 擦浴毕，大毛巾擦干皮肤 7. 观察患者，有无寒战、面色苍白、脉搏、呼吸异常	10 3 6 20 8 3 3		
	安置整理（6分）	1. 协助患者取舒适卧位，整理病床单位 2. 清理用物	3 3		
	洗手记录（7分）	1. 六步洗手，取下口罩 2. 记录的时间及患者反应	3 4		
综合评价（14分）	规范熟练（5分）	1. 程序正确，操作规范，动作熟练， 2. 注意保护患者安全和职业防护 3. 按时完成，时间10分钟	2 1 2		
	关键环节（6分）	1. 酒精的温度应接近体温，在腋窝、腹股沟、腘窝等血管丰富处，应适当延长时间，以利散热 2. 禁忌擦拭后颈部、胸前区、腹部和足底等对冷敏感部位，以免引起不良反应 3. 新生儿、年老体弱者、酒精过敏者、风湿病患者、血液病患者禁止用酒精擦浴	2 2 2		
	护患沟通（3分）	1. 关心患者，患者感到满意 2. 护患沟通有效、充分体现人文关怀 3. 语言流畅，态度和蔼，面带微笑	1 1 1		
操作时间	＿＿＿＿＿分钟				
总分	100				
得分					

评委签字：

实训项目二十六　鼻导管吸氧操作评分标准

操作项目	操作流程	技术要求	分值	扣分及说明	备注
鼻导管吸氧操作过程（88分）	评估解释（8分）	1. 核对患者信息，向患者解释并取得合作	3		
		2. 患者的年龄、病情、临床诊断等	2		
		3. 六步洗手，戴口罩	3		
	核对解释（5分）	核对携用物至患者床旁，核对患者床号、姓名	5		
	氧气吸入（64分）	1. 连接氧气装置，鼻导管	6		
		2. 打开流量表，检查有无漏气，调节氧流量	10		
		3. 选择、清洁鼻孔，备胶布	8		
		4. 冷开水湿润鼻导管前端	5		
		5. 将鼻导管插入鼻腔，固定鼻导管于鼻翼、面颊部	5		
		6. 根据医嘱评估病情、缺氧改善程度，给予停氧	7		
		7. 取下鼻导管、关流量表、擦净脸部	8		
		8. 卸下氧气表装置，湿化瓶消毒	10		
		9. 记录停氧时间	5		
	安置整理（6分）	1. 协助取舒适卧位，整理床单位	3		
		2. 清理用物	3		
	洗手记录（5分）	1. 六步洗手，取下口罩	3		
		2. 记录用氧时间、氧流量	2		
综合评价12分	规范熟练（4分）	1. 程序正确，操作规范，动作熟练	2		
		2. 注意保护患者安全和职业防护	1		
		3. 完成时间：8分钟	1		
	关键环节（4分）	1. 装表动作迅速、准确	2		
		2. 安全用氧，符合规程	2		
	护患沟通（4分）	1. 关心患者，患者感到满意	2		
		2. 护患沟通有效、充分体现人文关怀	1		
		3. 语言流畅，态度和蔼，面带微笑	1		
操作时间		＿＿＿＿＿＿分钟			
总分		100分			
得分					

评委签字：

实训项目二十七　经鼻腔吸痰操作评分标准

操作项目	操作流程	技术要求	分值	扣分及说明	备注
经鼻腔吸痰技术(86分)	评估患者(26分)	1. 六步洗手 2. 评估患者病情、意识、生命体征、SpO_2 3. 肺部听诊痰鸣音(部位正确) 4. 翻身、叩背(部位、手法正确) 5. 检查鼻腔情况	5 6 6 5 4		
	准备(10分)	1. 检查各处连接是否严密、有无漏气 2. 打开吸痰器开关，反折连接管前端，调节负压 3. 打开瓶装生理盐水	3 4 3		
	吸痰操作(37分)	1. 协助患者头部转向操作者，并稍向后仰 2. 检查吸痰管型号、有效期 3. 打开吸痰管包装，戴无菌手套，取出吸痰管 4. 连接管与吸痰管连接，在生理盐水中试吸，润滑吸痰管前端 5. 阻断负压，将吸痰管插入患者鼻腔→咽喉部→气管 6. 吸痰时左右旋转，自深部向上吸净痰液，每次吸痰<15s 7. 抽吸生理盐水冲洗吸痰管，同法再吸痰2次 8. 吸痰过程中密切观察患者的痰液情况(口述心率和SpO_2) 9. 肺部听诊判断吸痰效果	3 3 4 3 5 6 5 3 5		
	整理记录(13分)	1. 将吸痰管与连接管断开 2. 将吸痰管连同手套弃于污染垃圾桶内，关闭吸引器 3. 妥善安置患者，整理用物 4. 六步洗手，记录痰液量、色、粘稠度	3 3 3 4		
综合评价(14分)	规范熟练(5分)	5. 程序正确，操作规范，动作熟练， 6. 注意保护患者安全和职业防护 7. 按时完成时间15分钟	2 2 1		
	护患沟通(3分)	1. 关心患者，患者感到满意 2. 护患沟通有效、充分体现人文关怀 3. 语言流畅，态度和蔼，面带微笑	1 1 1		
	关键环节(6分)	1. 无菌技术操作规范 2. 查对到位	3 3		
操作时间	_____分钟				
总分	100分				
得分					

实训项目二十八　尿道口护理评分标准

操作项目	操作流程	技术要求	分值	扣分及说明	备注
尿道口护理（85分）	评估解释（5分）	1. 仪表端庄,衣帽整齐 2. 核对患者,自我介绍,解释操作目的 3. 六步洗手,戴口罩	1 1 3		
	评估(4分)	1. 评估患者病情、会阴部卫生及皮肤情况、有无留置导尿管 2. 评估患者的心理及合作程度、患者体位是否舒适 3. 病房环境是否清洁,室内温度是否适宜等,有围帘或屏风保护患者隐私	1 1 2		
	准备(4)	用物:治疗车(备齐垃圾桶)、速干手消毒液、治疗盘、一次性产垫、治疗碗(备好生理盐水浸泡的棉球)、无菌镊子2把、弯盘、手套	4		
	操作过程（65分）	1. 核对患者,解释目的 2. 拉围帘或屏风保护患者隐私,铺一次性产垫 3. 协助患者取膀胱截石位(屈膝仰卧位,双膝屈曲向外分开) 4. 脱去对侧裤腿,以毛毯或盖被遮盖保暖,暴露会阴部 5. 将弯盘、无菌治疗碗置于两腿间 6. 洗手,戴手套 7. 用一把镊子夹取棉球 8. 会阴擦洗顺序: 自上而下、自外向内(阴阜→对侧大阴唇→近侧大阴唇→对侧小阴唇→近侧小阴唇→尿道口,阴道口→阴道口肛门)初步擦净会阴部的污垢、分泌物和血迹等; 更换镊子,自内向外或以伤口为中心向外擦洗 9. 每个棉球限用1次,将用过的棉球放于弯盘内,镊子放于治疗碗内。	3 3 3 3 3 3 2 40 5		
	安置整理（5分）	协助患者穿好裤子,安置患者,整理床单元。整理用物	5		
	洗手记录（2分）	1. 终末处理 2. 洗手,记录。	1 1		

续上表

操作项目	操作流程	技术要求	分值	扣分及说明	备注
综合评价（15分）	规范熟练（3分）	1. 程序正确，操作规范，动作熟练，	1		
		2. 注意保护患者安全和职业防护	1		
		3. 按时完成时间7分钟	1		
	关键环节（9分）	1. 两把镊子使用时注意区分清洁、污染，严格执行无菌操作原则	3		
		2. 按擦洗顺序擦洗，必要时可根据患者情况增加擦洗次数，直到擦净	3		
		3. 擦洗时注意会阴部及会阴切口有无红肿、分泌物性质和切口愈合情况。发现异常及时记录并向医师汇报	2		
		4. 注意保暖及保护患者隐私	1		
	护患沟通（3分）	1. 关心患者，患者感到满意	1		
		2. 护患沟通有效、充分体现人文关怀	1		
		3. 语言流畅，态度和蔼，面带微笑	1		
操作时间		_____分钟			
总分		100分			
得分					

评委签字：

实训项目二十九　真空负压采血评分标准

操作项目	操作流程	技术要求	分值	扣分及说明	备注
真空负压采血操作过程(88分)	评估解释（8分）	1. 询问患者进餐情况	2		
		2. 患者病情、穿刺部位的皮肤、血管情况	2		
		3. 患者有无血液传染病	2		
		4. 患者对静脉采血的心理反应	2		
	准备（6分）	1. 环境：安静、清洁、安全、光线适宜	1		
		2. 护士：仪表端庄，服装整洁，洗手、戴口罩	1		
		3. 物品：备齐用物，放置合理	3		
		4. 患者体位：取平卧位	1		
	核对解释（3分）	核对携用物至患者床旁，核对患者床号、姓名	3		

续上表

操作项目	操作流程	技术要求	分值	扣分及说明	备注
真空负压采血操作过程(88分)	采血注射（60分）	1. 核对医嘱、检验项目、容器及标签	5		
		2. 核对并向患者解释采血目的、量及配合方法	5		
		3. 选择合适的采血部位	3		
		4. 扎止血带，消毒皮肤方法正确	4		
		5. 再次核对检验项目、采血器、患者姓名、床号	4		
		6. 穿刺一针见血	5		
		7. 见回血后固定针柄	5		
		8. 双向采血针插入试管方法正确	4		
		9. 采血量正确，多管采血方法正确	5		
		10. 松止血带及拔针时机正确	5		
		11. 指导患者正确按压穿刺部位	5		
		12. 正确处理血标本	3		
		13. 再次核对执行签字	3		
		14. 协助患者取舒适体位	2		
		15. 物品用后处理正确并洗手	2		
	安置整理（6分）	1. 协助取舒适卧位，整理床单位	3		
		2. 清理用物	3		
	洗手记录（5分）	1. 六步洗手，取下口罩	3		
		2. 记录皮下注射的时间及患者反应	2		
综合评价（12分）	规范熟练（4分）	1. 程序正确，操作规范，动作熟练	2		
		2. 注意保护患者安全和职业防护	1		
		3. 按时完成，时间10分钟	1		
	关键环节（4分）	1. 态度认真，无菌观念强，无污染	2		
		2. 严格"三查七对"	2		
	护患沟通（4分）	1. 关心患者，患者感到满意	2		
		2. 护患沟通有效、充分体现人文关怀	1		
		3. 语言流畅，态度和蔼，面带微笑	1		
操作时间	_____分钟				
总分	100				
得分					

评委签字：

实训项目三十　动脉采血评分标准

操作项目	操作流程	技术要求	分值	扣分及说明	备注
动脉采血操作过程（85分）	评估解释（6分）	1. 询问、了解患者身体状况	1		
		2. 了解患者吸氧状况或呼吸机参数的设置	2		
		3. 评估患者局部皮肤及动脉搏动情况	2		
		4. 解释操作目的，取得患者配合	1		
	准备（12分）	1. 环境：安静、清洁、安全、光线适宜	1		
		2. 护士：仪表端庄，服装整洁，洗手、戴口罩	2		
		3. 患者体位：取平卧位	1		
		4. 核对医嘱、检验单	3		
		物品：手消毒液，内铺清洁治疗巾的治疗盘，棉签，一次性血气针和针头，或肝素液、5 mL 注射器、橡胶塞扣1个，无菌纱布，皮肤消毒剂，止血带，弯盘，垫巾，标本容器，手套、检验单	5		
	采血流程（56分）	1. 携用物至床旁，核对患者床号、姓名	3		
		2. 告知患者配合方法，协助患者取舒适体位	3		
		3. 取血气专用针（或 5 mL 注射器吸取肝素湿润后排尽）	2		
		4. 选择穿刺动脉（常用部位为桡动脉、肱动脉、股动脉、足背动脉等），垫垫巾	4		
		5. 消毒皮肤2次，直径为8 cm	3		
		6. 检查并拆开血气针外包装，取出橡胶塞置于弯盘内，检查并打开方纱置于治疗盘内	2		
		7. 进针前核对患者床号、姓名，确认无误	5		
		8. 指导患者平静呼吸，左手戴无菌手套或消毒左手的示指、中指，用消毒手指触动脉搏动处，确定动脉走向后，以两指固定动脉，右手持注射器在两指间垂直或与动脉成40°~45°角迅速进针，动脉血自动顶入血气针内，一般需要 1 mL 左右	14		
		9. 拔针用无菌纱布垂直按压穿刺点。嘱患者垂直加压止血5~10分钟，保持穿刺点清洁干燥	6		
		10. 迅速将针头斜面刺入橡胶塞或专用凝胶针帽隔绝空气，将血气针轻轻转动，使肝素与血液混匀，并塞紧橡胶塞	6		
		11. 采血后核对患者及血标本，确认无误，将检验单标签贴在血气针上	3		
		12. 询问患者对操作的感受，观察患者穿刺部位的情况，告知注意事项	5		

续上表

操作项目	操作流程	技术要求	分值	扣分及说明	备注
动脉采血操作过程（85分）	安置整理（6分）	协助患者取舒适体位，整理床单元和用物，致谢	6		
	洗手记录（5分）	1. 洗手 2. 签名，按要求在检验单上注明采血时间、患者吸氧情况等，记录	2 3		
综合评价（15分）	规范熟练（4分）	1. 程序正确，操作规范，动作熟练 2. 注意保护患者安全和职业防护 3. 按时完成，时间10分钟	2 1 1		
	关键环节（7分）	1. 态度认真，无菌观念强，无污染 2. 严格"三查七对" 3. 正确指导患者： (1)指导患者抽取血气时尽量放松，平静呼吸，避免影响血气分析结果 (2)采血后，指导患者正确按压穿刺点，并保持穿刺点清洁、干燥	2 1 4		
操作时间		＿＿＿＿＿分钟			
总分		100			
得分					

评委签字：

实训项目三十一　电动洗胃机操作评分标准

操作项目	操作流程	技术要求	分值	扣分及说明	备注
电动洗胃机技术(90分)	评估患者（10分）	1. 衣服、帽子、口罩、鞋符合要求、六步洗手 2. 评估患者病情、意识、生命体征、SpO_2 3. 检查鼻腔情况	4 4 2		

续上表

操作项目	操作流程	技术要求	分值	扣分及说明	备注
电动洗胃机技术(90分)	准备 (5分)	1. 自动洗胃机装置完好,安全可靠 2. 治疗盘:有已消毒洗胃管、无菌生理盐水 1 瓶、无菌纱布、消毒巾、弯盘,必要时备压舌板、开口器、舌钳	5		
	洗胃前准备 (5分)	1. 备齐用物至床旁 2. 向患者或家属解释洗胃的目的和方法 3. 语言柔和,用词恰当 4. 接上电源,打开开关,检查洗胃机性能,检查连接是否正确 5. 仪器准备完好,体位适当	5		
	操作 (60分)	1. 评估:患者中毒情况、适应证、禁忌证。适应证:非腐蚀性毒物中毒。禁忌证:①腐蚀性毒物中毒,如强酸强碱。②伴有下列疾病禁用或慎用(患有食道静脉曲张、主动脉瘤、严重心脏病、上消化道出血、胃穿孔)	6		
		2. 环境准备:床单位周围宽阔,便于操作	4		
		3. 连接管道:进水管、出水管、进胃管,并放入水桶	4		
		4. 管道排气:接通电源,按"启动"键,管道排气,关闭"启动"键,将出水管放入污物桶	4		
		5. 置患者体位:清醒者取半卧位或左侧卧位,昏迷者取平卧位或左侧卧位	5		
		6. 插胃管:戴手套,胃管由鼻腔或口腔插入。插管前先取出活动义齿,用石蜡油润滑胃管。口插管先放入咬口器,胃管插入深度为 55~70 cm,并确定在胃内,留取标本,抽尽胃内容物,固定胃管。昏迷、严重喉头水肿、呼吸衰竭等患者应气管插管后再插胃管	10		
		7. 洗胃操作:连接胃管,按"启动"键,每次灌入量约 300~500 mL,洗至无色无味为止。如出入量不平衡、进胃液量大于出胃时,按不同型号洗胃机的要求进行操作,每按一次键,机器自动减少进液量,增加出液量。不可连续使用此键	10		
		8. 洗胃结束前按不同型号洗胃机的要求进行操作,清除胃内残留液体	4		
		9. 反折拔管:洗胃完毕,反折胃管,用血管钳夹闭胃管或用手反折胃管,在患者吸气末拔出胃管。对有机磷农药中毒者建议留置胃管 24 小时以上,以便进行反复洗胃,安置患者	4		
		10. 结束后按不同类型洗胃机要求清洗、消毒、保养洗胃机及附件	5		
		11. 记录洗胃液以及患者情况	4		
	整理记录 (10分)	1. 关闭洗胃机 2. 协助患者漱口、洗脸,询问患者感觉、需要,给予嘱咐,协助取舒适体位 3. 观察黏膜有无损伤 4. 清理用物,病床单元清洁、整齐	3 3 2 2		

续上表

操作项目	操作流程	技术要求	分值	扣分及说明	备注
综合评价（10分）	规范熟练（3分）	1. 程序正确，操作规范，动作熟练 2. 注意保护患者安全和职业防护 3. 按时完成，15分钟	1 1 1		
	护患沟通（3分）	1. 关心患者，患者感到满意 2. 护患沟通有效、充分体现人文关怀 3. 语言流畅，态度和蔼，面带微笑	1 1 1		
	关键环节（4分）	1. 无菌技术操作规范 2. 查对到位	2 2		
操作时间		＿＿＿＿＿分钟			
总分		100			
得分					

评委签字：

实训项目三十二　心肺复苏技术操作评分标准

项目名称	操作流程	技术要求	分值	扣分及说明	备注
选手报告参赛号码，比赛计时开始					
心肺复苏技术（71分）	判断与呼救（6分）	1. 判断意识，5秒钟内完成，报告结果 2. 同时判断呼吸、大动脉搏动，5~10秒钟完成，报告结果 3. 确定患者意识丧失，立即呼叫	2 2 2		
	安置体位（5分）	1. 将患者安置于硬板床，取仰卧位 2. 去枕，头、颈、躯干在同一轴线上 3. 双手放于两侧，身体无扭曲（口述）	2 1 2		
	心脏按压（22分）	1. 抢救者立于患者右侧 2. 解开衣领、腰带，暴露患者胸腹部 3. 按压部位：胸骨中下1/3交界处 4. 按压方法：两手掌根部重叠，手指翘起不接触胸壁，上半身前倾，两臂伸直，垂直向下用力 5. 按压幅度：胸骨下陷5~6 cm 6. 按压频率：100~120次/min	1 1 5 5 5 5		

续上表

项目名称	操作流程	技术要求	分值	扣分及说明	备注
心肺复苏技术(71分)	开放气道(8分)	1. 检查口腔, 清除口腔异物 2. 取出活动义齿(口述) 3. 判断颈部有无损伤, 根据不同情况采取合适方法开放气道	2 2 4		
	人工呼吸(20分)	1. 捏住患者鼻孔 2. 吹气, 直至患者胸廓抬起 3. 吹气同时, 观察胸廓情况 4. 连续2次 5. 按压与人工呼吸之比:30:2, 连续5个循环	3 5 5 2 5		
	判断复苏效果(10分)	1. 操作5个循环后, 判断并报告复苏效果 2. 颈动脉恢复搏动 3. 自主呼吸恢复 4. 散大的瞳孔缩小, 对光反射存在 5. 收缩压大于60 mmHg(体现测血压动作) 6. 面色、口唇、甲床和皮肤色泽转红	1 2 2 1 2 2		
操作后(5分)	整理记录(5分)	1. 整理用物, 分类放置 2. 六步洗手 3. 记录患者病情变化和抢救情况	2 2 1		
综合评价24分	复苏评价(15分)	1. 正确完成5个循环复苏, 人工呼吸与心脏按压指标显示有效 2. 操作时间5分钟, 时间到停止操作	10 5		
	规范熟练(5分)	1. 抢救及时, 程序正确, 操作规范, 动作熟练 2. 注意保护患者安全和职业防护 3. 用物准备齐全 4. 按时完成, 时间5分钟	2 1 1 1		
	护患沟通(4分)	1. 态度和蔼, 自然真切, 没有表演痕迹 2. 沟通有效, 充分体现人文关怀	2 2		
操作时间		_____分钟			
总分		100			
得分					

评委签字:

参考文献

[1] 马如娅，鲍曼玲.护理技术,北京：人民卫生出版社，2001.

[2] 何国平，喻坚.实用护理学.北京：人民卫生出版社，2002.

[3] 王建容，张稚君.基本护理技术操作规程与图解.北京：人民军医出版社，2003.

[3] 余剑珍.基础护理技术.北京：人民卫生出版社，2003.

[4] 李晓松.基础护理技术学习指导.北京：人民卫生出版社，2005.

[5] 蒋红，王树珍.临床护理技术规范.上海：复旦大学出版社，2006.

[6] 姜安丽.新编护理学基础.北京：人民卫生出版社，2006.

[7] 谢田，兰华.基础护理技能.南昌：江西科学技术出版社，2007.

[8] 张新平，吴世芬.护理技术.北京：科学出版社，2008.

[9] 翟丽玲.基础护理学笔记.北京：科学出版社，2010.

[10] 江智霞，王万玲，张咏梅.护理技能实训与综合性设计性实训.北京：人民军医出版社，2010.

[11] 李小寒，尚少梅.基础护理学.第2版.北京：人民卫生出版社，2010.

[12] 中华人民共和国卫生部相关法律法规、行业标准：.

Ws310.2-2009 医院消毒供应中心第2部分：清洗消毒及灭菌技术操作规范.

ws/T3112009 医院隔离技术规范.

Ws/T313-2009 医务人员手卫生规范.

GB190822003 医用一次性防护服技术要求.

GB190832003 医用防护口罩技术要求.

[13] 钱晓路.护理学基础.上海：复旦大学出版社，2011.

[14] 钱晓路，桑未心.临床护理技术操作规程.北京：人民卫生出版社，2011.

[15] 赵国琴，黄一凡.护理学基础.北京：人民卫生出版社，2015.

[16] 袁静，宋建华，孙惠静.基础护理技术.武汉：华中科技大学出版社，2015.

[17] 杜素芝，黄韶兰.护理学基础.北京：中国科学技术出版社，2016.

[18] 吕月桂，王星歌，王晓燕.基础护理技术.武汉：华中科技大学出版社，2017.

[19] 李小寒，尚少梅.基础护理学.第6版.北京：人民卫生出社，2017.

[20] 黄韶兰，杜素芝，蒙桂琴.基础护理技术实训指导.北京：科学技术出版社，2018.

[21] 姜安丽.新编护理学基础.第3版.北京：人民卫生出版社，2018.

[22] 季诚，罗仕蓉.基础护理技术.第4版.北京：科学出版社，2018.

图书在版编目(CIP)数据

基础护理学实训指导／王家丽，高莉主编．—长沙：中南大学出版社，2021.1(2023.2重印)

ISBN 978-7-5487-4300-2

Ⅰ．①基… Ⅱ．①王… ②高… Ⅲ．①护理学—高等职业教育—教学参考资料 Ⅳ．①R47

中国版本图书馆 CIP 数据核字(2020)第 262087 号

基础护理学实训指导

JICHU HULIXUE SHIXUN ZHIDAO

主编 王家丽 高 莉

□**责任编辑**	李 娴	
□**责任印制**	唐 曦	
□**出版发行**	中南大学出版社	
	社址：长沙市麓山南路	邮编：410083
	发行科电话：0731-88876770	传真：0731-88710482
□**印 装**	湖南省汇昌印务有限公司	

□**开 本**	787 mm×1092 mm 1/16	□**印张** 16.75	□**字数** 424 千字
□**版 次**	2021 年 1 月第 1 版	□**印次** 2023 年 2 月第 3 次印刷
□**书 号**	ISBN 978-7-5487-4300-2		
□**定 价**	43.00 元		